인체 영양학 교과서

· 일러스트 | 이시야마 료코, 데라다이라 교코, 무라카미 아야, 무라카미 이쿠
· 디자인 | 바베트
· 편집협력 | 게이주샤 그룹

인체 영양학 교과서

NUTRITION
AND
DIETETICS

내 몸에 필요한 영양소를
의학적으로 알고 싶을 때 찾아보는
인체 영양학 도감

가와시마 유키코 감수 | **김재일** 한국어판 감수

장은정 옮김

보누스

우리는 매일 음식물을 섭취하며 살아간다. 사람은 살아가는 동안 끊임없이 음식물을 통해 필요한 물질(영양소)을 체내에 흡수하고 그 영양소로부터 에너지를 생산해 낸다. 그 에너지로 몸의 세포와 조직을 만들고, 불필요한 물질은 체외로 배출한다. '영양'이란 이러한 일련의 흐름, 삶을 영위하기 위한 생체의 행위를 뜻한다.

영양학이라 하면 영양소를 활용한 요리나 음식물 속에 함유된 영양소를 조사하는 등 '음식과 영양'에 중점을 둔 학문이라고 생각할지 모른다. 그러나 '음식과 영양'은 영양학의 일부일 뿐 주된 내용은 '사람과 영양'이다.

이 책에서는 주로 '사람과 영양', 즉 음식물이 사람의 입에서 몸속으로 들어간 이후의 내용을 다루고 있다. 영양소가 어떻게 소화·흡수되는지, 몸속에서 에너지가 어떻게 생겨나는지, 각 영양소의 작용과 대사, 물과 전해질은 어떤 역할을 하는지, 소변의 생성과 노폐물의 배출은 어떻게 이루어지는지, 나아가 영양과 질병은 어떤 관계가 있는지 등 굉장히 많은 내용을 담고 있는데, 일러스트와 표 등을 넣어 알기 쉽게 설명했다.

이 책을 통해 우리의 몸과 영양이 궁금한 분은 물론이고, 영양사, 의료 관련 종사자들이 '영양'이라는 의미를 이해하고, 건강 유지와 질병 예방을 위해 앞으로 영양학을 더 유용하게 활용할 수 있게 된다면 더없이 기쁘겠다.

세인트 마리아나 의과대학병원 영양부 부장
가와시마 유키코

第3장 단백질·당질·지질의 작용

第4장 물과 전해질의 작용

第5장 비타민·파이토케미컬의 작용

제6장 미네랄의 작용

제7장 병과 영양

이 책의 활용법

이 책은 총 8장으로 나뉘어 있다. 제1장과 제2장은 영양의 개념과 영양소의 소화·흡수에 대해 설명함으로써 영양학에 대해 개관한다. 제3장부터는 영양소와 에너지 대사의 원리를 설명하며, 단백질, 탄수화물, 지질의 작용과 각종 비타민과 파이토케미컬, 미네랄의 작용에 대해서 알려준다. 제7장과 제8장에서는 병과 영양의 관계를 알기 쉽게 도표로 설명하며, 임신, 성장은 물론 가령에 따라 영양과 어떠한 관련이 있는지 이해할 수 있도록 해준다. 각 장에는 해당 내용에 필요한 용어 해설이나 관련 있는 내용에 대한 미니 지식을 구성하여 영양과 영양학에 대한 전반적인 개념 이해를 돕고 있다. 이 책에서 사용하는 용어는 〈대한의사협회 의학용어집〉(5.1판)을 참고하여 명기하되 옛 명칭 또는 통용되는 다른 명칭을 함께 명기하여 이해를 도왔다.

1
본문의 내용만으로 이해하기 어려운 부분은 그림을 삽입하여 이해를 도왔다. 소화의 과정이나 소화기의 구조는 물론이고 체내의 에너지 생산, 대사의 흐름 등을 알기 쉽게 표현하였다.

2
전문 용어나 생소한 어구 등은 '용어 해설'에, 개념을 이해하는 데 핵심 어구는 '중요 어구'에, 질병이나 관련 지식에 대한 정보는 '미니 지식'에 이해하기 쉽게 해설했다.

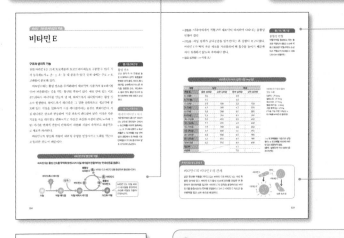

3 영양 생리학적 지식 소개
비타민이 뼈 형성에 어떤 영향을 미치는지 알코올과 니아신은 어떤 관계가 있는지 등, 해당 내용에서 영양 생리학적으로 설명이 필요한 부분은 'PHYSIOLOGY' 코너에서 알기 쉽게 설명하고 있다.

4 영양 및 영양학에 관련된 짧은 칼럼
영양 및 영양학에 관련된 잡학적인 정보나 본문의 내용과 관련 있는 지식을 'COLUMN' 코너에 짧은 칼럼 형식으로 실었다.

• [　]는 편집자 주를 나타낸다.

제 1 장

영양이란 무엇인가

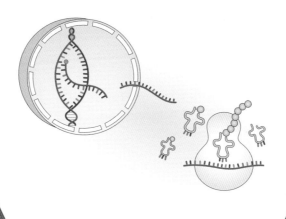

인체와 영양

영양의 정의

사람은 살아가는 데 필요한 물질(영양소)을 음식물을 통해 섭취하고 소화하여 흡수한다. 흡수된 영양소는 몸의 구성 성분이 됨과 동시에 살아가는 데 필요한 에너지가 된다. 그리고 불필요해진 성분은 체외로 배출된다. 이 일련의 흐름인 소화·흡수·대사·배설을 반복하는 행위를 영양(nutrition)이라고 한다.(▶오른쪽 그림)

영양과 영양소(nutrient)는 의미가 다르다. 영양소는 '영양'이라는 행위에 도움을 주는 물질을 말한다.

영양소에는 당질, 지질, 단백질, 비타민, 미네랄, 이른바 5대 영양소 외에 인체에 유익한 성분으로서 식이섬유, 파이토케미컬 등이 있다. 물론 물도 없어서는 안 된다.

영양소의 체내 이동

입으로 들어온 음식물은 구강, 위, 작은창자의 소화 활동을 통해 흡수되기 쉬운 작은 분자로 분해된다. 그런 다음 주로 작은창자 상피세포에서 혈액 속으로 흡수된다. 흡수된 분자(영양소)는 일단 간에 모였다가 심장을 경유해 전신의 세포로 보내진다. 영양소는 각 세포에서 에너지로 변환되거나 세포를 만드는 재료가 된다. 영양소가 에너지로 변환될 때 호흡을 통해 유입된 산소도 이용된다.

한편 창자에서 흡수되지 못한 음식물 찌꺼기는 대변으로 배설된다. 체내, 즉 각 세포에서 생산된 노폐물은 혈액 속에 모여 콩팥에서 여과되어 소변으로 배설된다.

음식물이 몸을 만든다

우리의 몸은 약 60조 개의 세포로 이루어져 있다. 그중에서 평균적으로

대사

대사(metabolism)란 생체가 생명 유지를 위해 수행하는 화학 반응을 말하는데, 체내로 흡수된 물질이 화학적으로 변화된다. 대사는 크게 두 가지로 나눌 수 있는데, 영양소를 분해하여 에너지를 얻는 과정을 이화(異化)라고 하며, 반대로 에너지를 사용해 단백질 등을 합성하는 것을 동화(同化)라고 한다. ▶62쪽

물과 대사

대사라는 화학 반응은 모두 수용액 속에서 일어난다. 세포내액 또는 혈액 속에서 효소라는 단백질이 반응을 촉매한다. 이 때문에 생명 활동에는 물이 반드시 필요하다. 물은 인체의 구성 성분 중 약 60%를 차지한다.

매일 대략 1조 개에 달하는 세포가 새로 교체된다. 예컨대 작은창자 상피세포는 약 1일, 피부의 세포는 약 28일, 적혈구는 약 120일마다 새롭게 바뀐다. 그리고 그 세포 하나하나에 영양소와 산소가 필요하다.

새로운 세포는 모두 우리가 먹는 음식물을 재료로 생성된다. 그야말로 음식물이 우리 몸을 만들고 있는 셈이다. 음식물이 부족하면 건강한 몸을 만들 수 없으며 만족스러운 생명 활동을 유지하지 못한다.

요컨대 사람이 살아가려면 음식물(영양소)을 원료로 생명 활동에서 소비하는 에너지를 생산하고, 몸의 성분을 끊임없이 새롭게 생산해야 한다. 영양이라는 행위가 없으면 생명은 존속하지 못한다는 뜻이다.

용/어/해/설

작은창자 상피세포
창자의 점막 표면에 있는 세포로 영양소를 흡수한다. 신진대사가 활발해 벗겨져 떨어져나간 세포는 변과 함께 배설된다.

영양과 인체

우리 몸은 음식물로 이루어져 있다. 인체의 세포는 항상 새로 교체되는데, 그 재료가 음식물이다. 음식물의 소화·흡수를 통해 영양소를 대사하고 노폐물을 배설하는 '영양'이라는 행위가 생명을 지탱하고 있다.

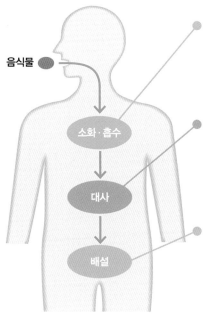

음식물

입안에서 잘게 씹힌 음식물은 위와 작은창자에서 소화 효소의 작용으로 더 작은 분자로 분해되고, 대부분이 작은창자 상피세포에서 흡수된다.

소화·흡수

흡수된 영양소는 체내에서 대사된다. 대사란 체내에서 일어나는 화학 반응으로 영양소를 분해하여 에너지를 생산하고, 영양소를 합성하여 몸의 재료를 만드는 것이다.

대사

배설

흡수되지 못한 음식물 찌꺼기나 탈락된 소화관 세포 등은 분변의 형태로 항문을 통해 배설된다. 세포에서 생겨난 노폐물은 혈액을 통해 콩팥을 거쳐 소변으로 배설된다.

영양 부족이란

영양이 부족할 때 생기는 일

영양소나 에너지가 부족하면 건강에 문제가 생긴다. 특히 단백질이 부족하면 아이들은 발육이 부진해지고, 성인은 체중이 감소하고 조직과 장기의 기능이 떨어진다. 비타민과 미네랄도 필요량은 미량이지만 부족하면 다양한 결핍증을 일으킨다.(▶제5장, 제6장)

단백질–열량 영양불량(PEM)이란?

영양불량 상태 중에서도 단백질–열량 영양불량 상태를 PEM(protein energy malnutrition)이라고 한다. PEM 상태가 되면 야윔과 부종, 저체온, 면역력의 저하 등을 보인다. PEM 진단에는 체중(표준 체중의 10% 이하로 감소), 혈청 알부민 수치(3.5g/dL 이하) 등을 이용한다.

PEM은 콰시오커, 마라스무스, 그리고 혼합형으로 분류된다.(▶오른쪽 그림) 임상 현장에서는 혼합형을 가장 많이 볼 수 있다.

콰시오커는 단백질이 현저하게 결핍되어 있는 상태에서 일어나는 에너지 부족 상태다. 에너지가 충분하지 못해서 근단백질의 이화(분해)가 진행되지 않는다. 몸무게는 크게 달라지지 않으나 간에서 합성되는 혈청 총 단백질과 혈청 알부민이 재료 부족으로 낮은 수치를 나타내고, 부종·복수·면역력 저하 등을 일으킨다.

마라스무스는 에너지와 단백질 모두 부족한 상태가 장기간 계속된 결과 일어나는 영양 부족 상태다. 체지방량, 골격근량의 감소, 체중 감소 등이 나타나며 혈청 총 단백질과 혈청 알부민은 정상으로 유지된다. 이는 에너지 부족을 보충하기 위해 근단백질이 분해되어 간에서 이루어지는 단백질 합성을 위한 아미노산이 보충되기 때문이다.

중/요/어/구

콰시오커 kwashiorkor
아프리카 어느 지방의 언어로 '동생이 생긴 아이에게 생기는 병'이라는 의미다. 둘째가 태어나면 첫째에게는 단백질이 풍부한 모유를 줄 수 없어서 단백질이 부족해진다.

마라스무스 marasmus
그리스어로 '소모'라는 뜻이다.

미/니/지/식

주요 비타민 결핍증
비타민 A : 야맹증
비타민 D : 구루병(유아기)과 골연화증(성인)
비타민 B₁ : 각기병
니아신 : 펠라그라
비타민 C : 괴혈병

주요 미네랄 결핍증
칼슘 : 골량 감소
아연 : 미각 이상
철 : 빈혈

입원 환자의 PEM
기초 질환을 가지고 있는 입원 환자는 PEM이 발생하기 쉬우며 약 절반이 PEM이라는 보고가 있다.

PEM의 배경과 영향

PEM은 개발도상국에서는 지금도 심각한 문제로 여겨지고 있다. 일본에서는 악성 종양, 간경변 환자, 고령자 등에게서 나타나며, 예후는 QOL(Quality of Life. 삶의 질)과 밀접한 관계가 있다. 특히 고령층의 경우 감염증과 합병증에 취약한데다 근육 감소로 일상생활 속의 동작이 제한되어 일상생활이 불가능하게 될 수 있다.

또 PEM에 따른 면역력 저하는 상처 회복을 더디게 하여 세균과 바이러스에 대한 저항력을 떨어뜨리고 감염증을 일으키기 쉬워 예후를 더 나쁘게 한다.

미 / 니 / 지 / 식

근단백질의 이화와 당신생

단백질이 아미노산으로 분해되는 것을 이화라고 한다. 에너지가 부족하면 근단백질이 분해되어 아미노산이 생성되는데 아미노산은 에너지원이 되는 포도당(글루코스)을 만드는 데 쓰인다. 그 과정을 당신생(糖新生)이라고 한다.

콰시오커와 마라스무스의 특징

마라스무스는 근단백질이 분해되어 아미노산을 보충하기 위해 혈청 총 단백질은 정상으로 유지된다. 그만큼 근단백질은 감소한다.

콰시오커

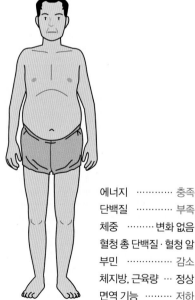

에너지	충족
단백질	부족
체중	변화 없음
혈청 총 단백질·혈청 알부민	감소
체지방, 근육량	정상
면역 기능	저하

마라스무스

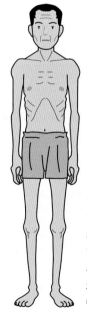

에너지	부족
단백질	부족
체중	감소
혈청 총 단백질·혈청 알부민	정상
체지방, 근육량	감소
면역 기능	저하

영양 과잉이란

영양 과잉의 문제

영양소와 에너지는 과잉 섭취해도 건강에 문제를 일으킨다. 몸 구성 성분으로서 중요한 작용을 하는 단백질조차 과잉 섭취하면 간과 콩팥에 큰 부담을 준다. 일부 비타민과 미네랄의 경우 과잉증이 잘 알려져 있다. (▶118~147쪽, 152~183쪽)

비만의 영향

에너지를 과다 섭취하면 몸에 지방으로 축적된다. 지방 조직이 체내에 과잉 축적된 상태를 비만이라고 한다. 키와 몸무게로 계산한 BMI라는 체질량 지수로 판단한다.(▶191쪽)

　단순히 살이 쪘다고 해서 병이라고는 볼 수 없지만 비만이 문제가 되

비만에서 비롯되는 병과 증상

질환명	증상
2형 당뇨병	인슐린 작용이 저하되거나 인슐린이 부족하여 생긴다. 당뇨 망막 병증, 당뇨 콩팥 병증, 당뇨 신경 병증 등의 합병증을 일으킨다.
이상지질혈증	LDL 콜레스테롤 또는 중성지방이 증가하거나 HDL 콜레스테롤이 감소한 상태. 동맥경화 등의 원인이 된다.
동맥경화	동맥의 혈관 벽에 지질이 축적되어 혈관내강이 좁아진다. 협심증과 심근경색 등을 일으키기 쉽다.
고요산혈증·통풍	혈액 속 요산 수치가 높아지면(고요산혈증), 엄지발가락 등에 요산이 축적되어 강한 통증을 느낀다.(통풍)
고혈압	동맥경화를 촉진하여 심장·혈관·콩팥 등의 부담이 커진다.
지방간	간세포에 지방이 축적된 상태.
변형성 관절증	무릎 등의 관절이 변형되어 통증을 느끼거나 관절이 잘 움직여지지 않는다.
수면 무호흡증	자는 동안 호흡이 일시적으로 멎는다. 수면 부족을 초래하여 하루 종일 졸리다.

는 이유는 다양한 병의 방아쇠가 되기 때문이다. 비만인 사람은 BMI가 정상인 사람에 비해 수명이 짧다는 조사 결과도 있다.

비만은 지방 조직이 축적되는 부분에 따라 피하 지방형 비만과 내장 지방형 비만으로 나눌 수 있다. 이 중에서 내장 지방형 비만은 2형 당뇨병(▶192쪽)과 이상지질혈증(▶196쪽), 고혈압, 동맥경화(▶200쪽), 고요산혈증·통풍(▶198쪽), 지방간(▶205쪽) 등의 생활습관병을 일으킬 확률이 높다.(▶왼쪽 표) 또 무거운 몸무게를 지탱하는 데 부담이 걸려 변형성 관절증이 되기 쉽고, 나아가 수면 무호흡증도 비만과 관련이 있다.

▶192쪽 ▶196쪽 ▶200쪽 ▶198쪽 ▶205쪽

PHYSIOLOGY

영양 과잉은 '예상 밖'

사람을 포함한 동물의 긴 역사는 기근과의 투쟁이었다. 그래서 우리 몸도 음식물 부족에 대응한 체계를 갖추고 있다.

예컨대 혈당치(혈액 속 글루코스 농도)가 떨어졌을 때는 아드레날린과 글루카곤 등 혈당치를 높이기 위한 다양한 체계가 작동한다. 반면 혈당치를 떨어뜨리는 호르몬은 인슐린뿐이다.

또 에너지를 지방으로 변환시켜 축적하는 '절약 유전자(thrifty gene)'의 존재도 알려져 있다. 절약 유전자는 에너지를 효율적으로 이용해 남는 부분은 최대한 지방 등으로 변환시켜 저장시키는 일을 하는 유전자다.

에너지 소비에 관여하는 β3 아드레날린 수용체 유전자, 변이하면 비만을 조장하는 짝풀림 단백질 유전자(UCP1), 지방세포의 분화와 비대를 촉진하는 PPARγ 유전자 등이 이에 속한다. 절약 유전자는 음식물이 부족할 때는 생존하는 데 도움을 주지만 영양 과잉 상태에서는 오히려 당뇨병 등의 원인이 된다.

영양 과잉 상태는 생체에 '예상 밖'의 일이 되기 때문에 이에 대응하는 체계는 없다. 생체는 영양 과잉이라는 '예상 밖'의 상황에 대응할 수 없기에 다양한 불편함을 일으키는 것이다.

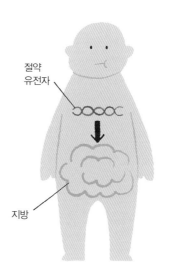

절약 유전자

지방

절약 유전자의 작용으로 지방이 축적되어 영양 과잉 상태가 된다.

식사 섭취기준

식사 섭취기준의 개요

'일본인의 식사 섭취기준(2015년판)'(이하 '식사 섭취기준')은 건강한 개인 또는 집단을 대상으로 하여 국민의 건강 유지·증진, 생활습관병의 예방을 목적으로, 에너지 및 각 영양소의 섭취량의 기준을 제시한 것이다.(2015년판에서는 BMI가 에너지 섭취량의 지표로 채용되었다.) '식사 섭취기준'은 '일본인의 영양소 필요량'으로서 1969년에 처음 책정되어 이후 5년마다 개정되었다.

'식사 섭취기준'을 책정할 때는 입수 가능한 국내외 최신 학술 자료(학술 논문급)를 최대한 활용하여 가능한 한 과학적 근거에 기반한 데이터를 게재하고 있다. 영양 관리 측면에서 의료, 복지, 간병 등 폭넓은 분야에서 사용되는 중요한 자료다.

목표로 하는 BMI

나이(세)	BMI(kg/㎡)
18~49	18.5~24.9
50~69	20.0~24.9
70 이상	21.5~24.9

BMI의 범위는 남녀 공통이다.

책정한 에너지·영양소

영양소 등		설정 항목
에너지		에너지
단백질		단백질
지질		지질, 포화지방산, n-6계 지방산, n-3계 지방산
탄수화물		탄수화물, 식이섬유
비타민	지용성 비타민	비타민 A, 비타민 D, 비타민 E, 비타민 K
	수용성 비타민	비타민 B_1, 비타민 B_2, 니아신, 비타민 B_6, 비타민 B_{12}, 엽산, 판토텐산, 비오틴, 비타민 C
미네랄	다량 미네랄	나트륨, 칼륨, 칼슘, 마그네슘, 인
	미량 미네랄	철, 아연, 구리, 망간, 요오드, 셀레늄, 크롬, 몰리브덴

식사 섭취기준의 책정 방침과 지표

에너지 및 영양소의 '실제' 바람직한 섭취량은 개인에 따라 다르며 개인도 그때그때 변동이 있어서 '식사 섭취기준'에서는 확률론적 사고를 채용했다.

'식사 섭취기준'에서 책정한 것은 에너지와 33종류의 영양소다.(▶왼쪽 표) 설정한 지표를 보면 에너지는 BMI와 '에너지 필요 추정량(EER)' 등 2종류, 영양소는 '평균 필요량(EAR)', '권장 섭취량(RDA)', '충분 섭취량(AI)', '상한 섭취량(UL)', '목표 섭취량(DG)', 5종류다.(▶아래 표)

용/어/해/설

권장 섭취량
권장 섭취량은 이론적으로는 평균 필요량+표준 편차의 2배 (2SD)로 산출된다.

'식사 섭취기준'의 각 지표

영양소 등	설정 항목
BMI(Body Mass Index)	에너지 섭취량 및 소비량 균형(에너지 수지 균형)의 유지를 제시하는 지표. $BMI=몸무게(kg)÷키(m)^2$
에너지 필요 추정량 (EER: estimated energy requirements)	에너지 필요 추정량=기초 대사량×신체 활동 수준 소아, 성인 모두 참고 자료로서 표로 제시된다.
평균 필요량(EAR: estimated average requirement)	어느 대상 집단(각 성별·나이 계급)에 속하는 사람 중 50%가 필요량을 만족한다고 추정되는 섭취량.
권장 섭취량 (RDA: recommended dietary allowance)	어느 대상 집단(각 성별·나이 계급)에 속하는 사람 대다수(97~98%)가 필요량을 충족한다고 추정되는 섭취량. 권장섭취량=평균 필요량×권장 섭취량 산정 계수
충분 섭취량(AI)	평균 필요량 및 권장 섭취량을 산정하는 데 충분한 과학적 근거를 얻을 수 없는 경우, 특정 집단 사람들이(각 성별·나이 계급) 어느 일정한 영양 상태를 유지하는 데 충분한 양.
상한 섭취량(UL: tolerable upper intake level)	어느 집단(각 성별·나이 계급)에 속하는 사람 거의 모두가 건강에 이상을 일으킬 위험이 없다고 판단되는 습관적인 섭취량의 상한이 되는 양. 비타민 6종류, 미네랄 10종류에 설정되어 있다.
목표 섭취량(DG: tentative dietary goal for preventing life-style related diseases)	생활습관병의 예방을 목적으로 하여 특정 집단에서 그 질환의 위험과 그 대리 지표가 되는 생체 지표의 값이 떨어진다고 여겨지는 영양 상태를 달성할 수 있는 양으로 책정하며, 현재 일본인이 당면한 목표로 삼아야 하는 섭취량(또는 그 범위).

영양소의 목적과 지표

목적	지표
섭취 부족의 예방	평균 필요량(EAR), 권장 섭취량(RDA) ※위 두 가지를 추정하지 못할 경우의 대체 지표: 충분 섭취량(AI)
과잉 섭취에 따른 건강 장애의 예방	상한 섭취량(UL)
생활습관병의 예방	목표 섭취량(DG)

그래프 왼쪽에서 중앙으로 내려오는 커브는 '부족의 위험'을, 중앙에서 오른쪽으로 올라가는 커브는 '과잉 섭취에 따른 건강 이상의 위험'을 나타낸다. '평균 필요량'에서는 부족의 위험률이 50%, '권장 섭취량'에서는 부족의 위험률이 2~3%(또는 2.5%)가 된다. '상한 섭취량'에서는 부족의 위험률이 0%에 가깝지만 그 이상은 과잉으로 갈 우려가 있다. '목표 섭취량'은 여기에 나타낼 수 없다.

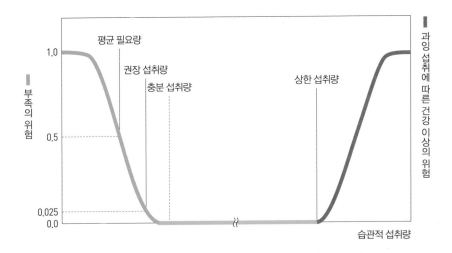

영양소 섭취량과 생활습관병의 위험과의 관련은 연속적이거나 또는 역치가 존재하지 않는 경우가 많다. 관련이 직선적이며 역치가 없는 전형적인 예를 그래프로 나타냈다. 실제로 불명확하지만 역치가 존재한다고 여겨지는 것과 관련이 곡선적인 것도 존재한다.

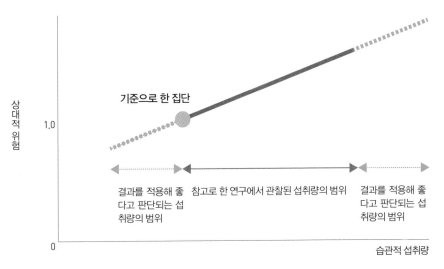

(위 그래프와 오른쪽 표는 모두 일본인의 식사 섭취기준 2015년판에서)

'식사 섭취기준'을 볼 때 주의할 점

• 연령 구분 : 성장 단계를 유아, 소아, 성인, 고령자, 기타로 나누었다.(▶아래 표) 성별과 나이 단계별로 하나의 대푯값이 산정되어 있는데 활용할 때는 키와 몸무게 등의 개인차를 고려해야 한다.

• 대상자 : '식사 섭취기준'의 대상은 건강한 개인 또는 집단인데, 고혈압, 이상지질혈증, 고혈당, 콩팥 기능 저하와 관련해 보건 지도 수준에 있는 사람도 포함된다.

• 섭취원 : 보통 식사 이외의 드링크제나 영양보충제 등 건강 증진을 목적으로 섭취한 식품에 들어 있는 에너지·영양소도 포함한다.

• 섭취 기간 : '식사 섭취기준'에서는 '하루당' 양이 제시되어 있는데 이것은 하루 식사의 기준을 제시하는 것은 아니다. 하루 동안 섭취의 변동을 생각하여 대략 1개월 동안의 평균값을 나타낸다.

중/요/어/구

역치(閾値)
어떤 자극이 감각적으로 반응을 일으키는 데 필요한 최소 또는 최대의 자극량. 경계가 되는 값을 뜻한다.

미/니/지/식

유아, 소아, 임신부, 수유부의 섭취기준
유아와 소아는 조직 합성에 필요한 에너지나 영양소의 축적량을 고려했다. 또 임신부는 태아와 모체 조직의 증가, 수유부는 모유의 분비에 필요한 에너지와 영양소가 부가량 또는 충분 섭취량으로 설정되어 있다.

섭취량 산정 계수

권장 섭취량 산정 계수	영양소
1.2	비타민 B$_1$, 비타민 B$_2$, 니아신, 비타민 B$_6$, 비타민 B$_{12}$, 엽산, 비타민 C, 칼슘, 마그네슘, 철(15세 이상), 아연, 셀레늄, 몰리브덴
1.25	단백질
1.3	구리
1.4	비타민 A, 철(6개월~14세), 요오드

연령 구분

성장 단계	구분
유아(0~11개월)	0~5개월, 6~11개월(단, 에너지 및 단백질은 0~5개월, 6~8개월, 9~11개월)
소아(1~17세)	1~2세, 3~5세, 6~7세, 8~9세, 10~11세, 12~14세, 15~17세
성인(18~69세)	18~29세, 30~49세, 50~69세
고령자(70세 이상)	70세 이상
기타	임신부(초기 : ~13주 6일, 중기 : 14주 0일~27주 6일, 말기 : 28주 0일~), 수유부

유전자와 영양

유전자는 생존에 필요한 설계도

생물은 거의 모든 세포 안에 자기 자신의 설계도를 가지고 있다. 그것이 유전자다.

인체는 하나의 수정란에서 세포 분열이 몇 차례나 반복되어 눈과 귀가 생기고, 뇌와 내장이 생겨 완성된다. 수정란 속에 있는 유전자 정보를 해독하여 인체의 각 부분이 만들어지고 차례로 조립된다. 유전자는 세포 분열을 할 때마다 복제되어 새로운 세포에 같은 유전자가 계승되기 때문에 인체의 모든 세포 속에 염색체라는 형태의 유전자가 한데 들어 있다.(세포핵이 없는 적혈구를 제외하고.) 부모에게 물려받는 특성(유전)도 유전자를 통해 이루어진다.

유전자에 들어 있는 것은 인체 각 부분의 정보뿐만이 아니다. 생존을 위해 필요한 온갖 정보가 들어 있다. 여기서 정보란 단백질의 합성 지령이다. 세포 하나하나가 각각의 역할에 맞게 생명 활동에 필요한 호르몬과 사이토카인(생리 활성 물질), 효소 등의 단백질을 끊임없이 만들어내고 있는 것이다.

DNA의 구조와 작용

유전자의 실체는 DNA(deoxyribonucleic acid. 데옥시리보 핵산)라는 물질이다. 5탄당과 인산과 네 종류의 염기가 결합된 핵산의 일종으로, 이 핵산이 몇 개 연결되어 하나의 긴 사슬을 만들고, 두 개의 사슬이 염기와 염기로 결합하여 이중 나선 구조를 띠고 있는 것이 DNA다.(▶오른쪽 그림) DNA는 어떻게 해서 단백질을 합성하는 정보를 전달하는 것일까?

인체의 단백질은 모두 20종류의 아미노산 조합으로 이루어져 있다. 다양한 아미노산이 수십 개에서 수백 개 연결되고, 그 긴 사슬이 여러 겹 포개어져 복잡한 구조를 띠고 있다.

염색체
유전자 DNA가 히스톤이라는 단백질에 감겨서 그것이 여러 겹 포개어진 것이다. 사람의 세포핵 속에는 23쌍 46개의 염색체가 있다.

유전
생물이 가진 특유의 형태 및 기능을 '형질'이라고 하는데, 이 형질은 유전자에 따라 세대를 초월해 승계된다. 이를 유전이라고 한다.

사이토카인 cytokine
세포가 분비하는 다양한 생리 활성 물질의 총칭이다. 인터류킨, 인터페론, TNF(종양 괴사 인자) 등이 있으며 대부분 면역과 염증, 세포의 증식과 분화에 관여한다.

DNA의 구조를 보면 5탄당과 인산과 염기가 한 단위를 이루어 긴 사슬 모양으로 이어진 것 두 개가 나선
모양으로 결합되어 있다. 두 개의 사슬은 염기와 염기로 규칙적으로 이어져 있다. 염기에는 네 종류가
있으며 그 염기 서열이 단백질의 합성 정보가 된다.

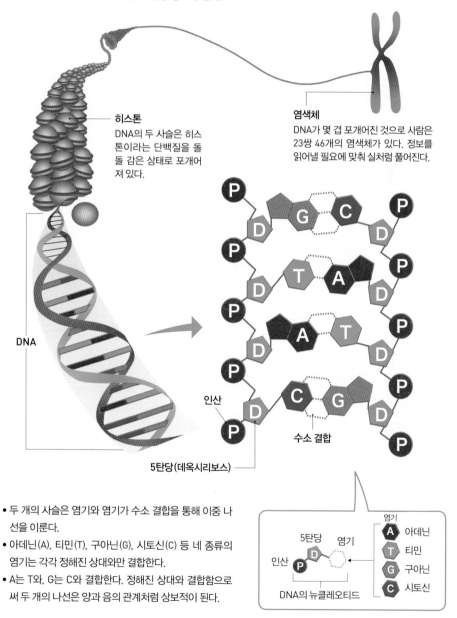

히스톤
DNA의 두 사슬은 히스
톤이라는 단백질을 돌
돌 감은 상태로 포개어
져 있다.

염색체
DNA가 몇 겹 포개어진 것으로 사람은
23쌍 46개의 염색체가 있다. 정보를
읽어낼 필요에 맞춰 실처럼 풀어진다.

DNA

인산

수소 결합

5탄당(데옥시리보스)

5탄당   염기

인산   P   D

DNA의 뉴클레오티드

염기
A 아데닌
T 티민
G 구아닌
C 시토신

• 두 개의 사슬은 염기와 염기가 수소 결합을 통해 이중 나
  선을 이룬다.
• 아데닌(A), 티민(T), 구아닌(G), 시토신(C) 등 네 종류의
  염기는 각각 정해진 상대와만 결합한다.
• A는 T와, G는 C와 결합한다. 정해진 상대와 결합함으로
  써 두 개의 나선은 양과 음의 관계처럼 상보적이 된다.

DNA 정보는 네 종류의 염기, 즉 아데닌(A), 구아닌(G), 시토신(C), 티민(T)의 배열로 작성되어 있다. 염기 네 개 중 세 개를 한 조로 하여 하나의 아미노산을 지정한다. 예컨대 ΛΛΛ 조합이면 라이신이라는 아미노산, ATG이면 메티오닌, GCA이면 아스파르트산이라는 아미노산이 만들어진다. 이 세 개 한 조의 지령을 코돈이라고 하는데, 코돈에 따라 합성되는 단백질이 결정된다.

단백질의 합성

단백질 합성은 DNA의 염기 서열을 읽어내는 전령 RNA(mRNA)의 합성에서 시작된다. DNA의 이중 나선을 일부 잘라내고 그 부분에서 RNA 폴리머레이스에 의해 mRNA가 만들어져 나간다. DNA의 두 사슬은 염기 서열인 양성(positive)과 음성(negative)의 관계에 있는데, mRNA는 음

용 / 어 / 해 / 설

코돈 codon
mRNA의 지령을 담고 있는 코돈은 염기 세 개의 조합으로 이루어져 있다. 20종류의 아미노산을 지정하며 그 밖에 번역 개시 장소를 지정하는 개시 코돈, 번역을 멈추는 종결 코돈이 있다. 네 종류의 염기가 3종의 서열로 구성되어 모두 4×4×4=64가지 조합이 만들어진다. 20종류의 아미노산을 지정하기에는 충분하기에 아미노산 하나를 지정하는 데 코돈이 여러 개 쓰이기도 한다.

단백질 합성의 원리

단백질 합성은 DNA의 염기 서열을 전사한 mRNA가 리보솜으로 들어간 뒤에 이루어진다.

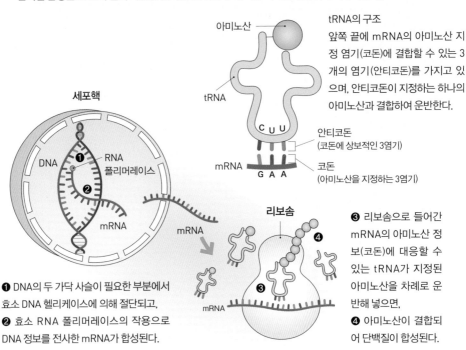

tRNA의 구조
앞쪽 끝에 mRNA의 아미노산 지정 염기(코돈)에 결합할 수 있는 3개의 염기(안티코돈)를 가지고 있으며, 안티코돈이 지정하는 하나의 아미노산과 결합하여 운반한다.

아미노산

tRNA

안티코돈
(코돈에 상보적인 3염기)

코돈
(아미노산을 지정하는 3염기)

세포핵

DNA

❶ RNA
폴리머레이스

❷

mRNA

mRNA

리보솜

❸

mRNA

❶ DNA의 두 가닥 사슬이 필요한 부분에서 효소 DNA 헬리케이스에 의해 절단되고,
❷ 효소 RNA 폴리머레이스의 작용으로 DNA 정보를 전사한 mRNA가 합성된다.

❸ 리보솜으로 들어간 mRNA의 아미노산 정보(코돈)에 대응할 수 있는 tRNA가 지정된 아미노산을 차례로 운반해 넣으면,
❹ 아미노산이 결합되어 단백질이 합성된다.

성을 주형으로 하여 코돈(아미노산 정보)을 전사해 나간다.(▶왼쪽 그림)

RNA의 염기는 아데닌(A), 구아닌(G), 시토신(C), 우라실(U)이며, 티민 대신 우라실이 사용되는데 아미노산 지정에는 문제가 없다.

전사를 마친 mRNA는 세포핵 밖으로 나와 단백질 합성 공장인 리보솜으로 들어간다. 그러면 아미노산의 운반을 담당하는 전달 RNA(tRNA)가, mRNA가 지정하는 아미노산을 하나씩 리보솜까지 나른다. 운반되어 들어간 아미노산은 차례로 연결되어 단백질이 합성된다.

이처럼 유전자 DNA 정보에 따라 단백질이 합성되는 것을 유전자 발현이라고 한다.

중/요/어/구

RNA 폴리머레이스 polymerase
DNA의 염기 서열을 복제하여 그것과 상보적인 염기 서열인 뉴클레오티드를 서로 연결해 RNA 사슬을 만드는 효소.

리보솜 ribosome
리보솜 RNA와 리보솜 단백질의 복합체. tRNA가 운반해온 아미노산을 mRNA의 염기 서열이 지정하는 대로 결합시켜서 단백질을 합성하는 장소다.

유전자 발현과 영양

유전자 발현은 필요한 세포에서, 필요할 때, 필요한 단백질이 만들어지도록 조절이 된다. 그리고 영양이라는 소화·흡수·대사 등 일련의 체내 현상에는 유전자 DNA가 깊이 관여하고 있다.

예컨대 간에서는 다양한 물질의 대사(합성과 분해)가 이루어지는데, 대사에 관계되는 효소 등을 만들 수 있는 유전자 발현은 식사 섭취 상황, 배고픔 등에 맞게 변화된다. 이자(췌장)가 분비하는 소화 효소도 소화관 내에 들어오는 음식물을 감지하여 효소의 합성이 조절된다.

또한 영양학이 유전자 발현에 직접 관여할 때도 있다. 비타민 A나 비타민 D, 철 등은 호르몬과 같이 세포핵 내로 들어가 핵내 수용체에 결합한 뒤 유전자에 직접 작용하여 단백질을 합성한다.

미/니/지/식

비타민과 유전자
비타민 A와 비타민 D는 세포막을 통과해 세포핵 내로 들어가 핵 내 수용체에 결합한다. 그 복합체가 유전자의 특정 지점에 결합하고 그곳에서 염기 서열의 전사를 개시하여 단백질을 합성한다.

유전자와 생활습관병

유전자 발현의 개인차

사람은 생명 활동을 유지하기 위해 수많은 단백질을 만들어낸다. 유전자 정보를 바탕으로 단백질이 합성되는 것을 유전자 발현이라고 한다.

유전자 발현에는 개인차가 있다. 호르몬과 일부 비타민, 미네랄이 세포핵 내 수용체와 결합하면 유전자 발현이 일어나는데, 개인 유전자의 아주 작은 차가 유전자 반응을 변화시킨다. 이 변화는 합성되는 단백질 양과 생리 기능의 개인차로 나타난다. 살이 잘 찌는 사람이 있는가 하면 안 찌는 사람이 있고, 혈압이 잘 오르는 사람이 있는가 하면 그렇지 않은 사람이 있다. 이처럼 사람은 저마다 체질이 다른데 이것도 유전자의 개인차에 따른 영향이라고 볼 수 있다.

유전자 다형이란

유전자에 개인차를 발생시키는 것은 유전자 다형이다. 사람의 DNA (▶22쪽)에는 약 30억 개의 염기쌍이 있는데, 그중에서 같은 부분의 염기 서열에 변이가 출현하는 빈도가 집단의 1% 이상일 때 이를 유전자 다형이라고 한다.(빈도가 1% 미만일 때는 유전자 변이로 간주한다.)

유전자 다형은 두 종류로 나눌 수 있다. 먼저 염기 서열 속에 불과 한 군데 염기의 차로 발생하는 것을 단일 염기 다형(SNP 또는 SNPs : single nucleotide polymorphisms)이라고 한다. 사람의 DNA에는 약 1,000개의 염기쌍에 하나꼴로 SNP가 존재하는 것으로 알려져 있다.

다른 하나는 미세 부수체(microsatellite) 다형이다. 2~4개의 염기가 만드는 '반복 서열'의 출현 횟수, 반복 횟수의 차이다. 이것은 3만에서 10만 염기 중 한 군데꼴로 있다고 한다.

이들 다형이 나타나는 빈도에도 개인차가 있어서 이것에 따라 개인의 체질이 결정된다고 할 수 있다. 또 여러 유전병이나 생활습관병에 유전

중 / 요 / 어 / 구

단일 염기 다형
단일 염기 다형은 사람의 DNA에 약 300만 개 존재한다고 알려져 있다. 대다수가 단백질 합성 이외의 영역에 있어서 유전적 변화는 초래하지 않으나 일부 단백질 합성 영역과 그 제어 영역에 있는 것은 유전적 개인차를 발생시킨다. 이것은 질환의 발생이나 의약품 효력에 대한 개인차를 낳을 수 있다.

미 / 니 / 지 / 식

알코올과 일본인
일본인이 서양인에 비해 알코올 분해 능력이 낮은 것은 유전자의 차이 때문이다. 알코올의 대사에는 중간 산물이자 숙취의 원인이기도 한 아세트알데하이드를 제거하는 아세트알데하이드 탈수소 효소가 중요한데, 그 타입이 유전자 다형에 따라 다르다. 일본인 중에는 이 효소의 비활성 타입을 가진 사람이 약 5%, 저활성 타입을 가진 사람이 약 40%나 된다. ▶28쪽

자 다형이 관여하고 있다는 것도 알려져 있다.

유전자 다형과 영양 지도

고혈압과 당뇨병, 동맥경화성 질환(심근경색과 뇌경색) 등 생활습관병은 몇 가지 유전자적 요인과 다양한 환경 요인이 함께 작용하여 유발된다. 유전자적 요인 중 일부는 SNP의 해석을 통해 발병과 진행의 메커니즘이 확인되었다.

생활습관병의 유전자적 요인이 밝혀지면 예컨대 유전자적으로 불리한 요소를 가지고 있더라도 환경 요인에 속하는 식생활 등 생활습관을 개선하여 생활습관병의 발병을 억제할 수가 있다.

테일러메이드 영양을 통한 생활습관병 예방의 실현도 기대할 수 있다. 테일러메이드 영양은 누구에게나 똑같은 치료를 하지 않고 환자의 체질이나 병증에 따라 더 효과적인 치료법을 선택한다는 뜻이다. 그래서 생활습관병과 관련 있는 유전 정보를 활용한 개인 맞춤형 영양 관리를 지향한다. 예컨대 엽산의 대사가 어려운 유전자 다형이나 비만에 관여하는 이른바 절약 유전자(▶17쪽) 다형 등 유전자 다형이 많이 특정되어 있으면 개인의 유전자 검사를 통해 이를 신뢰성 높은 개별 영양 지표로서 사용할 수가 있다. 물론 유전자가 모든 것을 결정짓는 것은 아니기에 어디까지나 보조 정보로서 다루는 것이 중요하다.

━ 중/요/어/구 ━

당뇨병의 유전자 다형
생활습관이 주요 발병 원인으로 알려진 2형 당뇨병에서는 인슐린을 분비하는 이자의 β세포에서 SNP가 발견되었다. 이 다형을 가진 사람은 발병 위험이 두 배 가까이 높다.

비만과 유전자 다형
비만이 될 확률이 높은 유전자 다형이란 우리가 절약 유전자라고 부르는 것이다. β3 아드레날린 수용체 유전자가 대표적인데, 이것은 지방 조직의 수용체의 유전자로 수용체에 노르아드레날린이 결합되면 지방이 분해되어 열에너지를 생산한다. 유전자가 절약형이면 지방의 분해가 적어 비만이 될 확률이 높다.

생활습관병과 유전자적 요인	
병명	**유전자적 요인**
본태성 고혈압	앤지오텐시노겐 등 관련 유전자 20종류
당뇨병	당뇨병 질환 감수성 유전자 10종류 이상
동맥경화성 질환	아포 단백질 유전자와 LDL 수용체 유전자의 이상
이상지질혈증	지질 대사와 관련된 유전자(APOA5 유전자) 등
비만	β3 아드레날린 수용체 유전자, 콜레시스토키닌 A 수용체 유전자 등

유전자로 보는 일본인의 특성

유전자라고 하면 부모로부터 물려받는다는 이미지가 강하다. 그런데 사실 민족에 따라서도 유전자의 차가 있다. 유전자 DNA 서열의 개인차를 유전자 다형이라고 하는데, 유전자 다형이 나타나는 빈도가 인종에 따라 다르게 나타난다.

예컨대 알코올 분해 효소 유전자가 그렇다. 일본인은 미국인이나 유럽인에 비해 술에 약한 사람이 많은데, 이것은 일본인의 알코올 분해 능력이 낮은 유전자상의 특징 때문이다. 조금 더 구체적으로 알아보자. 알코올이 분해되어 발생하는 아세트알데하이드는 숙취의 원인이 되는데, 이 아세트알데하이드를 제거하려면 아세트알데하이드 탈수소 효소 2형(ALDH2)이 필요하다. 술에 약한 사람은 이 ALDH2가 비활성형 또는 저활성형인 사람인데, 일본인의 약 10%가 비활성형, 약 40%가 저활성형이라고 한다. 이러한 효소 유형의 차이는 유전자 다형의 일종인 SNP(단일 염기 다형) 중 하나다.

또 다른 예를 살펴보자. 우유만 마시면 뱃속이 부글거린다는 사람이 있다. 유당 불내성이라고 하는데, 이것은 우유에 함유되어 있는 유당(락토스)을 분해하는 락테이스라는 효소의 활성도가 낮아 나타나는 유전자상의 특징이다. 락테이스 활성이 낮은 사람이 우유를 마시면 유당이 분해되지 않은 상태로 큰창자에 도달하고, 거기에서 일부 분해되어 발생하는 유기산이 속을 불편하게 하는 원인이라고 한다. 원래 농경민족인 일본인은 락테이스가 저활성형인 사람이 많고, 목축이 번성했던 서양에는 락테이스 활성이 높은 사람이 많아서 그들은 우유를 먹어도 괜찮은 것이다. 이것도 유전자 다형에 따른 효소 유형의 차이다.

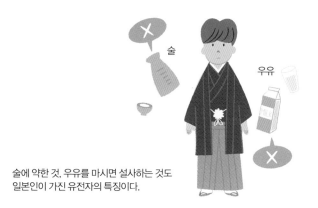

술에 약한 것, 우유를 마시면 설사하는 것도
일본인이 가진 유전자의 특징이다.

제2장

영양소의 소화·흡수

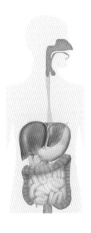
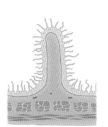
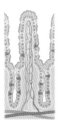

소화기의 구조와 작용

소화기 계통의 구조

소화기 계통은 소화관과 간, 쓸개, 이자 등으로 구성된다. 소화관은 입안
에서 시작되어 식도, 위, 작은창자, 큰창자를 거쳐 항문까지 하나로 이어
진 길이 8~10m의 관이다.(▶아래 그림)

소화기 계통의 구조

소화기 계통은 소화관(입안, 식도, 위, 작은창자,
큰창자, 항문)과 간, 쓸개, 이자 등으로 이루어
져 있다.

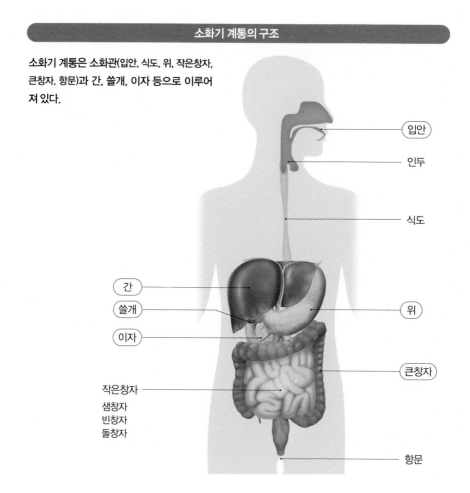

입안

인두

식도

간

쓸개

이자

위

작은창자
샘창자
빈창자
돌창자

큰창자

항문

소화관은 관 안쪽에서부터 점막, 근육층, 창자막 등 3층으로 구성된 공통된 구조를 띠고 있다. 점막에는 소화액과 점액을 분비하는 샘이 있다.

소화기 계통의 작용

소화기 계통에서는 음식물의 소화와 흡수가 일어난다. 소화에는 기계적 소화와 화학적 소화가 있다. 기계적 소화는 음식물을 이로 씹어 잘게 부수는 과정(저작)과, 위와 창자의 꿈틀 운동(연동 운동)을 통해서 일어난다. 화학적 소화는 소화 효소의 작용으로 음식물 성분이 분해되는 것이다.

소화의 조절

소화는 음식물이 입안으로 유입되고 나서 소화관 운동이 개시되는 것이 아니라 그 전부터 받아들일 준비를 하고 있다. 또 음식물이 통과된 후에는 소화가 억제된다. 이를 총칭해서 '뇌 단계·위 단계·장 단계'라고 한다.

뇌 단계는 음식물을 보기(시각), 냄새를 맡기(후각), 입 속에 넣어 맛보기(미각) 등을 통해 침, 위산과 펩시노겐이 분비되는 단계다. 위 단계는 음식물이 위로 들어가 가스트린이 분비되어 위산의 분비를 촉진하는 단계다. 장 단계는 위 내용물이 샘창자로 이동한 뒤 세크레틴과 콜레시스토키닌(CCK) 등이 분비되어 이자액의 분비를 촉진하는 단계다.

중/요/어/구

꿈틀 운동
소화관에 있는 근육이 차례로 수축하여 내용물을 아래(항문 쪽)로 보내는 운동. 지렁이가 움직이는 모양과 유사하다 하여 붙은 이름이다.

PHYSIOLOGY

소화관 안쪽은 몸의 '밖'

소화관 안쪽을 표현할 때 '관강 내' '구강 내'라는 표현을 쓴다. '강(腔)'이란 '공간'이라는 뜻이다. 즉 소화관 안쪽은 비어 있는 굴이며 음식물은 창자벽을 통해 흡수되어 비로소 인체 '속'으로 들어간다.

인체를 원통형 어묵에 비유하면, 원통형 어묵 구멍이 소화관 안쪽의 빈 굴에 해당하고 구멍은 몸의 '바깥'이 된다. 음식물이 아무리 소화관으로 들어가도 흡수되지 않는 한 몸 '밖'에 있는 것이나 마찬가지다. 또 소화관 벽은 외부에서 세균 등이 들어오지 못하게 막아주는 벽이기도 하다.

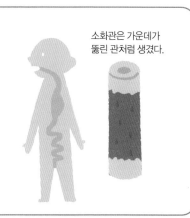

소화관은 가운데가 뚫린 관처럼 생겼다.

가스트린, 세크레틴, 콜레시스토키닌 등을 통틀어서 소화관 호르몬이라고 한다. 소화관 호르몬은 위, 창자의 점막, 이자 조직에 있는 세포에서 분비되며 소화액의 분비를 조절(촉진·억제)한다.(▶아래 그림)

소화관 활동은 자율신경에 의해서도 조절된다. 부교감 신경이 우위일 때는 위장이 활발하게 활동하여 소화액·소화 효소의 분비를 촉진하고, 흡수도 좋아져 배설 기능도 향상된다. 반면 교감 신경이 우위인 상태에서 식사를 하면 소화기 계통의 작용이 억제된다.

소화관 호르몬에 의한 조절

소화관 호르몬은 샘창자, 작은창자에서 합성·분비되는 호르몬으로 가스트린, 세크레틴, 콜레시스토키닌(CCK), 소마토스타틴 등이 있다.

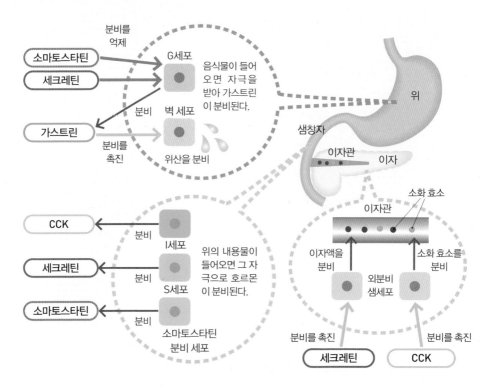

위의 구조와 작용

위는 소화관 중에서도 가장 크고 넓은 주머니 모양의 기관이다. 성인의 경우 용량이 1,200~1,400mL다. 식도 쪽 입구를 들문, 샘창자 쪽 출구를 날문이라고 한다.(▶아래 그림) 위의 점막 표면에는 위 오목이라는 움푹 파인 부분이 다수 있고, 그 속에 위산과 점액을 분비하는 위샘이 열려 있다.

위의 주요 기능은 단백질의 소화, 음식물의 일시적 저장, 위 내용물의 조절 배출이다. 위액에는 위산(염산)과 펩시노겐이 함유되어 있다. 펩시노겐은 위산에 닿으면 펩신이 되어 단백질을 분해한다.(▶42쪽) 위 내용물은 꿈틀 운동을 통해 샘창자로 이동한다.

용 / 어 / 해 / 설

위산
위산은 pH 1~2의 강산성이며, 음식물에 섞여 있는 세균을 죽일 수 있다.

위의 구조

위 점막 표면에는 위 오목이라고 불리는 움푹 파인 부위가 있는데, 위산과 펩시노겐 등을 분비하는 위샘을 이루고 있다.

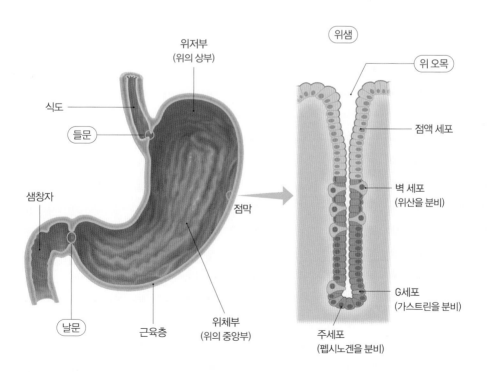

위저부
(위의 상부)

식도

들문

샘창자

날문

근육층

위체부
(위의 중앙부)

점막

위샘

위 오목

점액 세포

벽 세포
(위산을 분비)

G세포
(가스트린을 분비)

주세포
(펩시노겐을 분비)

작은창자, 큰창자

작은창자의 구조와 작용

작은창자는 길이 6~7m인 관으로 위에 가까운 쪽부터 샘창자, 빈창자, 돌창자로 나뉜다. 작은창자에서는 소화된 물질의 약 90%가 흡수된다.

작은창자의 벽에는 약 50만 개의 융모가 있다. 융모에는 림프관과 모세 혈관이 지나며, 흡수된 물질 가운데 지질의 대부분은 림프관, 글루코스(포도당)와 아미노산은 모세 혈관을 통해 운반된다.(▶48쪽)

융모에는 흡수 상피세포가 있는데 이 세포의 표면은 길이 1 μm 정도의 미세 융모로 덮여 있다.(▶아래 그림)

작은창자에서는 알칼리성 창자액이 분비되어 위에서 전달받은 물질

미/니/지/식

샘창자 (십이지장)
길이는 약 25cm 정도이며 이것이 손가락 폭으로 12개에 해당하는 길이라고 하여 십이지장이라고도 한다.

융모의 표면적
융모 한 개의 길이는 약 1mm인데 모든 융모를 합계한 표면적은 200m²(테니스 코트 한 면 정도)나 된다.

작은창자의 구조

작은창자의 벽은 높이 약 1mm의 무수한 융모로 덮여 있다. 융모에 있는 흡수 상피세포의 표면은 한층 더 미세한 융모로 덮여 있다.

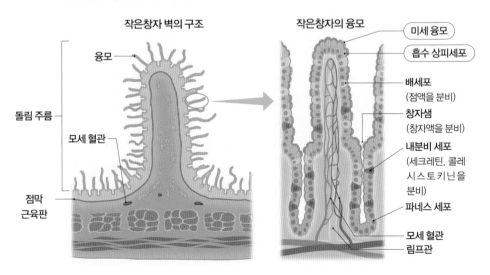

작은창자 벽의 구조
작은창자의 융모

융모
미세 융모
흡수 상피세포
배세포 (점액을 분비)
창자샘 (창자액을 분비)
내분비 세포 (세크레틴, 콜레시스토키닌을 분비)
파네스 세포
돌림 주름
모세 혈관
모세 혈관
림프관
점막 근육판

을 중화시킨다. 또 흡수 상피세포의 미세 융모막에는 소화 효소가 존재하며 영양소의 소화·흡수에 중요한 역할을 하고 있다. 미세 융모막에서 이루어지는 소화를 특히 막소화라고 한다.

큰창자의 구조와 작용

큰창자는 길이 1.6~1.2m인 관으로 작은창자에 가까운 쪽에서부터 막창자[맹장], 잘록창자[결장](오름잘록창자, 가로잘록창자, 내림잘록창자, 구불잘록창자), 곧창자[직장]로 나뉜다.

큰창자 벽은 배세포로 덮여 있고 대량의 점액이 분비되어 배설이 용이한 분변을 형성한다. 큰창자에서는 작은창자에서 흡수되지 못한 수분도 이곳에서 흡수된다.

큰창자에는 100종류가 넘는 장내 세균이 생식하고 있으며 그 발효 작용으로 식이섬유를 짧은 사슬 지방산으로 분해한다. 짧은 사슬 지방산은 대장에서 흡수되어 위 등의 에너지원이 된다. 또 장내 세균은 비타민 K(▶126쪽)도 생산한다.

중/요/어/구

식이섬유
사람의 소화 효소로는 소화(분해)하지 못하는 음식물 성분으로 수용성과 불용성이 있다. 사람은 식이섬유를 분해하지 못하지만 큰창자 내 세균은 분해(발효)할 수 있다.

미/니/지/식

음식물의 섭취에서 배설까지 걸리는 시간
일본인은 평균 34~44시간 걸린다. 평균 미국인은 약 70시간, 영국인은 약 104시간, 인도·아프리카인은 약 10시간이다. 창자의 길이와 식사 내용에 따라 소화·흡수 시간은 크게 달라진다.

큰창자의 구조

큰창자는 소화관의 맨 마지막 부위로, 막창자, 잘록창자(오름잘록창자, 가로잘록창자, 내림잘록창자, 구불잘록창자), 곧창자로 나뉜다.

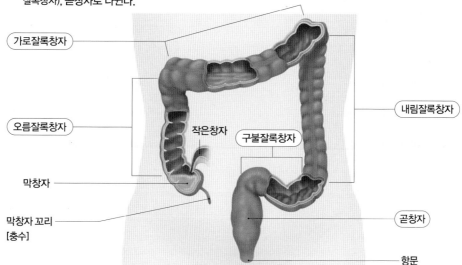

가로잘록창자

내림잘록창자

오름잘록창자

작은창자

구불잘록창자

막창자

곧창자

막창자 꼬리
[충수]

항문

간, 쓸개

간의 구조

간은 인체에서 가장 큰 장기로 암적색을 띤다. 가로막 바로 밑의 우상복부에 위치하며, 오른엽과 왼엽으로 나뉜다. 오른엽 밑면에 쓸개가 있다.(▶오른쪽 그림)

간으로 드나드는 혈관에는 간동맥과 간정맥 외에 문맥이 있다. 문맥은 작은창자에서 흡수한 영양소를 간으로 운반한다. 또 간에서는 쓸개관도 나온다. 쓸개관은 쓸개즙을 운반하는 관으로 샘창자로 이어진다. 간은 쌀알 크기의 간소엽으로 구성되어 있다.

간의 주요 기능

인체의 화학 공장이라고 불리는 간은 다양한 화학 반응을 수행한다. 주요 작용은 ① 영양소의 대사(합성 · 분해), ② 영양소의 저장, ③ 쓸개즙의 생성, ④ 해독이다.

① 영양소의 대사(합성 · 분해)

글루코스(단당)에서 글리코겐(다당류)을 합성한다. 또 아미노산 대사 · 혈청 알부민의 합성, 혈액응고 인자의 합성, 지방산과 콜레스테롤의 합성 등을 담당한다.

② 영양소의 저장

글리코겐, 비타민 A, 비타민 B_{12} · 철 등을 저장한다.

③ 쓸개즙의 생성

쓸개즙은 간에서 만들어져 쓸개에 축적된다. 쓸개즙의 성분인 쓸개즙산은 콜레스테롤에서 합성된다.

④ 해독

암모니아는 요소 회로(▶70쪽)를 통해 요소로 변환되어 무독화된다.

중/요/어/구

문맥(門脈)
작은창자 주위의 모세 혈관이 모여 하나의 혈관을 이룬 것이며 간으로 이어진다.

혈액 응고 인자
프로트롬빈과 피브리노겐 등이 있다. 헤파린 등의 혈액 응고 억제 인자도 간에서 생성된다.

미/니/지/식

간의 무게
성인 남성은 약 1,000~1,500g, 성인 여성은 약 900~1,300g.

간의 에너지 대사
간은 에너지 대사가 활발해 체열의 생산에 큰 역할을 한다. 안정 시 간의 에너지 소비량은 골격근 다음으로 크다.

각 장기의 에너지 대사

장기	총 에너지 소비량에 차지하는 비율
골격근	21.6%
간	21.3%
뇌	19.9%
심장	8.6%
콩팥	8.1%
지방 조직	4.0%
기타	16.5%

알코올과 약물 등도 간에서 해독된다.

쓸개의 구조와 기능

쓸개는 길이 8~12cm 정도의 서양배 모양 기관으로 간의 오른쪽 밑에 있다. 쓸개에서는 간에서 합성된 쓸개즙을 일단 축적하여 농축시킨다. 쓸개즙은 샘창자로 분비된다. 쓸개즙에 들어 있는 쓸개즙산은 지질을 유화(乳化)시키고 리페이스(이자액에 포함되는 지질 소화 효소)의 작용을 받기 쉽게 한다. 단, 쓸개즙에 소화 효소는 들어 있지 않다.

간의 구조와 간소엽

간은 복부의 오른쪽 위에 위치한 장기로 오른엽과 왼엽으로 나뉜다. 간소엽은 약 50만 개 있으며 하나의 간소엽은 약 50만 개의 간세포로 이루어져 있다.

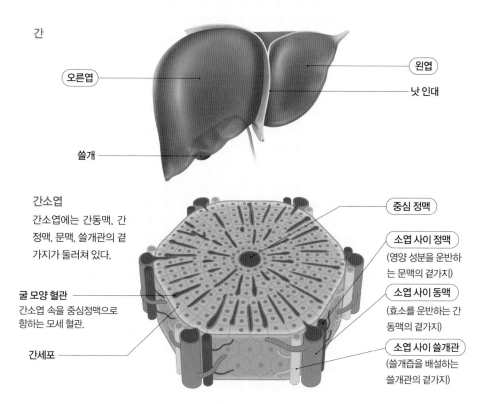

간

오른엽
왼엽
낫 인대
쓸개

간소엽
간소엽에는 간동맥, 간정맥, 문맥, 쓸개관의 곁가지가 둘러쳐 있다.

굴 모양 혈관
간소엽 속을 중심정맥으로 향하는 모세 혈관.

간세포

중심 정맥

소엽 사이 정맥
(영양 성분을 운반하는 문맥의 곁가지)

소엽 사이 동맥
(효소를 운반하는 간동맥의 곁가지)

소엽 사이 쓸개관
(쓸개즙을 배설하는 쓸개관의 곁가지)

이자

이자의 구조

이자(췌장)는 복부 깊숙한 곳에 위치하며 길이 15cm, 무게 70g 정도 되는 장기다.(▶아래 그림) 이자는 외분비와 내분비 양쪽으로 작용한다.

이자의 주요 기능

이자액에는 단백질 분해 효소, 당질 분해 효소, 지질 분해 효소가 들어 있다.

단백질 분해 효소는 트립신, 키모트립신, 카복시펩티데이스다. 당질 분해 효소는 덱스트린을 말토스(엿당) 등으로 분해하는 α-아밀레이스다. 지질 분해 효소는 트라이아실글리세롤(중성지방)을 모노아실글리세

외분비와 내분비
외분비샘에서는 소화 효소를 포함한 이자액이 분비되고 내분비샘에서는 인슐린 등의 호르몬이 분비된다.

이자액의 분비량
이자액은 하루에 1~3L 분비되며 샘창자로 방출된다. 이자액은 중탄산 이온(HCO_3^-)을 포함하며 pH 8~8.3의 알칼리성이다. 위액에서 산성이 된 음식물 덩어리는 이자액에 의해 중화된다.

이자의 구조

이자는 머리, 몸통, 꼬리 부분으로 나뉜다. 이자에서 분비된 소화 효소가 들어 있는 이자액은 샘창자로 내보내진다.

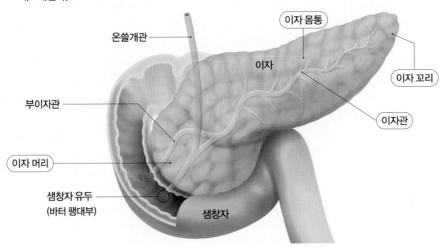

온쓸개관
이자 몸통
이자
이자 꼬리
부이자관
이자관
이자 머리
샘창자 유두
(바터 팽대부)
샘창자

롤과 지방산으로 분해하는 리페이스다.(▶아래 그림)

　이자액의 분비는 샘창자에서 분비되는 세크레틴과 콜레시스트키닌(CCK)이라는 소화관 호르몬의 작용으로 촉진된다.

내분비샘으로서의 작용

이자에서 내분비샘으로서 기능하는 것은 랑게르한스섬이다. 랑게르한스섬의 α세포에서는 글루카곤이, β세포에서는 인슐린이 분비된다.

　글루카곤은 간에 작용하여 글리코겐(다당류)에서 글루코스(단당)로 분해를 촉진하여 혈당치를 상승시킨다. 반면 인슐린은 글루코스가 근육세포로 들어가는 것을 촉진하여 혈당치를 떨어뜨린다.

중/요/어/구

인슐린 insulin
혈당(혈액 속 글루코스)은 뇌·신경의 유일한 에너지원으로 생명을 유지하는 데 반드시 필요한 존재다. 혈당치를 올리는 호르몬은 여러 가지가 있지만 혈당치를 낮추는 호르몬은 인슐린이 유일하다.

이자액에 들어 있는 소화 효소

이자액에는 3대 영양소인 단백질, 당질, 지질의 소화(분해) 효소가 들어 있다.

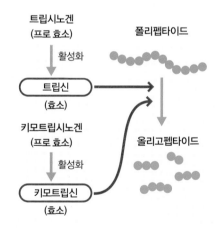

이자액 속의 단백질 분해 효소

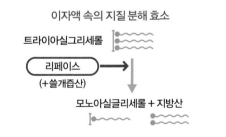

이자액 속의 당질 분해 효소

덱스트린 : 글루코스가 여러 개 결합한 것
말토스 : 글루코스가 2개 결합한 것

이자액 속의 지질 분해 효소

프로 효소 : 효소의 전구체
폴리펩타이드 : 아미노산이 수십 개 이상 결합한 것
올리고펩타이드 : 아미노산이 2개~수십 개 결합한 것
※카복시펩티데이스는 생략

트라이아실글리세롤 : 중성지방
모노아실글리세롤 : 글리세롤에 지방산이 1분자 결합한 것
쓸개즙산 : 쓸개즙에 들어 있는 물질(소화 효소는 아님)

단백질의 소화·흡수

단백질의 소화·흡수의 개요

단백질은 당질, 지질과 함께 3대 영양소 중 하나를 차지하는 중요한 영양소로, 체내에서 아미노산으로 분해되어 흡수된다. 단백질을 구성하는 아미노산은 20종류가 있으며 그중 9종류가 필수 아미노산이다. 필수 아미노산은 사람의 체내에서는 합성되지 않기에 음식물 형태로 섭취해야 한다.

단백질은 위액에 들어 있는 펩신, 이자액에 들어 있는 트립신, 키모트립신, 카복시펩티데이스, 창자액에 들어 있는 아미노펩티데이스, 다이펩티데이스에 의해 소화(가수분해)되어 최종적으로 아미노산이 된다.(▶아래 그림, 오른쪽 그림)

아미노산 단백질

아미노산이 수십 개 이상 결합된 것을 폴리펩타이드, 2개~수십 개 결합된 것을 올리고펩타이드라고 한다. 올리고펩타이드 중에서 아미노산이 2개 결합된 것은 다이펩타이드('다이'는 2를 뜻함), 아미노산이 3개 결합한 것은 트라이펩타이드('트라이'는 '3'을 뜻함)라고 한다.

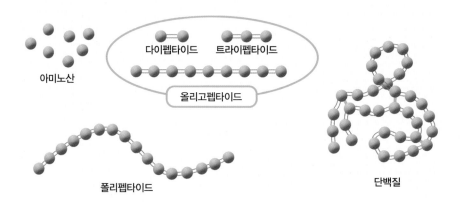

아미노산

다이펩타이드　트라이펩타이드

올리고펩타이드

폴리펩타이드

단백질

단백질은 폴리펩타이드, 올리고펩타이드를 거쳐 최종적으로 아미노산으로 분해된다.

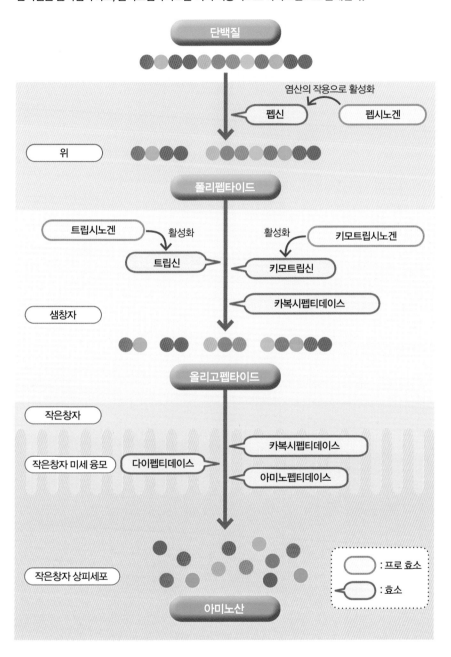

아미노산은 작은창자 상피세포에 흡수되어 모세 혈관에서 문맥(▶36쪽)을 거쳐 간으로 보내진다.

미 / 니 / 지 / 식

최적 pH
위 소화 효소의 활성이 최대가 되는 pH는 1~3이며 샘창자에 들어가면 pH가 상승하여 활성을 잃는다.

위 안에서의 소화

단백질은 처음에 위 속으로 들어가 위액을 통해 소화되기 시작한다. 위액에는 프로 효소인 펩시노겐과 염산이 들어 있다. 펩시노겐은 위샘의 주세포에서, 염산은 벽 세포에서 분비된다. 펩시노겐은 위 안에서 염산의 작용으로 활성화되어 펩신이 된다.

입으로 들어간 단백질은 위액 속 염산이 그 고차 구조(▶68쪽)를 파괴하여 펩신에 의해 분해되기 쉬운 상태가 된다. 단백질은 펩신에 의해 부분 분해되어 폴리펩타이드(펩톤)가 된다.(▶41쪽)

샘창자 안에서의 소화

이자에서 만들어진 이자액은 샘창자로 분비된다. 이자액 속의 트립시노겐, 키모트립시노겐(프로 효소)이 샘창자로 분비되어 창자 안에서 활성

엔도펩티데이스와 엑소펩티데이스

단백질 분해 효소(프로테이스)에는 두 가지가 있다. 엔도펩티데이스와 엑소펩티데이스다. 엔도(endo)는 '가운데'라는 뜻으로 엔도펩티데이스는 안쪽의 펩타이드 결합을 분해한다. 엑소(exo)란 '끝'이라는 뜻으로 엑소펩티데이스는 말단에서 분해된다.

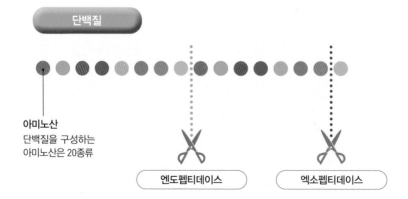

단백질

아미노산
단백질을 구성하는
아미노산은 20종류

엔도펩티데이스

엑소펩티데이스

화된다. 트립시노겐은 엔테로카이네이스에 의해 트립신으로, 키모트립시노겐은 트립신에 의해 키모트립신 형태로 활성화된다.

트립신과 키모트립신의 작용으로 폴리펩타이드는 올리고펩타이드로 분해된다.(▶41쪽)

작은창자 상피세포에서의 소화와 흡수

올리고펩타이드는 이자액 속의 카복시펩티데이스와 이자액 속의 아미노펩티데이스, 다이펩티데이스 등에 의해 단백질의 최종 분해물인 아미노산으로 분해된다.(▶41쪽) 작은창자 안에서의 소화는 작은창자 상피세포의 미세 융모막에 존재하는 효소를 통해 이루어지기에 막소화라고 한다.

작은창자 상피세포에서는 소화와 동시에 흡수가 일어난다. 분해된 아미노산은 즉시 미세 융모막에 존재하는 트랜스포터에 의해 작은창자 상피세포로 흡수된다.

용/어/해/설

엔테로카이네이스
enterokinase

샘창자 점막에 존재하는 효소. 엔테로펩티데이스라고도 한다. 이때 '엔테로'는 창자를 가리킨다.

미/니/지/식

트립신 억제 물질
대두에는 단백질 분해 효소인 트립신의 작용을 방해하는 트립신 억제 물질이 들어 있어서 생으로 먹으면 안 된다.

PHYSIOLOGY

프로 효소와 효소

위액 속의 펩신이나 이자액 속 트립신, 키모트립신은 프로 효소로서 분비되어 다른 물질에 의해 활성화되어야 비로소 효소의 기능을 할 수 있다. 반면 침에 들어 있는 아밀레이스(전분을 분해하는 효소) 등은 효소로서 분비된다. 펩신과 트립신, 키모트립신은 왜 처음부터 효소로 분비되지 않는 것일까?

위나 이자는 단백질 등으로 이루어져 있다. 만일 처음부터 효소의 형태로 분비된다면 위와 이자 자신이 소화되고 말 것이다.(자기 소화) 프로 효소는 위와 이자 자체가 소화되지 못하게 하는 역할을 한다.

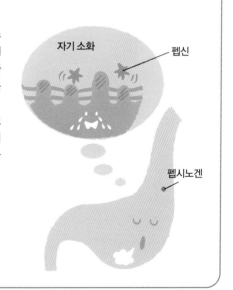

자기 소화

펩신

펩시노겐

당질의 소화·흡수

당질의 소화·흡수의 개요

당질은 단당류와 단당이 2~10개 연결된 소당류(올리고당), 단당류 등이 여러 개 이어진 다당류로 분류된다. 소당류는 거의 이당류다. 그리고 다당류 중에 대표적인 것이 전분이다.(▶아래 그림)

전분은 침이나 이자액에 들어 있는 α-아밀레이스, 창자액에 들어 있는 말테이스나 아이소말테이스(포도당) 등에 의해 단당류로까지 분해된다.(▶오른쪽 그림)

소화되어 만들어진 단당류는 작은창자 상피세포로 흡수되어 모세 혈관에서 문맥(▶36쪽)을 거쳐 간으로 운반된다.

용 / 어 / 해 / 설

단당류
당질을 구성하는 최소 단위. 글루코스, 프럭토스, 갈락토스 등이 있다.

이당류
단당이 2개 엮인 것. 수크로스, 말토스, 락토스 등이 있다.

전분의 구조

전분은 식물의 저장 다당으로 체내의 글루코스 공급원이다. 전분에는 아밀로스와 아밀로펙틴이 있다.

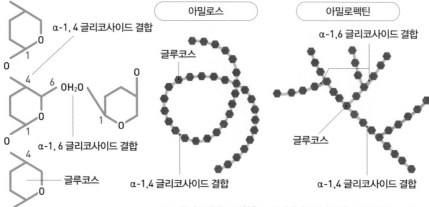

α-1, 4 글리코사이드 결합

OH₂O

α-1, 6 글리코사이드 결합

글루코스

아밀로스

글루코스

α-1,4 글리코사이드 결합

아밀로펙틴

α-1,6 글리코사이드 결합

글루코스

α-1,4 글리코사이드 결합

α-1,4 글리코사이드 결합은 α-아밀레이스가 분해할 수 있지만 α-1,6 글리코사이드 결합은 소당류의 분해 효소인 아이소말테이스만이 분해가 가능하다.

전분의 소화

우리는 당질의 대부분을 전분을 통해 섭취한다. 음식물 속 전분은 먼저 입안에서 씹기가 이루어진 뒤 음식물과 침 속의 α-아밀레이스가 섞여 비로소 소화가 시작된다. 그 후 위를 거쳐 샘창자로 이동하고, 그곳에서 이자액에 들어 있는 α-아밀레이스가 덱스트린과 말토스(엿당), 아이소말토스 등의 소당류로 분해한다.

미 / 니 / 지 / 식

당질과 탄수화물
영양학적으로는 탄수화물 중 에너지원이 되는 것을 당질이라고 하며 사람의 소화 효소로 분해하지 못하는 것을 식이섬유라고 한다.

당질의 소화와 흡수

당질은 침과 이자액에 들어 있는 α-아밀레이스가 덱스트린과 말토스 등의 소당류로 분해한다. 소당류는 막소화를 통해 단당류로 분해되어 작은창자 상피세포로 흡수된다.

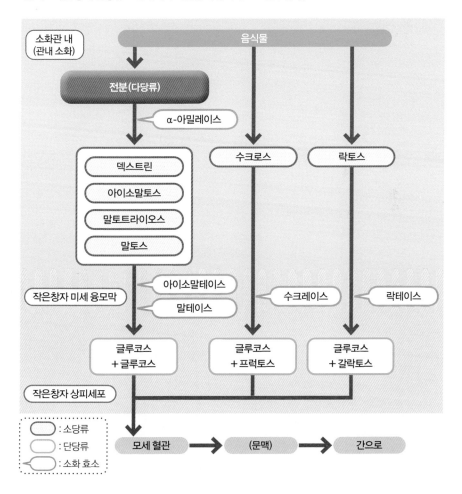

이후 작은창자에서는 점막의 미세 융모막에 있는 소화 효소인 말테이스, 아이소말테이스 등에 의해 이들 글루코스와 프럭토스, 갈락토스 등의 단당류로까지 분해되어 흡수된다.

이처럼 작은창자 미세 융모막에서는 소화와 흡수가 동시에 이루어져서 이를 막소화라고 한다.

이당류의 소화

음식물 속에는 전분(다당류) 외에 이당류도 있는데, 우리가 많이 섭취하는 이당류에는 수크로스(자당)와 락토스(유당)가 있다. 이당류는 작은창자 상피세포의 미세 융모막에서 비로소 분해(소화)되어 단당이 된다.

수크로스는 이당류를 분해할 수 있는 효소인 수크레이스에 의해 글루코스와 프럭토스로, 락토스는 락테이스에 의해 글루코스와 갈락토스로 분해되어 흡수된다.(▶45쪽 그림)

흡수와 수송

단당의 흡수 속도에는 차가 있는데, 글루코스의 흡수 속도를 100으로 했을 때 프럭토스는 43, 갈락토스는 110이다. 흡수 속도에 차가 생기는 것은 흡수 방법이 다르기 때문이다.

글루코스와 갈락토스는 작은창자 상피세포 안으로 능동 수송될 때 Na^+(나트륨)+글루코스 공동 수송체(SGLT)가 관여하여 Na^+이 흡수되는 에너지를 이용해 수송이 이루어진다. 이때 글루코스와 갈락토스는 Na^+, 물과 함께 흡수된다. 그래서 당질을 섭취하면 물의 흡수가 촉진된다.

반면 프럭토스는 글루코스 트랜스포터인 GLUT5(▶오른쪽 표)를 매개로 촉진 확산(에너지를 필요로 하지 않음) 방식으로 흡수된다. GLUT5는 Na^+과 공역하지 않는다.

글루코스, 갈락토스, 프럭토스 모두 작은창자 상피세포에 흡수된 뒤 혈액 속으로 이동할 때는 작은창자 상피세포의 기저막(모세 혈관 쪽 세포막)에 존재하는 글루코스 트랜스포터인 GLUT2를 통해 혈관 내로 수송(촉진 확산)된다.(▶오른쪽 그림)

중/요/어/구

능동 수송
농도 기울기에 역행하여 ATP 등의 에너지를 사용해 분자를 통과시키는 방식. 분자가 세포막을 통과하는 방식에는 능동 수송과 수동 수송이 있다.

트랜스포터
(수송 운반체)
세포막에 존재하는 단백질로, 능동 수송과 촉진 확산을 통해 물질을 운반한다.

촉진 확산
농도 기울기에 따라 트랜스포터를 통해 영양소를 통과시키는 방식. 수동 수송. 트랜스포터를 매개로 하지 않는 경우 '단순 확산'이라고 한다.

용/어/해/설

SGLT
sodium-dependent glucose transporter의 약칭.

공역(共役)
두 가지 이상의 반응이 밀접하게 연결되어 서로 뗄 수 없는 것. SGLT에서는 글루코스와 갈락토스가 흡수될 때 Na^+과 물도 동시에 흡수된다.

미/니/지/식

유당 불내증
락테이스(락토스의 분해 효소)가 거의 존재하지 않고 락토스를 분해하지 못하는 상태를 유당 불내증이라고 하며, 우유를 마시면 설사 증상이 나타난다.

작은창자 상피세포에서 모세 혈관으로는 글루코스, 갈락토스, 프럭토스 모두 GLUT2를 매개로 촉진 확산이 이루어진다.

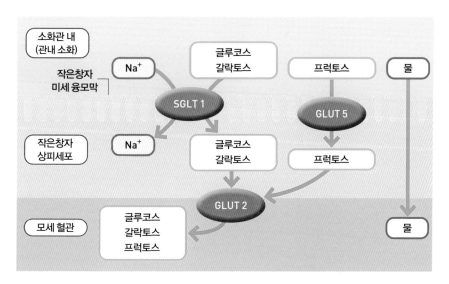

글루코스와 트랜스포터의 종류

종류	분포하는 곳
GLUT1	대부분의 조직에 분포한다. 적혈구, 뇌, 콩팥에서 발현된다.
GLUT2	간과 이자 β세포, 콩팥 세뇨관, 작은창자 상피세포
GLUT3	신경 세포와 태반
GLUT4	근육과 지방세포. 인슐린에 의해 작동
GLUT5	작은창자 상피세포. 프럭토스의 수송체

지질의 소화·흡수

지질의 소화·흡수의 개요

음식물에 함유되어 있는 지질의 90% 이상은 트라이아실글리세롤(중성 지방)이다. 그 밖에는 콜레스테롤, 인지질 등이 있다. 트라이아실글리세롤은 이자액에 들어 있는 리페이스에 의해 모노아실글리세롤과 지방산으로 분해된다. 이때 쓸개즙에 들어 있는 쓸개즙산염도 트라이아실글리세롤의 소화를 돕는다.(▶오른쪽 그림) 단, 쓸개즙에는 소화 효소가 들어 있지 않다.

지질의 소화

트라이아실글리세롤은 글리세롤에 지방산 3분자가 결합한 물질이다. (▶39쪽) 트라이아실글리세롤은 샘창자에서 이자액 속 리페이스의 작용으로 모노아실글리세롤과 지방산으로 분해된다.

트라이아실글리세롤은 대다수가 글리세롤에 긴 사슬 지방산이 결합된 것(긴 사슬 트라이아실글리세롤)이다. 긴 사슬 트라이아실글리세롤은 샘창자에서 쓸개즙산의 작용을 받아 작은 기름 방울이 된다.(유화) 그리고 리페이스에 의해 모노아실글리세롤과 긴 사슬 지방산염으로 분해되어 쓸개즙산염에 의해 마이셀을 형성하여 작은창자 상피세포로 흡수된다.

마이셀로서 작은창자 상피세포에 흡수된 모노아실글리세롤과 긴 사슬 지방산은 다시 트라이아실글리세롤이 되어 카일로마이크론을 형성하고 림프관을 거쳐 운반된다. 림프관은 왼쪽 목 연결 부위에서 정맥에 합류한다.

반면 트라이아실글리세롤 중 지방산이 중간 사슬 지방산(탄소수가 8~10)인 것(중간 사슬 트라이아실글리세롤)은 리페이스에 의해 글리세롤과 중간 사슬 지방산으로 분해되어, 마이셀을 형성하지 않고 작은창자

중/요/어/구

유화(乳化)
지질 덩어리를 작은 기름방울로 만드는 것. 이 기름방울을 마이셀이라고 한다. 이 과정을 통해 지질이 물에 잘 섞이게 된다.

마이셀 micelle
물에 잘 융합되는 친수기와 지질에 잘 융합되는 소수기를 가지고 있는 물질(쓸개즙산염 등)이 막을 이루어 물에 용해되지 않는 지질을 감싸는 작은 입자.

카일로마이크론
chylomicron
리포 단백질(지방 단백질)의 일종으로 단백질과 인지질로 이루어진 막으로 지질을 감싸고 있는 입자. 작은창자에서 흡수된 트라이아실글리세롤과 콜레스테롤은 물에 용해되지 않아서 카일로마이크론에 흡수되어 운반된다. ▶49쪽 그림

용/어/해/설

모노아실글리세롤
monoacylglycerol
글리세롤에 지방산이 1분자 결합한 것. '모노'는 '단(單)'을 뜻한다.

상피세포로 흡수되어 카일로마이크론을 형성하지 않고, 문맥을 거쳐 간
으로 운반된다.

또 콜레스테롤과 인지질은 분해되어 쓸개즙산염의 작용으로 마이셀
을 형성한다. 이것은 작은창자 상피세포로 흡수되어 작은창자 상피세포

지질의 소화·흡수

트라이아실글리세롤의 흡수는 긴 사슬 트라이아실글리세롤과 중간 사슬 트라이아실글리세롤이 각기
다르다. 긴 사슬 트라이아실글리세롤은 마이셀을 형성하여 작은창자 상피세포에 흡수된 뒤 카일로마
이크론을 형성하여 림프관으로 들어간다. 중간 사슬 트라이아실글리세롤은 마이셀을 형성하지 않고
작은창자 상피세포로 흡수되어 문맥으로 들어간다.

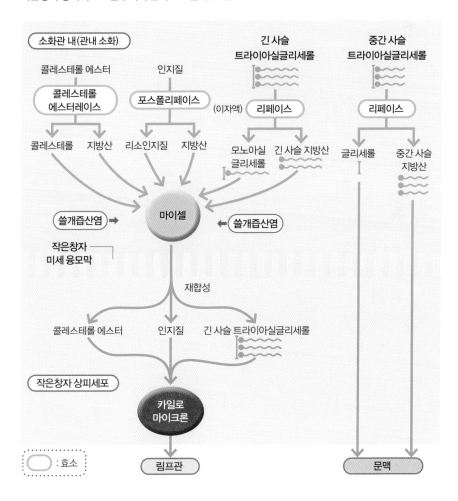

안에서 콜레스테롤과 인지질로 재합성된 뒤 카일로마이크론을 형성하여 림프관을 통해 운반된다.(▶49쪽 그림)

지질의 체내 수송

트라이아실글리세롤의 일부는 카일로마이크론에 의해 지방 조직으로 보내져 저장된다.

간에서는 트라이아실글리세롤과 콜레스테롤을 합성한다. 간에서 합성된 트라이아실글리세롤과 콜레스테롤의 일부는 VLDL(초저밀도 리포 단백질 ▶아래 표)이 지방 조직으로 운반하여 그곳에 저장된다.

콜레스테롤 중 일부는 LDL(저밀도 리포 단백질)이 지방 조직 이외의 말초 조직으로 운반한다. 또 말초 조직에서 남은 콜레스테롤은 HDL(고밀도 리포 단백질)이 다시 간으로 운반한다.(▶오른쪽 그림)

리포 단백질의 종류

리포 단백질은 단백질과 지질(트라이아실글리세롤, 인지질, 콜레스테롤)로 구성된 구 모양의 입자다. 단백질의 종류와 지질 조성에 따라 카일로마이크론, VLDL, LDL, HDL 등 네 가지로 분류한다.

명칭	운반 물질
카일로마이크론	트라이아실글리세롤, 콜레스테롤
VLDL(초저밀도 리포 단백질)	트라이아실글리세롤, 콜레스테롤
LDL(저밀도 리포 단백질)	콜레스테롤(간→말초 조직)
HDL(고밀도 리포 단백질)	콜레스테롤(말초 조직→간)

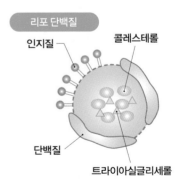

리포 단백질

인지질 / 콜레스테롤 / 단백질 / 트라이아실글리세롤

트라이아실글리세롤과 콜레스테롤은 카일로마이크론을 형성하여 운반된다.

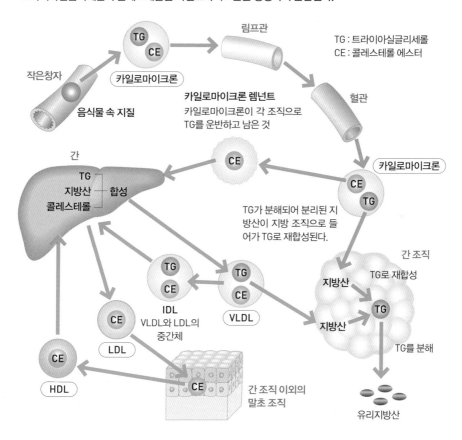

PHYSIOLOGY

이상지질혈증이란

혈액 속 LDL 콜레스테롤과 트라이아실글리세롤이 지나치게 많거나, HDL 콜레스테롤이 너무 적은 상태를 이상지질혈증이라고 한다. LDL 콜레스테롤은 콜레스테롤을 전신으로 운반한다. 반면 HDL 콜레스테롤은 콜레스테롤 잉여분을 회수하여 간으로 보낸다. LDL 콜레스테롤이 너무 많아지면 콜레스테롤이 동맥의 혈관 벽에 쌓여 동맥경화의 원인이 된다.

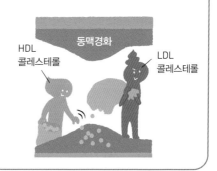

비타민의 소화·흡수

비타민의 소화·흡수 개요

비타민은 소화(분해)되지 않고 작은창자 상피세포에 그대로 흡수된다.

비타민의 흡수는 지용성 비타민(비타민 A, D, E, K)과 수용성 비타민(비타민 B군, 비타민 C)이 각각 다르게 나타난다.

지용성 비타민의 흡수와 수송

지용성 비타민은 지질의 흡수에 의존하여 소장 상피세포에 흡수된 뒤 카일로마이크론에 유입되어 림프관을 타고 간으로 운반된다. 지용성 비타민 중 비타민 E와 K_1, K_2는 쓸개즙의 작용으로 마이셀화되어 작은창자 상피세포에 흡수된다.(▶오른쪽 그림)

흡수된 지용성 비타민은 혈액 속에서는 알부민과 결합하여 각 조직으로 운반된다. 또 일부는 간 등에 저장된다.

비타민 A는 간에 저장되어 필요에 따라 각 조직으로 수송된다. 비타민 D는 주로 간, 지방조직, 근육 속에 저장되는데 특히 간에 많이 들어 있다. 비타민 E는 거의 모든 조직에서 흡수가 이루어진다.

수용성 비타민의 흡수와 수송

수용성 비타민은 9종류가 있으며 대부분이 능동 수송을 통해 작은창자 상피세포로 흡수된다. 능동 수송은 미세 융모막에 존재하는 트랜스포터 (수송 운반체 ▶46쪽)를 통해 이루어진다. 트랜스포터의 종류는 비타민에 따라 각기 다르다.

니아신, 비타민 B_6은 단순 확산(수동 수송)을 통해 작은창자 상피세포로 흡수된다.

비타민 B_{12}는 특이적인 흡수가 이루어진다. 비타민 B_{12}는 위 점막에서 분비되는 내인자와 결합하여 돌창자에서 흡수된다.(▶오른쪽 그림)

중/요/어/구

카일로마이크론
▶48쪽

마이셀
▶48쪽

알부민
혈액 속에 가장 많이 함유되어 있는 혈장 단백질.

미/니/지/식

비타민 B군
수용성 비타민 9종류 중 비타민 B_1, 비타민 B_2, 니아신, 비타민 B_6, 비타민 B_{12}, 엽산, 판토텐산, 비오틴 등 8종류를 말한다.

용/어/해/설

돌창자(회장)
작은창자의 후반부. 작은창자의 전반부는 빈창자라고 한다.
▶34쪽

흡수된 수용성 비타민은 문맥을 지나 간으로 전달되고 다시 각 조직으로 운반된다.

비타민의 흡수와 수송

지용성 비타민은 작은창자 상피세포에 흡수되어 카일로마이크론을 형성한 뒤 림프관을 통해 간으로 운반된다. 수용성 비타민은 단순 확산과 트랜스포터를 매개로 작은창자 상피세포에 흡수되어 문맥을 지나 간으로 운반된다. 수용성 비타민 중 비타민 B_{12}는 위 속에서 내인자와 결합하여 돌창자에서 흡수된다.

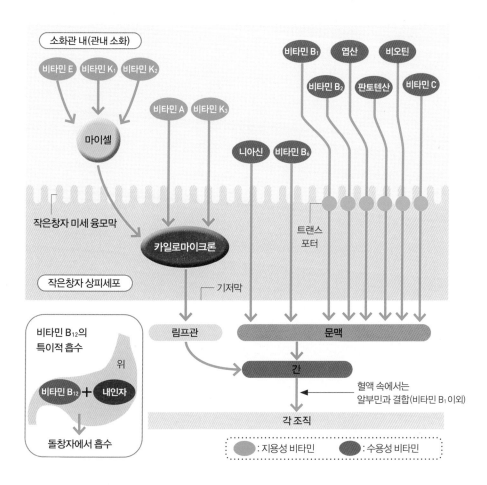

미네랄의 소화·흡수

인체에 필요한 미네랄

인체에 들어 있는 미네랄(무기질) 중 나트륨(Na), 칼륨(K), 칼슘(Ca), 마그네슘(Mg), 인(P), 염소(Cl), 황(S)의 7종류를 다량 미네랄이라고 하고, 철(Fe), 아연(Zn), 구리(Cu), 망간(Mn), 요오드(I), 셀레늄(Se), 크롬(Cr), 몰리브덴(Mo)의 8종류를 미량 미네랄이라고 한다. 각 미네랄은 서로 다른 과정을 거쳐 작은창자 상피세포에 흡수된다.

칼슘의 흡수

칼슘은 대부분이 샘창자(▶34쪽)에서 흡수되고 나머지 중 일부가 빈창자 상부로 흡수된다. 칼슘의 흡수는 능동 수송 또는 수동 수송을 통해 이루어진다. 칼슘의 흡수는 식품의 다른 성분에 영향을 받는데, 예컨대 비타민 D나 유당은 칼슘의 흡수를 돕는 방향으로 작용하여 칼슘 : 인= 2 : 1~1 : 2의 범위에서 잘 흡수된다. 한편 식이섬유의 과잉 섭취, 곡류에 많은 피트산, 채소에 많이 함유된 옥살산은 칼슘의 흡수를 방해한다.

칼슘의 흡수율은 인체의 조건에도 영향을 받는다. 임신부나 수유부는 칼슘 필요량이 높아져서 흡수율도 높다. 또 적절한 운동은 창자에서 칼슘이 흡수되는 것을 촉진한다.

철의 흡수

철은 대부분 샘창자에서 흡수된다. 철의 체내 저장량이 줄어들면 흡수 비율은 높아진다. 철의 흡수도 다른 식품 성분에 영향을 받는다. 예컨대 비타민 C를 함께 섭취하면 철의 흡수율이 높아지고, 반면 피트산과 옥살산이 철 이온과 결합하면 물에 잘 용해되지 않아서 흡수를 방해한다.(▶오른쪽 그림)

음식물에 들어 있는 철에는 2가철(헴(heme)철, Fe^{2+})과 3가철(비헴철,

미 / 니 / 지 / 식

염소Cl와 황S

'일본인의 식사 섭취기준(2015년판)'에는 다량 미네랄 중 염소(Cl)와 황(S)의 섭취기준이 제시되어 있지 않다. 염소는 식염(염화나트륨: NaCl)으로 섭취되고, 황은 단백질에 함유되어 있기 때문이다.
또 코발트(Co)는 비타민 B_{12}를 통해 흡수되기 때문에 미네랄에 포함하지 않았다.

칼슘과 비타민 D

칼슘의 흡수 중 능동 수송에는 칼슘 결합 단백질이 관여한다. 이 칼슘 결합 단백질의 유도를 활성화 비타민 D가 담당하고 있어서 결과적으로 비타민 D는 칼슘의 흡수를 촉진한다.

Fe^{3+})이 있으며 보통 동물성 식품에 함유되어 있는 2가철이 식물성 식품에 함유된 3가철보다 흡수율이 높다. 3가철은 비타민 C와 같은 환원제를 통해 2가철이 되어 흡수가 촉진된다.

미/니/지/식

철의 체내 운반

흡수된 철은 철의 수송 단백질에 있는 트랜스페린과 결합하여 혈액 속으로 운반된다.

구리의 흡수

구리는 주로 샘창자에서 흡수되어 알부민과 결합한 뒤 문맥을 통해 간으로 운반되어 저장된다. 구리는 섭취량이 적으면 흡수율이 높아진다.

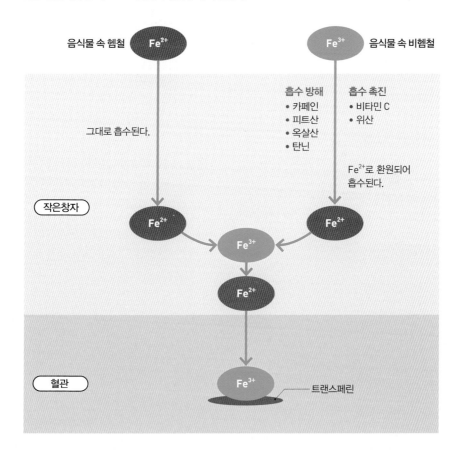

철의 흡수

창자관에서는 Fe^{2+}(2가철: 헴철)이 Fe^{3+}(3가철: 비헴철)보다 빠르게 흡수된다. Fe^{3+}은 식품 속 비타민 C와 같은 환원제를 통해 Fe^{2+}로 환원되어 흡수가 촉진된다.

음식물 속 헴철 Fe^{2+}

Fe^{3+} 음식물 속 비헴철

흡수 방해
- 카페인
- 피트산
- 옥살산
- 탄닌

흡수 촉진
- 비타민 C
- 위산

그대로 흡수된다.

Fe^{2+}로 환원되어 흡수된다.

작은창자

Fe^{2+} Fe^{3+} Fe^{2+}

Fe^{2+}

혈관

Fe^{3+} ── 트랜스페린

음식물의 소화 흡수율

소화 흡수율

우리가 섭취한 음식물이 모두 소화되는 것은 아니다. 섭취한 음식물 중 어느 정도가 흡수되는지를 나타낸 값이 소화 흡수율이다.

소화 흡수율은 두 가지로 나뉘는데 명목 소화 흡수율과 실질 소화 흡수율이다. 실질 소화 흡수율이 명목 소화 흡수율보다 높은 값을 나타낸다.

명목 소화 흡수율은 섭취한 영양소량에 대해 흡수된 영양소량을 백분율로 나타낸 것이다.

실질 소화 흡수율은 분변 속 배설량에서 내인성 성분량을 빼고 구한 값이다. 분변 속 배설량에서 내인성 성분량을 빼고 식품 유래 성분 가운데 분변 속으로 배설된 양을 구한다.(▶오른쪽 그림)

각 영양소의 소화 흡수율

소화 흡수율은 각 영양소에 따라 다른데 당질의 소화 흡수율은 약 99%, 지질은 90% 전후, 단백질은 약 90%라고 알려져 있다. 비타민은 섭취량

중/요/어/구

내인성 성분
분변 속 배설량 중 음식물 유래 성분 이외의 것. 소화관 상피가 벗겨져 떨어진 것이나 장내 세균, 소화관 분비액 등이 있다.

소화 흡수율 산출법

소화 흡수율 산출법은 다음과 같다.

$$명목\ 소화\ 흡수율(\%) = \frac{섭취량 - 분변\ 속\ 배설량}{섭취량} \times 100$$

$$실질\ 소화\ 흡수율(\%) = \frac{섭취량 - (분변\ 속\ 배설량 - 내인성\ 성분량)}{섭취량} \times 100$$

$$= \frac{섭취량 - 분변\ 속으로\ 배설된\ 식품\ 유래\ 성분량}{섭취량} \times 100$$

이 적으면 흡수율이 높아지고 섭취량이 많으면 흡수율이 낮아진다. (▶52쪽) 미네랄 흡수율은 같이 섭취하는 다른 음식물 성분의 영향을 받는다.(▶54쪽)

미/니/지/식

미네랄의 흡수율
미네랄 중 철의 흡수율은 약 15%이고, 칼슘의 경우 사춘기 때가 약 45%, 성인이 25~30% 정도다.

이용 효율

흡수된 영양소가 모두 효과적으로 이용되는 것은 아니다. 특히 단백질은 에너지 섭취량의 영향을 크게 받는다. 에너지 섭취량이 부족하면 단백질의 이용 효율은 떨어지고 에너지원으로 쓰인다.

분변 속의 배설량 내역

분변 속에는 음식물 유래 성분 이외에 소화관 상피가 벗겨져 떨어진 것, 창자 내 세균, 소화관에서 나온 분비액 등도 들어 있다. 이러한 내인성 성분량을 고려하여 구한 값이 실질 소화 흡수율이다.

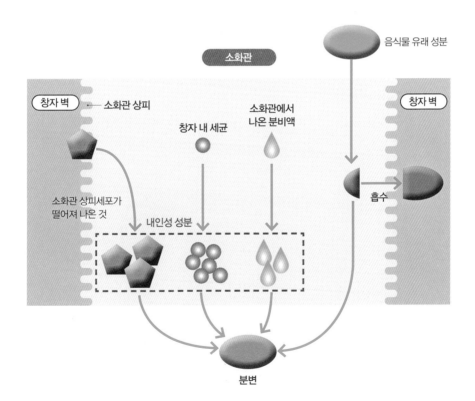

콜라겐을 먹으면 피부 미인이 된다?

고운 피부를 유지하고 싶다면 콜라겐을 섭취하라고 권장하는 기사는 건강 관련 잡지나 인터넷 사이트에서 쉽게 볼 수 있다.

콜라겐은 진피, 뼈, 연골, 인대, 근육 등을 구성하는 단백질의 일종이다. 글라이신, 프롤린, 하이드록시프롤린 등 아미노산이 결합한 펩타이드 사슬이 삼중으로 엮여 이루어져 있다. 피부에 분포해 있을 뿐만 아니라 체내 모든 단백질 양의 30%를 차지하고 있다.

그렇다면 상어 지느러미(샥스핀) 같은 콜라겐을 많이 함유한 식품을 먹으면 정말로 피부 미인이 될 수 있을까?

콜라겐은 단백질이라 소화 효소에 의해 아미노산과 펩타이드로 분해되어 흡수되기 때문에, 콜라겐이 많은 음식을 먹더라도 콜라겐 자체가 그대로 흡수되는 것은 아니다. 콜라겐을 구성하는 아미노산은 잘 알려진 필수 아미노산으로, 분해되면 체내에서 여러 가지 단백질의 재합성에 이용되기에 음식물 속의 콜라겐이 그대로 피부의 콜라겐이 된다는 과학적 근거는 없다. 다만 쥐 실험에서, 콜라겐 펩타이드라는 통상보다 큰 분자가 흡수되어 그 펩타이드가 전신에서 검출되었다는 보고도 있다. 아직 사람에게는 증명되지 않았고 콜라겐 펩타이드가 어디에 쓰이는지도 특정할 수 없지만 체내에서 콜라겐 합성을 촉진할 가능성은 배제할 수 없다.

피부 미인이 되려면 콜라겐의 재료가 되는 단백질이 공급되어야 하는 것은 사실이기에 콜라겐이든 아니든 단백질 보충이 제일이다.

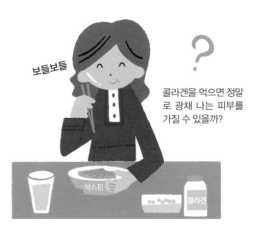

보들보들

콜라겐을 먹으면 정말로 광채 나는 피부를 가질 수 있을까?

제3장

단백질·당질·지질의 작용

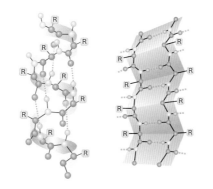

영양소와 에너지

생명 활동과 에너지

우리가 생명을 유지하려면 에너지가 필요하다. 가만히 있어도 호흡과 체온을 일정하게 유지하는 데 에너지가 소비된다. 자고 있을 때도 뇌는 활동을 하고 심장은 쉼 없이 박동한다.

이러한 활동에 필요한 에너지를 우리는 음식물 속 영양소를 통해 얻는다. 에너지원이 되는 3대 영양소가 바로 당질(▶74쪽), 지질(▶86쪽), 단백질(▶66쪽)이다. 이들을 체내에서 연소시켜 에너지를 만들어낸다.

영양소의 완전한 연소를 통해 얻어지는 에너지의 양을 물리적 연소가라고 한다. 그 값은 1g당 당질 4.10kcal, 지질 9.45kcal, 단백질 5.65kcal다. 그런데 인체 내에서는 영양소를 완전히 연소시키지 못하며 소화 흡수율 또한 고려해야 한다. 그래서 발생하는 에너지량을 약간 적게 산정한다. 이를 생리적 연소가라고 하며, 1g당 에너지량은 당질 4kcal, 지질

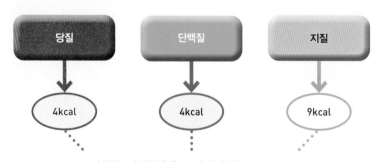

영양소의 에너지 생산

에너지를 만들어내는 영양소는 당질, 지질, 단백질이다.

당질	단백질	지질
4kcal	4kcal	9kcal

각 영양소가 발생시키는 1g당 에너지량
이 4kcal, 4kcal, 9kcal라는 값을 애트워터 계수라고 한다.

9kcal, 단백질 4kcal다. 이 값을 애트워터 계수라고 하며 에너지 계산에 널리 쓰이고 있다.(▶ 왼쪽 그림)

기초 대사량과 하루 에너지 소비량

심장을 움직이고 체온을 유지시키는 등 생명 유지에 최소한으로 필요한 에너지량을 기초 대사량이라고 한다. 성인 남성은 하루에 약 1,500kcal, 여성은 약 1,200kcal가 필요하다고 한다. 이것은 수면 시 에너지 소비량과 거의 동일하며 안정 시 대사량의 약 1.25배에 상당한다.

영아부터 연령별 기초 대사량을 살펴보면 아래 표와 같다. 공복 시 안정 상태에서 에너지 소비량을 측정한 값을 바탕으로 체중 1kg당 기초 대사 기준치를 구해 거기에 기준 체중을 곱한 값이 기초 대사량이다.

일반적인 생활을 한다고 했을 때 하루 총 에너지 소비량은 기초 대사량의 1.5~2배 정도다. 성인은 2,000~3,000kcal 정도다. 그만큼 에너지량을 우리는 음식물 속 영양소에서 얻는다. 이렇게 영양소에서 에너지를 만들어내는 일련의 반응 과정을 에너지 대사라고 한다.(▶ 129쪽)

중/요/어/구

안정 시 대사량
사람이 식후 2~4시간 지나서 의자에 앉아 안정을 취하고 있을 때의 하루 에너지 소비량을 안정 시 대사량이라고 한다. 기초 대사량보다 많은 이유는 식사에 동반한 소화·흡수와 대사 등에 요구하는 에너지 소비분(식사 유발성 산열)이 포함되기 때문이다.

기초 대사 기준값과 기초 대사량

성별	남성			여성		
연령	기초 대사 기준값 (kcal/kg 체중/일)	참고 체중 (kg)	기초 대사량 (kcal/일)	기초 대사 기준값 (kcal/kg 체중/일)	참고 체중 (kg)	기초 대사량 (kcal/일)
1~2(세)	61.0	11.5	700	59.7	11.0	660
3~5(세)	54.8	16.5	900	52.2	16.1	840
6~7(세)	44.3	22.2	980	41.9	21.9	920
8~9(세)	40.8	28.0	1,140	38.3	27.4	1,050
10~11(세)	37.4	35.6	1,330	34.8	36.3	1,260
12~14(세)	31.0	49.0	1,520	29.6	47.5	1,410
15~17(세)	27.0	59.7	1,610	25.3	51.9	1,310
18~29(세)	24.0	63.2	1,520	22.1	50.0	1,110
30~49(세)	22.3	68.5	1,530	21.7	53.1	1,150
50~69(세)	21.5	65.3	1,400	20.7	53.0	1,100
70 이상(세)	21.5	60.0	1,290	20.7	49.5	1,020

(출처 : 일본인의 식사 섭취기준 2015년판)

에너지 대사의 원리

인체의 에너지 분자는 ATP

당질과 지질, 단백질 등 소화·흡수되어 몸속으로 들어간 영양소에서 에너지는 어떻게 생산되는 것일까?

생체에서는 연소가 일어나는데, 이는 그저 '태우는' 것이 아니라 각 영양소가 분해되어 산화되는 것을 말한다. 이 과정에서 화학 에너지가 발생한다. 이러한 분해와 산화는 모든 세포 안에서 일어난다. 발생한 화학 에너지가 열에너지로 변환되면 체온 유지에 쓰이고, 운동 에너지로 변환되면 근육 수축에 쓰인다.

이 화학 에너지는 체내에서 ATP(아데노신 3인산)라는 분자에 축적된다. ATP는 몸의 모든 세포에서 에너지 분자로 이용된다.

아데노신 3인산은 핵산 구성 분자인 아데노신에 인산기가 3개 결합한 인산 화합물이다. 에너지는 인산과 인산의 결합부에 결합 에너지(화학

ATP 합성량에 대한 새로운 설
이론상 글루코스 1분자에서 38분자의 ATP가 합성된다고 알려져 있는데, 생화학적 해명이 진척됨에 따라 31분자라고 보기도 한다.

에너지 분자 ATP

인체 내에서 발열된 에너지는 ATP(아데노신 3인산)라는 분자에 축적된다.

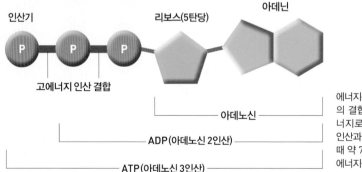

인산기　　　　　　리보스(5탄당)　　아데닌

P　P　P

고에너지 인산 결합

아데노신

ADP(아데노신 2인산)

ATP(아데노신 3인산)

에너지는 인산과 인산의 결합부에 화학 에너지로서 축적되며, 인산과 인산이 떨어질 때 약 7.3kcal/mol의 에너지를 방출한다.

에너지)로 보존된다. ATP에서 인산기가 1개 떨어져 ADP(아데노신 2인산)가 될 때 약 7.3kcal/mol의 에너지가 방출된다.

영양소가 분해되고 산화되는 과정에서 이 에너지 분자 ATP가 대량으로 생산된다.(▶왼쪽 그림)

에너지 생산의 흐름

당질, 지질, 단백질의 에너지 생산 경로를 보면, 세포 안에서는 해당(解糖) 경로와 TCA 회로(구연산 회로)에서 ATP가 생산된다.(▶64쪽)

음식물 속 당질이 분해되어 생성되는 글루코스(포도당)는 가장 주요한 에너지원이다. 뇌와 심장 등의 장기, 근육, 적혈구에 이르기까지 모든 세포에서 글루코스가 이용된다.

해당 경로에서는 산소를 쓰지 않고 글루코스 1분자가 분해되어 최종적으로 피루브산이 되기까지 ATP가 2분자 생산된다. 무산소 상태에서는 피루브산이 젖산으로 변환되어 세포 안에 축적된다.

다음으로 산소가 공급되는 상태에서는 피루브산이 아세틸 CoA로 변환된다. 아세틸 CoA는 TCA 회로로 들어가 옥살로아세트산과 결합하여 구연산이 되고, TCA 회로를 한 바퀴 도는 동안 최대 36분자의 ATP가 생산된다. TCA 회로는 산소를 소비하는 전자 전달계(호흡 사슬)와 세트를 이루어 기능한다.(▶79쪽)

이리하여 글루코스 1분자에서는 해당 경로와 합해서 38분자의 ATP가 생산된다.

지질을 원료로 한 에너지 생산

에너지원이 지질인 경우는 중성지방(트라이글리세라이드, 트라이아실글리세롤)이 원료가 된다. 중성지방은 글리세롤에 지방산이 3개 결합한 구조다. 분해되어 생기는 글리세롤과 지방산이 에너지원이 된다.

지방산은 β-산화를 통해 분해되어 대량의 아세틸 CoA를 생성한다. 지방산을 구성하는 길이에 따라 생성되는 아세틸 CoA의 양도 달라지는데, TCA 회로에 들어간 아세틸 CoA에서는 100분자 이상의 ATP가 생산된다. 참고로 긴 사슬 지방산인 팔미트산 1분자에서는 ATP 129분자가 생산된다.

· 중/요/어/구

해당 경로
glycolytic pathway
글루코스가 여러 과정을 거쳐 피루브산으로 분해되는 것. 산소가 필요하지 않기에 혐기적 해당이라고도 한다. ▶78쪽

아세틸 CoA
에너지 생산의 과정에서 중요한 중간물질. 보조 효소 A(CoA)에 아세틸기(-COCH₃)가 결합된 것.

전자 전달계
구연산 회로에서 발생한 물질을 통해 ATP를 생산한다. 네 개의 효소 복합체 사이에서 전자를 주고받으며 ATP를 만든다. 호흡 사슬이라고도 하며 반응에 효소가 필요하다.

당질, 지질, 단백질은 분해되는 과정에서 에너지 분자 ATP를 생산한다. ATP를 생산하는 것은 해당 경로와 TCA 회로다.

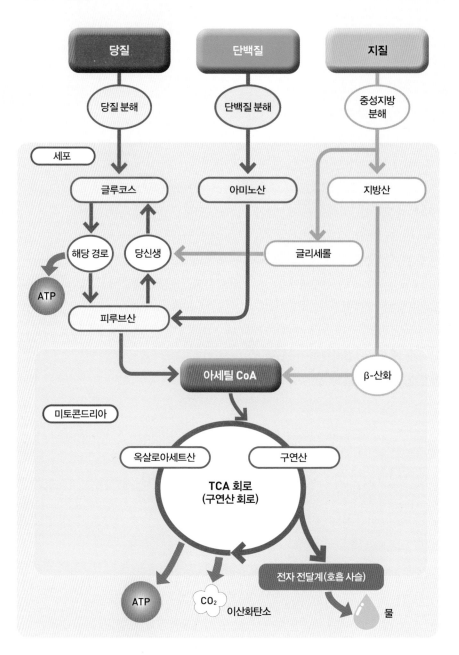

지방산은 β-산화에서 직접 아세틸 CoA가 되므로 TCA 회로에서만 에너지를 생산할 수 있다. 또 아세틸 CoA에서 피루브산으로 역변환이 불가능하기에 지방산에서는 당신생 경로(▶14쪽)를 이용해 글루코스를 만들 수도 없다.

반면 글리세롤은 당신생 경로로 들어가 글루코스를 만드는 재료로 이용된다.

단백질을 원료로 한 에너지 생산

단백질의 경우 아미노산이 에너지원으로 이용된다. 에너지 부족 상태가 되면 몸의 단백질이 아미노산으로 분해되는데, 그 아미노산이 더 잘게 분해되어 탄소를 포함하는 부분(탄소 골격)이 직접 TCA 회로에서 대사되어 에너지를 만들어내거나(▶72쪽), 간으로 운반되어 당신생 경로에서 글루코스로 변환된다. 아미노산은 대부분 글루코스의 재료가 될 수 있다.

또 BCAA라 불리는 가지 사슬 아미노산(류신, 아이소류신, 발린)은 운동 시에 에너지가 부족해지면 근육 속에서 분해된 뒤 간으로 가서 글루코스를 생성하는 대신 곧장 TCA 회로로 들어가 근세포의 에너지원이 된다.

세포 안에서 에너지 생산이 이루어지는 곳은 해당 경로는 세포질, TCA 회로는 세포 속 소기관인 미토콘드리아다. 미토콘드리아는 생체 내의 '발전소'라고도 알려진 에너지 생산 기관이다.

중/요/어/구

당신생 gluconeogenesis 경로

아미노산 등 당질 이외의 물질에서 글루코스를 만드는 경로. 대부분 간에서 이루어진다.(일부는 콩팥에서) 근육에는 당신생 경로가 존재하지 않는다.

용/어/해/설

BCAA Branched-chain amino acid

가지 사슬 아미노산.(▶67쪽) 근육 단백질에 많이 함유되어 있다.

단백질의 구조와 작용

단백질의 합성과 분해

단백질은 합성과 분해를 끊임없이 반복한다. 식품으로 섭취된 단백질은 분해되어 아미노산으로서 체단백질의 합성 원료가 된다. 한편 기존 체단백질도 분해되어 그중 약 3분의 2는 아미노산으로서 재이용되고, 나머지 약 3분의 1은 배설된다. 재이용하지 못하는 그 양을 우리는 음식물로 섭취해야 한다.(▶아래 그림)

건강한 성인은 단백질의 배설량과 섭취량, 즉 합성량과 분해량이 거의 비슷하다.(동적 평형)

아미노산의 구조와 종류

단백질은 아미노산으로 이루어져 있다. 아미노산의 기본 구조는 탄소

용/어/해/설

아미노산

단백질을 만드는 기본 단위 물질. 탄소 1개에 아미노기, 카복시기, 수산기(하이드록시기), 곁사슬이 결합된 것. 사람의 단백질은 총 20종류의 아미노산으로 이루어져 있다.

체단백질의 합성과 분해

체단백질은 매일 새로 만들어지며 그 과정에서 소실된 양(연소와 배설)을 음식물로 보급한다.

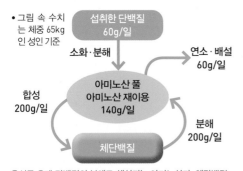

• 그림 속 수치는 체중 65kg인 성인 기준

음식물 유래 단백질의 분해로 생성되는 아미노산과, 체단백질의 분해로 생성되는 아미노산은 구별 없이 혼합되어 이용된다. 이 이용 방식을 아미노산 풀(amino acid pool)이라고 한다.

아미노산의 기본 구조

아미노산은 탄소 원자 1개에 아미노기, 카복시기, 수소 원자, 곁사슬이 결합되어 있다.

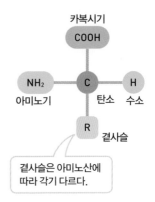

곁사슬은 아미노산에 따라 각기 다르다.

원자 1개에 아미노기, 카복시기, 수소가 최소 하나씩 결합해 있는 형태다.(▶ 왼쪽 그림)

　사람의 단백질을 구성하는 아미노산은 20종류가 있다.(▶ 아래 표) 그중 우리가 체내에서 합성하지 못하고 음식물을 통해 섭취해야 하는 아미노산을 필수 아미노산이라고 한다. 필수 아미노산은 류신, 아이소류신, 라이신, 메티오닌, 페닐알라닌, 트레오닌, 트립토판, 발린, 히스티딘의 9종류다.

　음식물 속 단백질의 영양가는 필수 아미노산의 양에 따라 결정된다. 가장 부족한 필수 아미노산(제1 제한 아미노산)의 양을 기준으로 정해진 값을 아미노산가(amino acid score)라고 한다.(▶ 98쪽)

중/요/어/구

아미노산가
amino acid score
단백질의 영양가를 제시하는 지표 중 하나. 함유 아미노산 중 가장 적은 필수 아미노산의 양으로 결정한다. 그 기준이 되는 아미노산 평점 패턴은 사람이 필요로 하는 필수 아미노산의 양과 비율을 나타내며, WHO(세계 보건 기구) 등이 공표한 것이다.

아미노산의 종류

	명칭(약호)	곁사슬 구조		명칭(약호)	곁사슬 구조
지방족 아미노산	글라이신(Gly)	H–	산성 아미노산	아스파르트산(Asp)	$HOOC-CH_2-$
	알라닌(Ala)	H_3C-		아스파르트 (Asn, Asp-NH₃)	$H_2N-C-CH_2-$ $\ \ \ \ \ \ \|\|$ $\ \ \ \ \ \ O$
	프롤린(Pro)*	(고리 구조)		글루탐산(Glu)	$HOOC-CH_2-CH_2-$
	가지 사슬 아미노산(BCAA)			글루타민 (Gln, Gln-NH₃)	$H_2N-C-CH_2-CH_2-$ $\ \ \ \ \ \ \|\|$ $\ \ \ \ \ \ O$
	발린(Val)	H_3C ＞CH– H_3C	함유 아미노산	메티오닌(Met)	$H_3C-S-CH_2-CH_2-$
	류신(Leu)	H_3C ＞CH–CH₂– H_3C		시스테인(Cys)	$HS-CH_2-$
	아이소류신(Ile)	H_3C-CH_2 ＞CH– H_3C	방향족 아미노산	페닐알라닌(Phe)	(벤젠고리)$-CH_2-$
친수성 아미노산	**하이드록시 아미노산**			타이로신(Tyr)	$HO-$(벤젠고리)$-CH_2-$
	세린(Ser)	$HO-CH_2-$		트립토판(Trp)	(인돌고리)$-CH_2-$
	트레오닌(Thr)	HO ＞CH– H_2C			
염기성 아미노산	라이신(Lys)	$H_3N-(CH_2)_4$			
	아르지닌(Arg)	H_2N ＞CH–N–(CH₂)₃ H_2N $\quad$ H			
	히스티딘(His)	(이미다졸고리)$-CH_2-$			

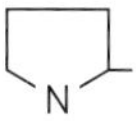

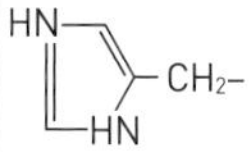

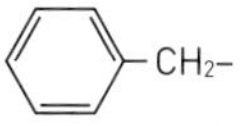

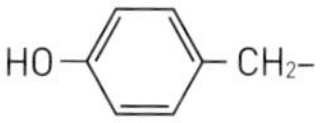

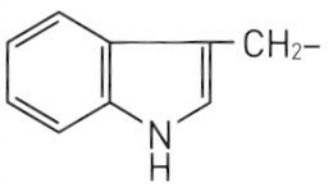

아미노산의 종류는 곁사슬에 따라 정해진다. 붉은 글씨는 필수 아미노산을 나타낸다.
*프롤린은 아미노기가 아니라 이미노기(NH)를 가지고 있어서 이미노산이라 불린다.

단백질의 구조

아미노산이 펩타이드 결합(▶오른쪽 위 그림)으로 연결된 것을 펩타이드라고 하며, 다수의 아미노산이 결합한 것을 폴리펩타이드라고 한다. 단백질은 아미노산이 약 100개 이상 결합한 것이다. 단백질의 구조는 1차부터 4차 구조까지 있다.(▶오른쪽 아래 그림)

- **1차 구조 :** 일렬로 늘어선 아미노산 배열이다. 아미노산 배열은 유전자(DNA)에 의해 정해진다.
- **2차 구조 :** 폴리펩타이드 사슬이 접혀서 수소 결합으로 형태가 만들어진다. 알파 나선 구조와 판 형태의 베타 병풍 구조 등이 있다.
- **3차 구조 :** 2차 구조에서 더 촘촘히 접힌 입체 구조다. 입체 구조에 의해 효소 등이 기능을 발휘할 수 있다.
- **4차 구조 :** 3차 구조(서브유닛)가 2개 이상 모여 형성된 구조다.

단백질의 고차 구조(2차~4차 구조)가 사라지는 것을 단백질의 변성이라고 한다. 그 요인에는 물리적 작용(열, 자외선 등)과 화학적 작용(산, 알칼리 등)이 있다.

중/요/어/구

단백질의 변성

달걀흰자를 가열했을 때 하얗게 되는 현상은 가열에 따른 변성이고, 생선회를 초절임했을 때 희고 단단해지는 것은 산의 작용에 따른 변성이다.

효소 단백질

효소는 단백질로 이루어져 있으며 생체 내의 화학 반응을 관장한다. 우리 몸속에는 소화 효소를 비롯해 수천 종류의 효소가 존재하는데, 유전자 DNA 정보에 따라 필요에 맞게 만들어진다.

조절 단백질

인슐린이나 글루카곤 등 일부 호르몬은 단백질로 이루어져 있어서 펩타이드 호르몬이라 불린다. 또 칼모듈린은 칼슘 결합 단백질로 세포 안에서 세포 기능을 조절하는 역할을 한다.

단백질의 작용과 기능적 분류

단백질은 그 기능에 따라 분류할 수 있다.(▶아래 표)

단백질의 기능적 분류

단백질의 종류	작용	예
효소 단백질	생체 반응의 촉매	아밀레이스, 펩신
수송 단백질	생체 내 물질 운반	헤모글로빈(산소), 트랜스페린(철), 세룰로플라스민(구리), 리포 단백질(지질)
저장 단백질	물질의 저장	카제인, 페리틴
구조 단백질	생체의 강화, 보호	콜라겐, 케라틴, 엘라스틴
방어 단백질	생체의 방어	면역 글로불린, 피브리노젠
조절 단백질	대사 조절, 정보 전달	인슐린, 칼모듈린
수축성 단백질	근수축, 세포 운동	액틴, 미오신

아미노산과 아미노산이 펩타이드 결합으로 여러 개 연결되어 단백질이 된다.

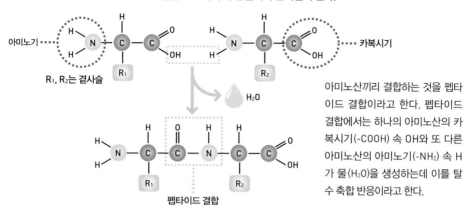

아미노산끼리 결합하는 것을 펩타이드 결합이라고 한다. 펩타이드 결합에서는 하나의 아미노산의 카복시기(-COOH) 속 OH와 또 다른 아미노산의 아미노기(-NH$_2$) 속 H가 물(H$_2$O)을 생성하는데 이를 탈수 축합 반응이라고 한다.

단백질의 고차 구조로는 2차 구조, 입체적인 3차 구조, 4차 구조가 있다.

1차 구조

아미노산이 연결된 폴리펩타이드 사슬. 아미노산기가 나오는 말단을 N말단, 카복시기가 나오는 말단을 C말단이라고 한다.

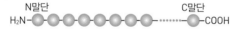

2차 구조

폴리펩타이드가 규칙적으로 꼬이거나 접혀 있는 평면적 구조. 가까운 위치의 아미노산끼리 수소 결합으로 이어져 만들어진다. 단백질의 입체 구조 속에 나타난다.

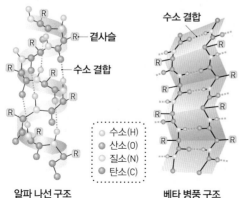

알파 나선 구조　　　　베타 병풍 구조

3차 구조

단백질의 입체 구조.(예시는 헤모글로빈) 입체 구조에는 황을 함유하고 있는 아미노산끼리 디설파이드 결합(S-S결합)으로 이어져 있다.

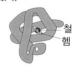

헤모글로빈 β 사슬

4차 구조

3차 구조를 가진 단백질 분자가 2개 이상 모인 구조.(예시는 헤모글로빈 4량체)

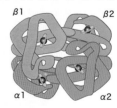

헤모글로빈 α 사슬 2개와 β 사슬 2개로 이루어진 4량체

단백질의 대사

아미노산 대사의 흐름

아미노산 대사의 과정에는 아미노산에서 아미노기가 이탈하여 α-케토산이 만들어지는 아미노기 전이 반응, 글루타민 산에서 암모니아가 만들어지는 산화적 탈아미노 반응, 암모니에에서 요소(尿素)가 만들어지는 요소 회로가 있다.(▶아래 그림) 아미노기 전이 반응과 산화적 탈아미노 반응을 합쳐서 탈아미노 반응이라고 한다.

아미노기 전이 반응에 의해 생성된 α-케토산은 TCA 회로(구연산 회로)에 들어가 에너지로서 이용되기도 하고, 글루코스나 지방산의 원료가 되기도 한다.

중 / 요 / 어 / 구

AST aspartate aminotransferase
아스파르트산 아미노기 전이 효소. 글루탐산 옥살로아세트산 트랜스아미네이스(GOT)라고도 한다.

ALT alanine aminotransferase
알라닌 아미노기 전이 효소. 글루탐산 피루브산 트랜스아미네이스(GPT)라고도 한다.

아미노산 대사의 흐름

아미노산은 아미노기 전이 반응과 산화적 탈아미노 반응을 통해 일부는 분해되고, 일부는 아미노산으로 재합성된다.

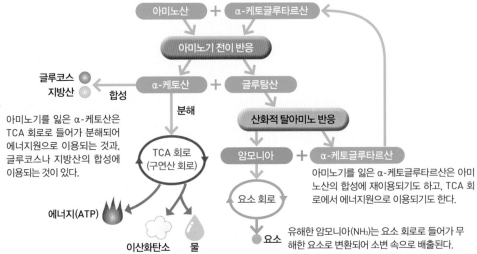

아미노기를 잃은 α-케토산은 TCA 회로로 들어가 분해되어 에너지원으로 이용되는 것과, 글루코스나 지방산의 합성에 이용되는 것이 있다.

아미노기를 잃은 α-케토글루타르산은 아미노산의 합성에 재이용되기도 하고, TCA 회로에서 에너지원으로 이용되기도 한다.

유해한 암모니아(NH₃)는 요소 회로로 들어가 무해한 요소로 변환되어 소변 속으로 배출된다.

아미노기 전이 반응

아미노산의 아미노기는 대부분 AST와 ALT 등 아미노기 전이 효소의 작용으로 글루탐산에 모인다. 아미노기는 α-케토글루타르산으로 전이되고 아미노기를 받은 α-케토글루타르산은 글루탐산이 된다. 또 아미노기가 떨어져 나간 아미노산은 α-케토산이 된다.(▶아래 그림) AST&ALT 등의 아미노기 전이 효소가 작용하려면 피리독살인산(PLP)이라는 보조 효소가 필요하다.

산화적 탈아미노 반응

산화적 탈아미노 반응은 글루탐산의 아미노기를 암모니아로 바꾸는 반응이다. 글루탐산은 글루탐산 탈수소 효소에 의해 산화적으로 탈아미노화 되어 α-케토글루타르산과 암모니아를 생성한다. 이 반응은 미토콘드리아 내에서 일어난다. 글루탐산 탈수소 효소가 작용하려면 NAD라는 보조 효소가 필요하다.(▶72쪽 위 그림)

용 / 어 / 해 / 설

피리독살인산 PLP
비타민 B₆의 활성형.

NAD nicotinamide adenine dinucleotide
니아신의 활성형. 니코틴아마이드 아데닌 다이뉴클레오타이드.

아미노기 전이 반응

아미노산의 아미노기는 대부분 AST와 ALT 등 아미노기 전이 효소의 작용으로 글루탐산으로 모인다. 아미노기를 잃은 아미노산은 α-케토산(피루브산과 옥살로아세트산 등)이 된다.

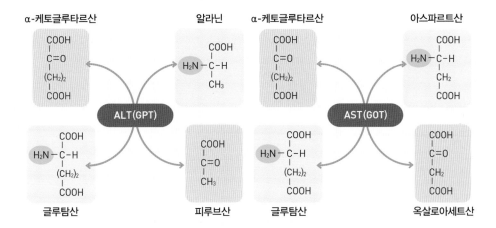

α-케토산의 대사

아미노산에서 아미노기가 이탈하고 남은 탄소 골격이 α-케토산이다. α-케토산에는 피루브산, 옥살로아세트산, 아세틸 CoA, α-케토글루타르산, 석시닐 CoA, 푸말산, 아세토아세트산 등이 있다.

글루탐산의 산화적 탈아미노 반응

글루탐산은 글루탐산 탈수소 효소에 의해 산화적으로 탈아미노화되어 α-케토글루타르산과 암모니아를 생성한다.

α-케토산의 대사

α-케토산은 에너지원으로 이용되어 분해되는 경우와, 글루코스나 지방산의 합성에 이용되는 경우가 있다.

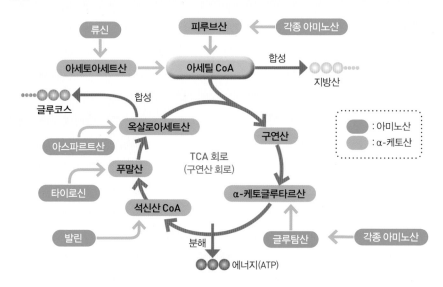

α-케토산이 분해될 때 아세토아세트산 이외의 것은 TCA 회로(구연산 회로)로 들어가 최종적으로 이산화탄소와 물이 된다. 이때 에너지가 빠져나간다.(▶왼쪽 아래 그림)

α-케토산은 글루코스와 지방산 등의 합성 원료로도 사용된다. 피루브산, 옥살로아세트산, α-케토글루타르산, 석시닐 CoA, 푸말산은 당신생에 의해 글루코스로 변환된다.(▶82쪽)

암모니아 대사

산화적 탈아미노 반응에 의해 생성된 암모니아는 간의 요소 회로로 들어가 요소로 바뀌어 무독화가 된다.(▶아래 그림) 또 미토콘드리아 내에서 암모니아는 카바모일 인산으로 대사된 뒤 시트룰린이 된다. 그리고 세포질로 들어가 아르지니노석신산, 아르지닌으로 대사되어 요소가 된다. 암모니아 1분자에서 요소가 1분자 생성된다.

중/요/어/구

당신생(糖新生)
피루브산과 젖산, 아미노산 등에서 글루코스(당질)를 생성하는 것.▶14쪽

요소(尿素)
암모니아는 인체에 유해하지만 요소는 무해하다. 요소는 콩팥에서 혈액 속에서 걸러져 나와 소변이 되어 배설된다.

암모니아 대사와 요소 회로

요소 회로가 1회전하면 요소가 1분자 생성된다.

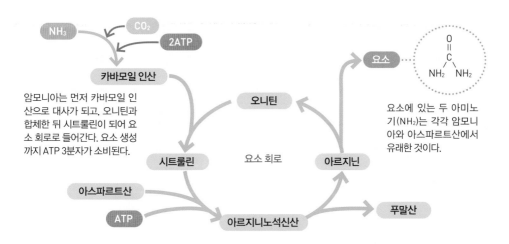

암모니아는 먼저 카바모일 인산으로 대사가 되고, 오니틴과 합체한 뒤 시트룰린이 되어 요소 회로로 들어간다. 요소 생성까지 ATP 3분자가 소비된다.

요소에 있는 두 아미노기(NH_2)는 각각 암모니아와 아스파르트산에서 유래한 것이다.

당질의 구조와 작용

당질이란

탄수화물 중 식이섬유 이외의 것을 합쳐서 당질이라고 한다. 당질은 단당류, 이당류, 다당류 등 세 종류로 나눌 수 있다. 그리고 단당의 구조 중 일부가 변화된 것을 유도당, 당질이 단백질이나 지질과 결합한 것을 복합 당질이라고 한다.(▶아래 그림)

단당류의 종류와 작용

가수분해를 통해 가장 간단한 당질 형태가 된 것을 단당이라고 한다. 단당은 분자 속에 수산기(-OH)를 2개 이상 가지고 있다. 단당류는 탄소 수에 의해 3탄당에서 7탄당으로 분류되는데 특히 5탄당(펜토스)과 6탄당(헥소스)이 중요하다.

용 / 어 / 해 / 설

탄수화물
탄소(C), 산소(O), 수소(H)로 이루어져 있으며 Cm(H₂O)n의 분자식으로 나타내는 유기 화합물. 질소(N)나 황(S), 인(P)을 포함하는 경우도 있다.

식이섬유
사람의 소화 효소로는 분해하지 못하는 탄수화물. ▶84쪽

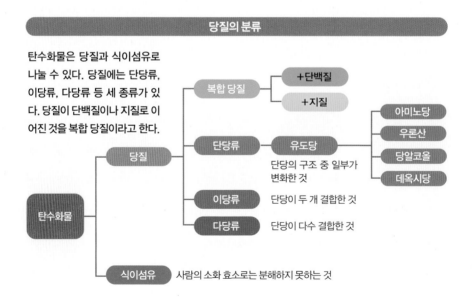

당질의 분류

탄수화물은 당질과 식이섬유로 나눌 수 있다. 당질에는 단당류, 이당류, 다당류 등 세 종류가 있다. 당질이 단백질이나 지질로 이어진 것을 복합 당질이라고 한다.

탄수화물 ─ 당질 ─ 복합 당질 ─ +단백질
                              └ +지질
          │
          ├ 단당류 ─ 유도당 ─ 아미노당
          │   단당의 구조 중 일부가   ├ 우론산
          │   변화한 것   ├ 당알코올
          │   └ 데옥시당
          ├ 이당류   단당이 두 개 결합한 것
          └ 다당류   단당이 다수 결합한 것
       └ 식이섬유   사람의 소화 효소로는 분해하지 못하는 것

5탄당에는 리보스(RNA와 ATP 등의 구성 성분) 등이 있고, 6탄당에는 글루코스(포도당)와 프럭토스(과당), 갈락토스, 마노스 등이 있다.

단당 중에서 알데하이드기(-CHO)를 가지는 것을 알도스, 케톤기(∨CO)를 가진 것을 케토스라고 한다.

서로 다른 4개의 원자, 또는 원자단이 붙은 탄소 원자를 비대칭 탄소 원자라고 한다. 부제 탄소 원자로의 원자 또는 원자단이 붙는 방식에 따라 공간적 위치가 달라지는 화합물이 있는데, 이를 광학 이성체(光學異性體)라고 한다. 광학 이성체 중 수산기가 오른쪽에 있는 것을 D형, 왼쪽에 있는 것을 L형이라고 한다. 자연계에 존재하는 당질은 D형이다.

5탄당 이상의 단당은 대부분 고리 모양 구조를 가지고 있다. 6탄당에서 6개의 원자가 고리(6각형)를 형성하는 구조를 피라노스(pyranose), 5탄당에서 5개의 원자가 고리(5각형)를 형성하는 구조를 푸라노스(furanose)라고 한다.(▶아래 그림)

미/니/지/식

올리고당
단당이 2~10개 결합한 것.

탄소의 번호
수산기에 붙는 탄소부터 번호를 매긴다.

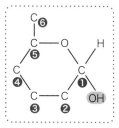

5탄당과 6탄당의 구조

5탄당과 6탄당은 아래 그림처럼 고리 모양을 하고 있다.

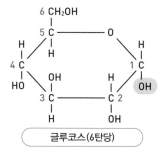

글루코스(6탄당)

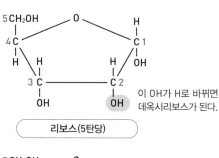

이 OH가 H로 바뀌면 데옥시리보스가 된다.

리보스(5탄당)

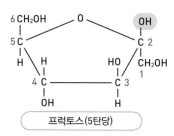

프럭토스(5탄당)

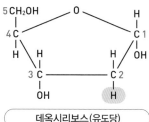

데옥시리보스(유도당)

네 종류의 유도당

단당의 구조 중 일부가 변화한 화합물을 유도당이라고 한다. 유도당에는 아미노당, 우론산, 당알코올, 데옥시당 등이 있다.(▶아래 그림)

　아미노당은 단당의 수산기 1개가 아미노기($-NH_2$)로 치환된 것이다. 글루코스는 글루코사민이, 갈락토스는 갈락토사민이 된다.

　우론산은 알데하이드기와 반대편의 탄소가 카복시기($-COOH$)로 변화된 것이다. 글루코스는 글루쿠론산, 갈락토스는 갈락튜론산이 된다.

　당알코올은 단당의 알데하이드기 또는 케톤기가 환원되어 수산기로 변화한 것이다. 글루코스가 환원되면 소비톨이 된다.

　데옥시당은 단당의 수산기에서 산소가 떨어져 나가 수소 원자로 변화된 것이다. 5탄당의 리보스는 데옥시리보스(DNA의 구성 성분)가 된다.

이당류의 종류와 작용

2개의 단당이 글리코사이드 결합으로 연결된 것을 이당류라고 한다. 이당류에는 수크로스(자당), 말토스(맥아당), 락토스(유당) 등이 있다.(▶오른쪽 표)

유도당의 구조

유도당은 단당의 구조 중 일부가 변화된 것으로 아미노당과 우론산 등이 있다.

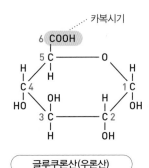

글루코사민(아미노당)

아미노당은 단당 중 하나의 수산기가 아미노기로 치환된 것이다. 글루코스는 글루코사민, 갈락토스는 갈락토사민이 된다.

글루쿠론산(우론산)

글루코스의 6번째 탄소가 카복시기로 바뀐 것을 글루쿠론산이라고 한다.

다당류의 종류와 작용

단당이 글리코사이드 결합으로 다수 연결된 것이 다당류다. 다당류 중에서도 전분과 글리코겐은 중요한 에너지원이다. 이 밖에 셀룰로스와 키틴 등 식이섬유로서 작용하는 것도 있다.(▶84쪽)

전분은 식물성 저장당으로 글루코스로만 이루어져 있다. 글루코스 결합의 방식에 따라 아밀로스와 아밀로펙틴으로 나뉜다.

글리코겐은 동물성 저장당으로 이 또한 글루코스로만 이루어져 있다. 간과 근육에 저장되어 에너지원이 된다.

복합 당질의 종류와 작용

당질 이외의 성분을 포함한 것을 복합 당질이라고 하며 당단백질, 당지질, 프로테오글리칸이 있다.

당단백질은 당질과 단백질이 결합되어 형성된 것이다. 당단백질은 올리고당 사슬을 포함하고 있으며 세포의 인식과 세포 사이에 정보 전달을 담당한다.

당지질은 당질과 지질이 결합되어 형성된 것이다. 당지질은 스핑고인지질과 글리세로인지질이 있으며 세포막의 구성 성분이다.(▶87쪽)

프로테오글리칸은 아미노당과 우론산으로 이루어진 글리코사미노글리칸(무코다당류)과 단백질이 결합하여 형성된 것이다.

중 / 요 / 어 / 구

환원성
어느 화합물에서 산소 원자를 잃거나 수소 원자와 전자를 얻는 것을 환원이라고 한다. 다른 물질을 환원하는 작용을 환원성이라고 한다.
알데하이드기와 케톤기는 환원성을 가지고 있어서 단당은 환원성이 있다. 이당류라도 알데하이드기나 케톤기가 유리된 것은 환원성이 있지만 수크로스는 환원성이 없다.

용 / 어 / 해 / 설

글리코겐 glycogen
글루코스가 α-1, 4 글리코사이드 결합과 α-1, 6 글리코사이드 결합으로 이어져 있다. 아밀로펙틴보다 가지가 더 많다.

아밀로스 amylose
다수의 글루코스가 α-1, 4 글리코사이드 결합을 통해 사슬 모양으로 이어져 있다.

아밀로펙틴 amylopectin
아밀로스의 글루코스 사슬의 군데군데에 α-1, 6 글리코사이드 결합의 가지가 있다.

이당류의 구조와 성질

종류	구조	성질	환원성
수크로스(자당)	글루코스 ⬡—⬡ 프럭토스	설탕의 주성분. 사탕수수에 다량 함유되어 있다.	X
말토스(맥아당)	글루코스 ⬡—⬡ 글루코스	전분과 글리코겐의 가수분해에 의해 생성된다. 맥아 속에 다량 함유되어 있다.	O
락토스(유당)	글루코스 ⬡—⬡ 갈락토스	동물의 젖샘 안에서 합성되며 모유에는 약 6.7%, 우유에는 약 4.5%가 함유되어 있다.	O

당질의 대사

당질 대사의 흐름

단당 중에서 글루코스는 해당 경로와 TCA 회로(구연산 회로)를 거쳐 최종적으로 이산화탄소와 물로 분해된다. 이때 ATP의 형태로 에너지가 빠져나간다.(▶아래 그림) 당질이 에너지로 변환되려면 보조 효소로서 비타민 B군이 반드시 필요하다.(▶128쪽)

해당 경로

해당 경로는 글루코스가 피루브산 또는 젖산으로 대사되는 경로로, 세포질에서 일어난다. 글루코스 1분자에서 피루브산 또는 젖산이 2분자 생성된다. 해당 경로에서는 산소가 필요치 않다. 글루코스에서 피루브산까지 대사되는 과정은 9단계로 나뉘며, 이 중 3단계는 비가역 반응이다.

당질 대사의 흐름

대표적인 당질인 글루코스로부터 에너지 외에 생체 구성 성분도 만들어진다.

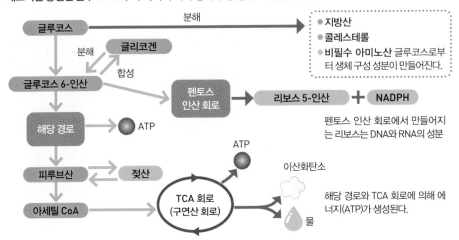

해당 경로에서는 2분자인 ATP와 2분자인 NADH를 생산한다. NADH는 미토콘드리아로 운반되어 ATP를 생산한다.

　산소가 충분한(호기(好氣)적) 조건 하에서는 피루브산이 아세틸 CoA가 되어 TCA 회로(구연산 회로)로 들어간다. 산소가 불충분한(혐기적) 조건 하에서는 피루브산이 젖산으로 변환된다.

TCA 회로

TCA 회로(구연산 회로)는 아세틸 CoA가 옥살로아세트산과 축합하여 구연산을 생성하고, 몇 단계를 거쳐 다시 옥살로아세트산이 되는 반응이다.(▶아래 그림) TCA 회로는 미토콘드리아에서 이루어지며 이때 효소가 필요하다.

　TCA 회로에서 생성된 NADH와 FADH2는 전자 전달계(호흡 사슬)로 운반되어 ATP를 생성한다. TCA 회로 전체로는 글루코스 1분자당 30분자(피루브산 1분자당 15분자)의 ATP를 생산한다.

TCA 회로(구연산 회로)

글루코스에서 생겨난 피루브산은 아세틸 CoA로 변환되어 TCA 회로에서 대사되어 에너지 분자 ATP를 생산한다.

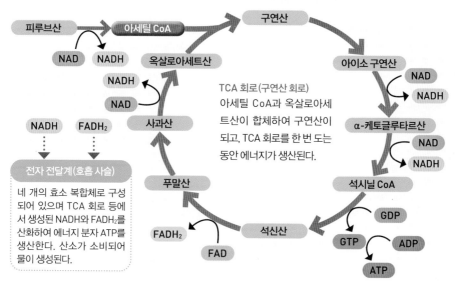

TCA 회로(구연산 회로)
아세틸 CoA과 옥살로아세트산이 합체하여 구연산이 되고, TCA 회로를 한 번 도는 동안 에너지가 생산된다.

전자 전달계(호흡 사슬)
네 개의 효소 복합체로 구성되어 있으며 TCA 회로 등에서 생성된 NADH와 FADH2를 산화하여 에너지 분자 ATP를 생산한다. 산소가 소비되어 물이 생성된다.

펜토스 인산 회로

펜토스 인산 회로(5탄당 인산 회로)는 해당 경로에서 옆으로 비어져 나온 곁길이다. 해당 경로의 제1단계에서 생성되는 글루코스 6-인산에서 펜토스 인산 회로에 의해 리보스 5-인산과 NADPH가 생성된다.

5탄당인 리보스 5-인산은 유전자 DNA와 RNA 등 핵산의 성분이 된다. NADPH는 지방산의 합성과 스테로이드 호르몬의 합성에 보조 효소로 사용된다. 모두 우리 몸에 중요한 성분이다.

그래서 펜토스 인산 회로는 지방산과 스테로이드 합성이 활발히 이루어지는 간과 지방 조직, 곁콩팥 겉질, 생식샘 등에서 활성이 높아진다.

글리코겐의 합성과 분해

글루코스가 과잉 생성되면 간과 근육 등에 글리코겐의 형태로 저장된다. 글리코겐 저장량은 간에서 약 60~80g, 근육에서 300g 이상이다. 글리코겐은 필요할 때 글루코스로 분해된다.

글루코스에서 글리코겐을 합성하는 효소를 글리코겐 신테이스, 글리코겐을 분해하여 글루코스(정확히 말하면 글루코스 1-인산)로 만드는 효소를 포스포릴레이스라고 한다.(▶오른쪽 그림)

글리코겐의 합성·분해는 혈당치(혈액 속의 글루코스 농도)를 일정한 범위 내로 유지하는 데 도움을 준다. 글리코겐 신테이스는 인슐린의 작용으로 활성화되어 혈당치를 떨어뜨린다. 반대로 포스포릴레이스는 글루카곤과 아드레날린의 작용으로 활성화되어 혈당치를 높인다.

단, 근육에는 글루코스 6-인산을 글루코스로 되돌리는 효소가 없기에 글루코스 그 자체는 만들지 못한다. 따라서 근육에 저장되어 있는 글리코겐은 근육에만 쓰이며 혈당치를 높이는 데는 이용하지 못한다.

당질에서 만들어지는 생체 구성 성분

당질(글루코스)이 에너지원으로만 쓰이는 것은 아니다. 글루코스로부터 다양한 생체 구성 성분이 만들어진다. 지방산, 콜레스테롤, 비필수 아미노산, 핵산, 보조 효소 등이 그 예다.

용/어/해/설

NADPH
NADP(니아신의 보조 효소형)가 환원된 것. NADP는 NAD에 인산이 결합한 것이다.

미/니/지/식

프럭토스와
갈락토스의 대사
프럭토스는 근육에서는 프럭토스 6-인산, 간에서는 프럭토스 1-인산을 거쳐 해당 경로로 들어난다.
갈락토스는 간에서 대사되어 갈락토스 1-인산, UDP-갈락토스, UDP-글루코스, 글루코스 1-인산을 거쳐 글루코스 6-인산이 되어 해당 경로로 들어간다. UDP-글루코스는 글리코겐 합성에도 이용된다.

잉여 당질에서
지방 합성
에너지원으로 사용되지 못하고 남은 글루코스는 글리코겐으로 합성되는데, 글리코겐 저장량에도 한계가 있다. 그래서 저장하고도 남은 글루코스는 지방의 합성에 쓰인다. 글루코스의 대사물에서 글리세롤과 지방산이 만들어져 트라이아실글리세롤(중성지방)이 합성된다.

글루코스는 글리코겐으로 합성되어 저장되고 에너지가 부족해지면 다시 글루코스로 분해되어 사용된다.

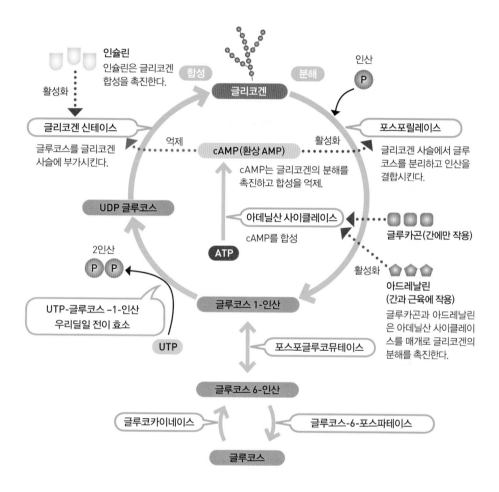

인슐린
인슐린은 글리코겐 합성을 촉진한다.

활성화

합성

분해

인산

글리코겐

글리코겐 신테이스
글루코스를 글리코겐 사슬에 부가시킨다.

억제

cAMP(환상 AMP)

활성화

포스포릴레이스
글리코겐 사슬에서 글루코스를 분리하고 인산을 결합시킨다.

cAMP는 글리코겐의 분해를 촉진하고 합성을 억제.

UDP 글루코스

아데닐산 사이클레이스

cAMP를 합성

ATP

글루카곤(간에만 작용)

2인산

활성화

**아드레날린
(간과 근육에 작용)**
글루카곤과 아드레날린은 아데닐산 사이클레이스를 매개로 글리코겐의 분해를 촉진한다.

**UTP-글루코스 –1-인산
우리딜일 전이 효소**

UTP

글루코스 1-인산

포스포글루코뮤테이스

글루코스 6-인산

글루코카이네이스

글루코스-6-포스파테이스

글루코스

당신생이란

당신생은 왜 필요한가

젖산과 피루브산, 글리세롤과 아미노산(▶72쪽) 등 당질 이외의 물질에서 글루코스가 생성되는 경로를 당신생이라고 한다. 당신생은 간과 콩팥에서 이루어진다. 한편 지방산은 당신생에 이용되지 못한다. 당신생은 혈당치의 유지와 글루코스만을 에너지원으로 하는 뇌와 적혈구 등의 조직에 글루코스를 공급하는 작용을 한다.

당신생의 반응 경로

당신생의 반응 경로는 해당 경로(▶78쪽)를 거의 역행하는 경로로 진행한다. 도중에 비가역 반응(한 방향으로만 진행되는 반응)이 네 군데 존재한다. 해당 경로에 속하는 두 군데는 해당 경로에서와는 다른 효소가 작용하고, 피루브산에서 해당 경로로 돌아오는 부분은 다른 경로를 통해두 군데에서 비가역 반응이 나타난다.(▶오른쪽 그림)

① 피루브산에서 포스포에놀피루브산의 생성

해당 경로와는 다른 경로로 반응이 진행된다. 세포질의 피루브산은 미토콘드리아 내로 들어가 피루브산 카복실레이스의 작용에 의해 옥살로아세트산이 되어 포스포에놀피루브산이 생성된다.

② 프럭토스 1, 6-2인산에서 프럭토스 6-인산의 생성

프럭토스 1, 6-비스포스파테이스(해당 경로에서 사용되는 것과는 다른 효소)의 작용으로 해당 경로의 역반응이 진행된다.

③ 글루코스 6-인산에서 글루코스의 생성

글루코스 6-포스파테이스(해당 경로에서 사용되는 것과는 다른 효소)의 작용으로 해당 경로의 역반응이 진행된다.

미 / 니 / 지 / 식

지방산과 당신생
지방산이 분해되면 아세틸 CoA를 생성하는데 피루브산으로는 변환되지 않기에 지방산은 당신생에 이용하지 못한다.

적혈구의 에너지
적혈구에는 미토콘드리아가 없기 때문에 에너지는 해당 경로에서의 글루코스 분해를 통해서만 보급된다.

뇌와 케톤체
뇌는 에너지원으로 지방산을 쓰지 않고 기본적으로 글루코스만 사용한다. 그러나 굶주림 등과 같은 비상시에는 지방산이 분해되어 생기는 케톤체(아세토아세트산과 β-하이드록시부티르산)도 에너지원으로 이용할 수 있다.

코리 회로와 글루코스 · 알라닌 회로

근육에서는 당신생이 일어나지 않는다. 근육에서 생긴 젖산은 혈류를 타고 간으로 운반되는데 그곳에서 피루브산으로 변환되어 당신생에 이용된다. 이것을 코리 회로(Cori cycle)라고 한다.

또 근육 속의 알라닌도 혈류를 타고 간으로 운반되고 간에서 아미노기 전이 반응을 통해 피루브산으로 변환된 뒤 당신생에 이용된다. 이것을 글루코스 알라닌 회로(glucose-alanine cycle)라고 한다.

중/요/어/구

젖산
운동 시 근육은 혐기적 조건(산소가 불충분)이라 피루브산의 대사로 젖산이 생성된다. 근육 속에 젖산이 쌓이면 세포의 기능이 떨어지고 근육 경련이 일어날 수 있다. 간에는 산소가 충분하여 이곳에서 젖산이 산화되어 피루브산이 된다.

당신생의 경로

당신생은 해당 경로를 거의 역행하는 경로로 반응이 진행되어 글루코스가 만들어진다. 그림 속 ❶, ❷, ❸, ❹는 비가역 반응이다.

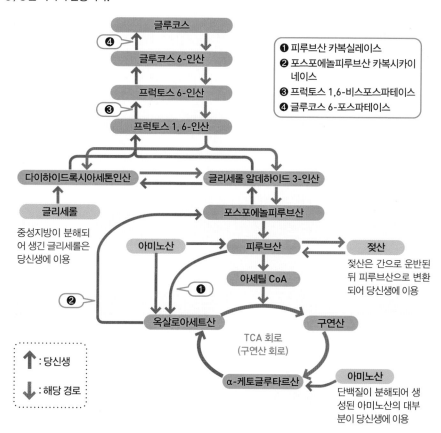

❶ 피루브산 카복실레이스
❷ 포스포에놀피루브산 카복시카이네이스
❸ 프럭토스 1,6-비스포스파테이스
❹ 글루코스 6-포스파테이스

중성지방이 분해되어 생긴 글리세롤은 당신생에 이용

젖산은 간으로 운반된 뒤 피루브산으로 변환되어 당신생에 이용

TCA 회로
(구연산 회로)

단백질이 분해되어 생성된 아미노산의 대부분이 당신생에 이용

↑ : 당신생

↓ : 해당 경로

식이섬유의 작용

식이섬유의 정의와 종류

식이섬유는 '사람의 소화 효소로 소화되지 않는 음식물 속 난소화성 성분의 총체'라고 정의할 수 있다.

식이섬유에는 불용성 식이섬유와 수용성 식이섬유가 있다.(▶아래 표) 동물성과 식물성이 있으며, 수용성 식이섬유 중 난소화성 덱스트린과 당알코올 등은 인공적으로 만들어진 것이다.

식이섬유는 큰창자 내 세균의 활동으로 분해되어 짧은 사슬 지방산을 생성한다. 짧은 사슬 지방산은 큰창자에서 흡수되어 에너지원이 된다. 그래서 식이섬유의 에너지는 0이 아니다.

중/요/어/구

난소화성 덱스트린
옥수수나 감자 등의 전분을 가수 분해하여 만든다.

낭알코올
글루코스 등의 단당을 환원하여 만든다. 에너지량이 적어 다이어트용 감미료로 사용된다.

짧은 사슬 지방산
탄소수가 적은 지방산. 프로피온산, 부티르산, 아세트산 등.

식이섬유의 종류

분류	유래	명칭	소재
불용성	식물성	셀룰로스	곡류, 채소 등
		리그닌	채소, 코코아 등
		아가로스, 아가로펙틴	한천
	동물성	키틴, 키토산	게, 새우 껍질
수용성	식물성	펙틴	과실, 채소
		구아검	콩과 식물
		이눌린	돼지감자, 백합 뿌리, 우엉
		글루코만난	곤약
		알긴산 나트륨	해조
	동물성	콘드로이틴황산	상어 지느러미 등
	인공물	난소화성 덱스트린	옥수수 등의 전분 유래
		당알코올	단당을 환원, 글루코스→소비톨, 말토스→말티톨 등

식이섬유의 작용

식이섬유의 작용은 불용성 식이섬유와 수용성 식이섬유가 각각 다르다. 불용성 식이섬유는 소화관 관련 질환의 예방에, 수용성 식이섬유는 대사성 관련 질환의 예방에 효과가 있다. 또 식이섬유를 많이 섭취하면 포만감을 쉽게 느끼게 되어 과식에 따른 비만을 예방하는 데 도움을 준다.

① 불용성 식이섬유의 작용

큰창자에서 물을 흡수하여 변이 무거워지고 배변이 촉진되어, 변의 창자 내 통과 시간이 단축된다. 발암 물질이 창자에 머무는 시간을 짧게 하여 발암을 억제한다고 알려져 있다.

② 수용성 식이섬유의 작용

음식물의 이동 속도와 창자 내 당질의 소화 속도를 늦추어서 당질의 흡수를 억제한다. 그 결과 급속한 혈당치의 상승을 막을 수 있다.

또 창자 내에서 쓸개즙산과 콜레스테롤을 흡착시켜 배설을 촉진한다. 지질 흡수에 필요한 마이셀의 형성을 억제하기 때문에 식후 콜레스테롤 흡수와 혈중 콜레스테롤 수치의 상승을 억제할 수 있다.

중/요/어/구

마이셀 micelle
물에 친화성이 높은 부분이 바깥쪽, 친화성이 약한 부분이 안쪽을 향해 있는 미립자. 지질은 쓸개즙산을 통해 마이셀을 형성하여 작은창자 상피세포로 흡수된다. ▶48쪽

PHYSIOLOGY

프로바이오틱스와 프리바이오틱스

인체에 유용한 미생물(유산균과 낫토균 등)과 그것을 함유한 식품을 프로바이오틱스(probiotics)라고 한다.

사람의 내장에는 약 100조 개의 창자 내 세균이 서식하고 있다. 큰창자 내 세균의 종류는 약 100종류 이상인데 인체에 유해한 병원균, 부패균도 있고 인체에 유용한 세균도 있다. 인체에 유용한 세균은 식이섬유를 분해하여 짧은 사슬 지방산을 생성하며 그 밖에 비타민 K와 비오틴을 생성한다. 또 병원균과 부패균의 번식을 억제하는 역할도 한다.

반면 인체에 유용한 미생물의 먹이(영양원)가 되는 난소화성 성분(식이섬유, 올리고당 등)을 프리바이오틱스(prebiotics)라고 한다.

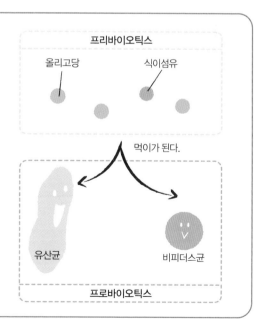

프리바이오틱스
올리고당
식이섬유
먹이가 된다.
유산균
비피더스균
프로바이오틱스

지질의 구조와 작용

지질이란

물에는 잘 녹지 않고 유기 용매에 잘 녹는 유기 화합물을 지질이라고 한다. 지질은 크게 단순 지질, 복합 지질, 유도 지질 등 세 가지로 구분한다.(▶아래 그림)

단순 지질

지방산과 알코올이 에스터 결합으로 연결된 것을 단순 지질이라고 하며 트라이아실글리세롤(중성지방), 밀랍, 콜레스테롤 에스터가 있다.

   트라이아실글리세롤은 식품 속에 많이 함유된 지방으로 글리세롤과 3분자의 지방산이 에스터 결합을 이루어 생성된 것이다.(▶오른쪽 그림) 지방산의 종류에 따라 녹는점 등 성질이 다르다.

중/요/어/구

에스터ester 결합
R-COO-R(R은 지방산 등) 형태로 이루어진 결합.

미/니/지/식

아실글리세롤의 종류
글리세롤에 1분자의 지방산이 에스터 결합으로 이어진 것이 모노아실글리세롤, 2분자의 지방산이 에스터 결합으로 이어진 것이 다이아실글리세롤이다. '모노'(mono)는 '단일, 1', '다이'(di)는 '2'를 뜻한다.

지질의 분류

지질은 크게 단순 지질, 복합 지질, 유도 지질 등 세 가지로 나눈다.

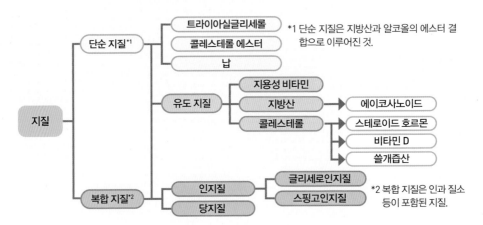

*1 단순 지질은 지방산과 알코올의 에스터 결합으로 이루어진 것.

*2 복합 지질은 인과 질소 등이 포함된 지질.

콜레스테롤 에스터는 콜레스테롤과 지방산의 에스터 결합으로 이루어져 있다.

복합 지질

인과 질소 등을 포함하고 있는 지질을 복합 지질이라고 한다. 인지질과 당지질(▶77쪽)이 이에 해당한다.

인지질은 생체막의 성분으로 글리세로인지질과 스핑고인지질이 있다.

글리세로인지질은 글리세롤, 지방산, 인산으로 구성된 포스파티드산에 질소 화합물이 결합해 생성된다. 대표적인 예가 포스파티딜콜린(레시틴)인데 이것은 포스파티드산에 콜린이 결합한 것이다.

중/요/어/구

레시틴 lecitin
생체막을 구성하는 주요 성분이며 주로 글리세로인지질의 형태로 존재한다. 레시틴이 부족하면 세포막을 만들 수 없어 생체에 매우 중요하다. 달걀노른자와 대두에서 추출되는 성분이다.

스핑고마이엘린
sphingomyelin
신경 세포의 세포막과 신경의 축삭돌기를 감싸고 있는 수초 등에 많이 들어 있는 인지질.

트라이아실글리세롤의 구조

트라이아실글리세롤은 글리세롤에 3분자의 지방산이 에스터 결합을 이루고 있다.

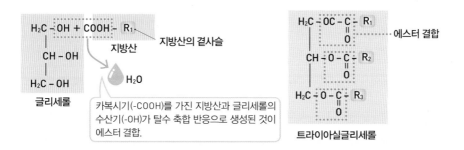

카복시기(-COOH)를 가진 지방산과 글리세롤의 수산기(-OH)가 탈수 축합 반응으로 생성된 것이 에스터 결합.

글리세로인지질의 구조

글리세로인지질은 포스파티드산에 다양한 질소 화합물이 결합한다.

포스파티딜콜린(레시틴)

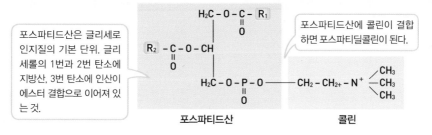

포스파티드산은 글리세로인지질의 기본 단위. 글리세롤의 1번과 2번 탄소에 지방산, 3번 탄소에 인산이 에스터 결합으로 이어져 있는 것.

포스파티드산에 콜린이 결합하면 포스파티딜콜린이 된다.

스핑고인지질은 스핑고신에 지방산, 인산, 염기가 결합한 것이다. 염기에 속하는 콜린이 결합하면 스핑고마이엘린이 된다.

용 / 어 / 해 / 설

생리 활성 물질
세포가 분비하는 생리 작용을 가지고 있는 화학 물질의 총칭. 체내에 수백 종류가 존재한다고 알려져 있으며 단백질과 아미노산, 지방산을 재료로 만들어진다. 에이코사노이드는 불포화 지방산을 재료로 만들어진다.

유도 지질

단순 지질, 또는 복합 지질의 가수분해를 통해 생성된 성분을 유도 지질이라고 한다. 지방산, 콜레스테롤(▶아래 그림), 지용성 비타민이 이에 해당한다. 콜레스테롤에서는 스테로이드 호르몬과 쓸개즙산, 비타민 D가 만들어진다.(▶96쪽)

지방산은 탄소의 수와 탄소의 결합 방식에 따라 다양한 종류가 있다.(▶90쪽) 또 지방산 가운데 탄소 수가 20개인 다가 불포화 지방산에서 생리 활성 물질이 만들어지는데 이를 에이코사노이드라고 한다. 에이코사노이드에는 프로스타글란딘, 트롬복산, 류코트리엔 등 세 종류의 그룹이 있다.(▶아래 표)

콜레스테롤의 구조

콜레스테롤의 스테로이드 골격에서 쓸개즙산과 스테로이드 호르몬이 만들어진다.

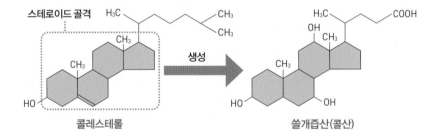

콜레스테롤 → 생성 → 쓸개즙산(콜산)

에이코사노이드의 종류와 작용

명칭		작용
프로스타글란딘		근육의 수축, 혈관의 확장·수축
트롬복산	A₂(n-6계의 아라키돈산에서 생성)	혈소판의 응집, 염증 촉진
	A₃(n-3계의 EPA에서 생성)	혈소판의 응집 억제, 항염증 작용
류코트리엔		기관지·혈관 수축 작용

지질의 작용

지질의 작용에는 ① 생체막 등 세포 구성 성분, ② 조절 기능, ③ 저장 지질로서 에너지를 축적하는 기능 등 세 가지가 있다.

① 생체막 등의 세포 구성 성분

인지질은 친수성(물에 친화성이 높음)인 머리 부분은 바깥을 향하고, 소수성(물에 친화성이 낮음)인 꼬리 부분은 안쪽을 향해 이중층을 이루고 있으며 막단백질과 함께 생체막을 형성한다.(▶아래 그림)

또 스핑고인지질은 신경 세포의 축삭을 싸고 있는 마이엘린 수초에 많이 들어 있다.

② 조절 기능

지용성 비타민(▶187쪽)과 스테로이드 호르몬, 에이코사노이드는 조절 기능을 가지고 있다.

③ 저장 지질로서 에너지를 축적하는 기능

트라이아실글리세롤은 저장 지방으로서 지방 조직에 축적된다. 성인의 저장 지방은 남성이 체중의 15~20%, 여성이 체중의 약 25%다. 단, 비만인 사람은 체중의 30% 이상을 차지하기도 한다.

생체막의 구조

세포막과 세포내 소기관의 막을 생체막이라고 하는데, 인지질과 막단백질, 당사슬로 이루어져 있다.

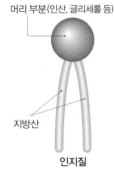

머리 부분(인산, 글리세롤 등)

지방산

인지질

생체막의 성분인 인지질은 친수성인 머리 부분과 소수성인 꼬리 부분(지방산)으로 구성되어 있다.

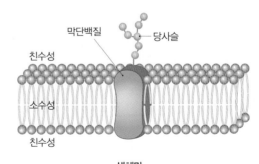

막단백질 — 당사슬

친수성

소수성

친수성

생체막

생체막(세포막)에서는 인지질이 이중층을 구성하여 소수성인 꼬리 부분은 안쪽으로, 친수성인 머리 부분은 바깥쪽을 향해 세포 안팎의 물과 접해 있다.

지방산의 종류

지방산이란

지방산은 단순 지질과 복합 지질의 공통 성분으로 일반식은 R-COOH 로 나타낸다. 탄화수소 사슬의 한 끝에 카복시기(-COOH), 다른 쪽 끝에 메틸기(-CH₃)를 가지고 있다. 지방산에는 소수성(물과 친화력이 적음) 탄화수소 사슬과 친수성(물과 친화력이 높음) 카복시기가 존재하고 있어서 양친매성(물과 기름 양쪽에 친화력이 있음)을 띤다. 또 지방산은 탄소 원자 짝수 개로 이루어져 있다.

지방산의 종류

지방산은 이중 결합의 유무에 따라 포화 지방산과 불포화 지방산으로 나뉜다.(▶아래 그림)

미/니/지/식

지방산의 탄소 수와 녹는점
지방산은 탄소 수에 따라 짧은 사슬 지방산(탄소 수 2~6), 중간 사슬 지방산(탄소 수 8~10), 긴 사슬 지방산(탄소 수 12 이상)으로 분류한다. 탄소 수가 많을수록 녹는점은 높아지고 이중 결합이 늘수록 녹는점은 낮아진다. 그래서 상온에서 탄소 수가 10 이상인 포화 지방산은 고체이지만 불포화 지방산은 이중 결합이 있어서 액체가 된다.

포화 지방산과 불포화 지방산의 구조

지방산은 탄화수소(CH₂)가 연결된 긴 사슬로 이루어져 있다.

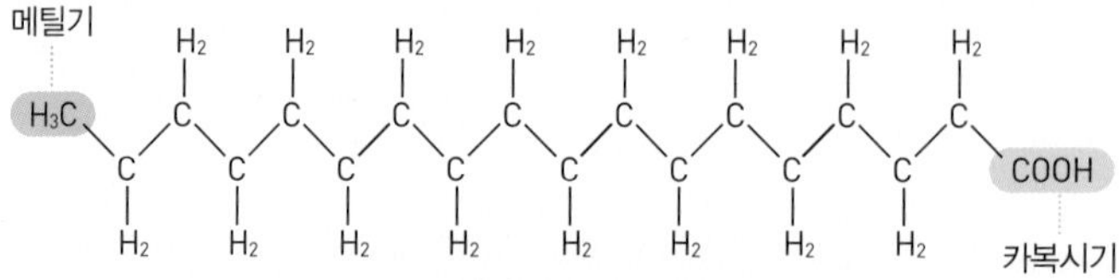

메틸기 / 포화 지방산(스테아르산) / 카복시기

포화 지방산에서는 양단 이외의 탄소에 모든 수소가 2개 결합하여 '포화'되어 있다.

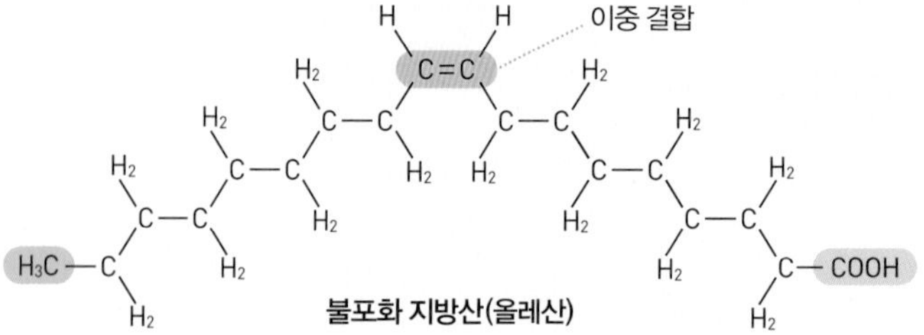

이중 결합 / 불포화 지방산(올레산)

이중 결합인 탄소에는 수소가 1개밖에 결합되지 않는다.(불포화) 사람은 메틸기부터 세어서 9번째 탄소부터 그 이후는 이중 결합이 가능하다. 스테아르산의 9번째 탄소가 이중 결합이 되면 올레산으로 바뀐다.

포화 지방산은 이중 결합을 가지지 않는 지방산으로 동물성 지방에 많이 함유되어 있다.

불포화 지방산은 이중 결합을 가지는 지방산이다. 천연 지방산에 존재하는 이중 구조는 입체 배치가 시스형이다. 또한 이중 결합의 수에 따라 1가 불포화 지방산과 다가 불포화 지방산으로 나뉜다. 이중 결합을 하나 가지고 있으면 1가 불포화 지방산, 2개 이상 가지고 있으면 다가 불포화 지방산이라고 한다. 1가 불포화 지방산은 올리브유 등, 다가 불포화 지방산은 식물성 기름과 생선 기름 등에 많이 함유되어 있다.(▶아래 표)

불포화 지방산은 메틸기 쪽에서부터 계산할 때 이중 결합이 맨 처음 존재하는 위치에 따라 n-3계, n-6계, n-9계로 나뉜다. 1가 불포화 지방산은 모두 n-9계다. 다가 불포화 지방산에는 n-3계와 n-6계가 있다. 다가 불포화 지방산 중 인체 내에서는 합성되지 않는 것을 필수 지방산이라고 한다. 필수 지방산에는 리놀산, α-리놀렌산, 아라키돈산 등이 있다. (▶95쪽)

시스cis형
이중 결합에 관여하는 탄소 원자에 결합하는 두 개의 탄소가 같은 방향으로 배치된 경우를 시스형, 반대인 경우를 트랜스(trans)형이라고 한다. 천연 지방산은 시스형이지만 생선 기름이나 식물성 기름에 수소를 첨가하여 인공적으로 만든 경화유(마가린 등의 원료) 등은 일부가 트랜스형이다.

시스형

트랜스형

지방산의 종류

분류		지방산명	탄소 수와 이중 결합 수	소재
포화 지방산		부티르산	4:0	유지방
		미리스트산	14:0	야자유, 땅콩기름
		팔미트산	16:0	동물성 유지
		스테아르산	18:0	동물성 유지
		아라키드산	20:0	땅콩기름, 면실유
불포화 지방산	1가 불포화 지방산(n-9계)	팔미트레인산	16:1	생선·고래기름
		올레산	18:1	올리브유
	다가 불포화 지방산	n-6계	리놀산	18:2	옥수수유, 대두유
			아라키돈산	20:4	생선기름, 간 기름
		n-3계	α-리놀렌산	18:3	차조기유
			에이코사펜타엔산(EPA)	20:5	생선기름
			도코사헥사엔산(DHA)	22:6	생선기름

• 붉은 글씨는 필수 지방산(인체에서 합성되지 않는 지방산)을 뜻한다.
• 사람은 9번 탄소부터 이중 결합을 도입할 수 있기에 리놀산을 섭취하면 아라키돈산의 합성이, α-리놀렌산을 섭취하면 EPA와 DHA의 합성이 가능해진다. 그렇지만 필요량을 모두 체내에서 합성할 수 있는 것은 아니라서 이들도 필수 지방산에 포함되어 있다.

지질의 대사

지질 대사의 흐름

지질 중에서 트라이아실글리세롤(중성지방)은 글리세롤과 지방산을 재료로 합성된다. 지방산은 아세틸 CoA를 재료로 합성되며 지방산 간에도 변환이 이루어진다. 또 지방산은 β-산화를 통해 분해되어 아세틸 CoA가 된다. β-산화를 통해 생성된 아세틸 CoA는 TCA 회로(구연산 회로 ▶79쪽)로 들어가는 경우와 케톤체를 합성하는 경우가 있다.(▶아래 그림)

미 / 니 / 지 / 식

**트라이아실글리세롤
합성 · 분해의 조절**
아드레날린과 글루카곤은 트라이아실글리세롤의 분해를 촉진한다. 반면 인슐린은 트라이아실글리세롤의 합성을 촉진한다.

지질 대사의 흐름

트라이아실글리세롤은 저장할 수 있는 에너지원으로 체내에서 합성이 가능하며 분해되면 에너지를 생산한다.

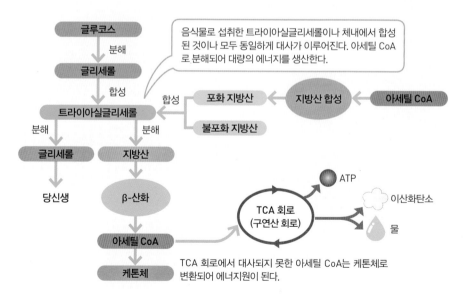

음식물로 섭취한 트라이아실글리세롤이나 체내에서 합성된 것이나 모두 동일하게 대사가 이루어진다. 아세틸 CoA로 분해되어 대량의 에너지를 생산한다.

TCA 회로에서 대사되지 못한 아세틸 CoA는 케톤체로 변환되어 에너지원이 된다.

지방과 지방산의 합성

트라이아실글리세롤은 간과 지방 조직에서 합성된다. 글리세롤은 해당 경로(▶78쪽)의 도중에서 파생되어 생기는 글리세롤 3-인산을 거쳐 트라이아실글리세롤이 된다.

한편 지방산은 세포질에서 아세틸 CoA를 재료로 합성된다. 먼저 아세틸 CoA에서 아세틸 CoA 카복실레이스의 작용으로 말로닐 CoA가 합성된다. 그 후 탄소 사슬이 2개씩 뻗어 나가 팔미트산이 합성된다.(▶아래 그림) 이때 펜토스 인산 회로(▶80쪽)에서 합성된 NADPH가 사용된다.

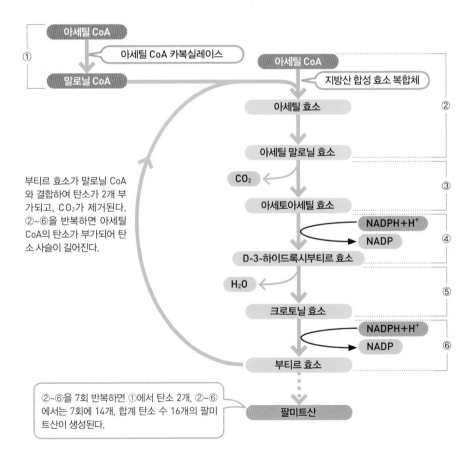

지방산의 합성

지방산은 아세틸 CoA를 재료로 합성 과정을 여러 차례 반복하여 만들어진다.

① 아세틸 CoA → (아세틸 CoA 카복실레이스) → 말로닐 CoA

아세틸 CoA → (지방산 합성 효소 복합체)

아세틸 효소 ②

아세틸 말로닐 효소

CO_2 ③

아세토아세틸 효소

NADPH+H⁺ → NADP ④

D-3-하이드록시부티르 효소

H_2O ⑤

크로토닐 효소

NADPH+H⁺ → NADP ⑥

부티르 효소

부티르 효소가 말로닐 CoA와 결합하여 탄소가 2개 부가되고, CO_2가 제거된다. ②~⑥을 반복하면 아세틸 CoA의 탄소가 부가되어 탄소 사슬이 길어진다.

②~⑥을 7회 반복하면 ①에서 탄소 2개, ②~⑥에서는 7회에 14개, 합계 탄소 수 16개의 팔미트산이 생성된다.

팔미트산

β-산화(지방산의 분해)

지방산이 분해되어 아세틸 CoA가 되는 과정을 β-산화라고 한다. β-산화는 미토콘드리아에서 이루어진다.

먼저 지방산은 세포질 내에서 아실 CoA가 된다. 아실 CoA는 미토콘드리아막을 통과하지 못하기에 아실 CoA의 아실기가 카니틴과 결합하여 아실카니틴이 되고, 미토콘드리아 내로 흡수되어 다시 아실 CoA가 된다.

미토콘드리아 속으로 들어간 아실 CoA는 지방산인 카복시기 쪽에서 탄소 2개씩을 잘라내고 탄소가 2개 적은 아실 CoA를 생성한다.(β-산화) 이때 잘린 부분은 아세틸 CoA가 된다. 아실 CoA는 β-산화를 반복하여 최종적으로 아세틸 CoA가 된다. β-산화를 통해 만들어진 아세틸 CoA는 TCA 회로(▶79쪽)로 들어가 에너지 생산에 이용된다.(▶아래 그림)

용 / 어 / 해 / 설

카니틴 carnitine
아미노산에서 만들어지는 물질로 지질의 대사에 관여한다.

지방산의 β-산화

지방산은 β-산화를 통해 복수의 아세틸 CoA로 분해된다.

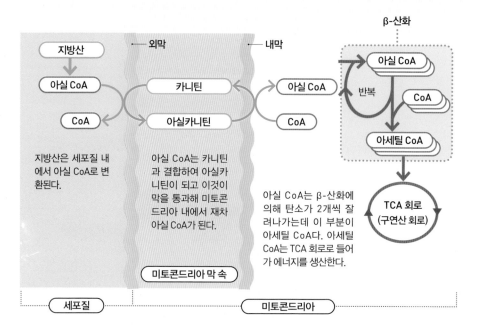

지방산은 세포질 내에서 아실 CoA로 변환된다.

아실 CoA는 카니틴과 결합하여 아실카니틴이 되고 이것이 막을 통과해 미토콘드리아 내에서 재차 아실 CoA가 된다.

아실 CoA는 β-산화에 의해 탄소가 2개씩 잘려나가는데 이 부분이 아세틸 CoA다. 아세틸 CoA는 TCA 회로로 들어가 에너지를 생산한다.

케톤체의 합성

β-하이드록시부티르산, 아세토아세트산, 아세톤을 합쳐서 케톤체라고 한다. 케톤체는 간의 미토콘드리아에서 아세틸 CoA를 재료로 생성된다.

아세틸 CoA가 TCA 회로에서 이용되려면 옥살로아세트산이 필요한데, 글루코스가 부족해 당질 대사가 잘 이루어지지 않는 경우 옥살로아세트산은 당신생에 이용되기 때문에 부족해진다. 이때 아세틸 CoA는 TCA 회로에 들어가지 못하고(에너지 생산에 이용되지 못하고) 케톤체가 된다.(▶92쪽)

간은 케톤체를 대사하지 못하기에 생성된 케톤체는 혈액을 통해 다른 조직으로 운반되어 에너지원으로 이용된다.

불포화 지방산의 합성

불포화 지방산의 합성은 주로 활면 소포체에서 이루어진다. 포화지방산에 불포화화 효소(desaturase)가 작용하여 이중 결합을 유도(불포화화)함으로써 불포화 지방산이 합성된다. 예컨대 포화지방산인 스테아르산에서 1가 불포화 지방산(n-9계)인 올레산이 만들어진다.

지방산의 불포화화에는 한계가 있다. 인체 내에서 합성되지 못하는 지방산은 음식물로 섭취해야 하는데 이를 필수 지방산이라고 한다. 동물은 지방산의 n-9 자리의 탄소에서 메틸기 쪽으로는 이중 결합을 만들지 못하므로 n-6계와 n-3계인 다가 불포화 지방산은 체내에서 합성하지 못한다. 그래서 n-6계인 리놀산, n-3계인 α-리놀렌산을 섭취해야 한다. 또 리놀산에서는 아라키돈산, α-리놀렌산에서는 에이코사펜타엔산(EPA)과 도코사헥사엔산(DHA)이 만들어진다.(▶91쪽)

중/요/어/구

케톤체
케톤체 중에서는 아세톤만 허파를 통해 배출된다. 케톤체는 산성이라 체내에 케톤체가 쌓이면 혈액이 산성화된다.(산증)

필수 지방산
리놀산, α-리놀렌산에 더해 보통 아라키돈산과 EPA, DHA도 필수 지방산에 포함한다. 리놀산과 α-리놀렌산을 섭취하면 합성할 수는 있지만 필요 충분한 양이 합성된다는 보장이 없기 때문이다.

콜레스테롤의 대사

콜레스테롤의 합성

콜레스테롤은 음식물로 섭취되는 양보다 더 많은 양이 체내에서 합성되고 있다. 콜레스테롤은 간(▶36쪽)을 비롯해 많은 조직의 세포 속 활면소포체에서 아세틸 CoA를 재료로 합성된다.

아세틸 CoA는 HMG-CoA(β-하이드록시-β-메틸글루타릴 CoA)가 되어 HMG-CoA 환원 효소(reductase)의 작용으로 환원되어 메발론산이 된다. 메발론산에서 스콸렌, 7-디하이드로콜레스테롤 등을 거쳐 콜레스테롤이 합성된다.(▶오른쪽 그림)

콜레스테롤의 합성은 피드백 제어를 통해 조절된다. 세포 속 콜레스테롤 양이 증가하면 그로 인해 HMG-CoA 환원 효소의 작용이 억제되어 HMG-CoA가 메발론산으로 환원되는 반응이 억제된다.

그런데 콜레스테롤은 체내에서 합성할 수는 있지만 분해는 되지 않는다. 인체에는 콜레스테롤을 분해하는 체계가 마련되어 있지 않다. 그래서 콜레스테롤이 과잉 생산되지 않도록 피드백 제어가 작동해야 한다. 콜레스테롤은 쓸개즙산에 함유되어 있으며 창자로 배출되는 경로가 있을 뿐이다.

콜레스테롤의 이용

콜레스테롤에서 쓸개즙산과 스테로이드 호르몬, 비타민 D 등이 만들어진다. 또 콜레스테롤은 세포막의 구성 성분이기도 하다.

쓸개즙산(콜산과 케노데옥시콜산)은 간에서 콜레스테롤을 재료로 합성된다. 쓸개즙산은 쓸개주머니에 축적된 뒤 샘창자로 분비되는데, 그 대부분(95~98%)이 돌창자에서 재흡수되어 간으로 돌아와 재이용된다.(창자 간 순환)

쓸개즙산은 지질의 소화·흡수가 잘 이루어지게 하는 마이셀화에 이

중/요/어/구

HMG-CoA 환원 효소
HMG-CoA를 메발론산으로 변환하는 효소로, 콜레스테롤 합성 경로이 율속(律速) 효소다. 율속 효소란 어느 물질을 만드는 반응 경로의 반응 속도를 결정짓는 효소를 말하는데, 그 경로 속에서 가장 반응 속도가 느린 효소다. 보통은 그 반응 경로에서 피드백 제어를 받는 효소가 율속 효소다.

피드백 제어
결과를 제어에 반영시켜 조절하는 것. 혈당치의 조절 등도 피드백 제어를 통해 이루어진다.

용된다.(▶48쪽)

　스테로이드 호르몬에는 곁콩팥 겉질 호르몬(당질[글루코]코르티코이드, 미네랄코르티코이드)과 성호르몬(남성 호르몬, 여성 호르몬)이 있다.

　비타민 D는 7-디하이드로콜레스테롤을 재료로 피부에서 만들어진다.(▶121쪽)

(▶48쪽)
(▶121쪽)

**당질(글루코)
코르티코이드**
단백질(아미노산)에서 당신생을 촉진하고 혈당치를 올리는 작용을 하는 호르몬. 코르티솔 등.

미네랄코르티코이드
콩팥에서 NA^+의 재흡수와 K^+의 배설을 촉진하는 호르몬. 알도스테론 등.

콜레스테롤의 합성과 배출

콜레스테롤은 간 외에 여러 장기에서 아세틸 CoA를 재료로 합성된다. 합성량은 하루 0.5~1g으로 피드백 제어를 통해 조절된다.

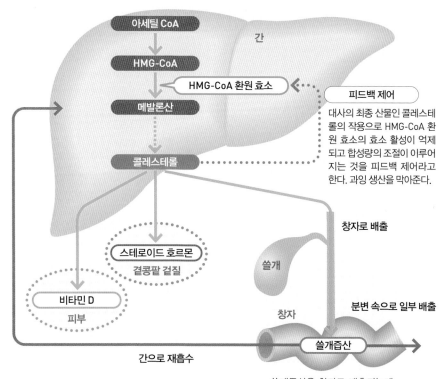

아세틸 CoA

HMG-CoA

HMG-CoA 환원 효소

메발론산

콜레스테롤

간

피드백 제어
대사의 최종 산물인 콜레스테롤의 작용으로 HMG-CoA 환원 효소의 효소 활성이 억제되고 합성량의 조절이 이루어지는 것을 피드백 제어라고 한다. 과잉 생산을 막아준다.

스테로이드 호르몬
곁콩팥 겉질

비타민 D
피부

쓸개

창자로 배출

창자

분변 속으로 일부 배출

쓸개즙산

간으로 재흡수

쓸개즙산은 창자로 배출되는데 그 대부분이 간으로 재흡수된다.

단백질의 영양가는?

음식물 속에 들어 있는 단백질에는 특별한 평가 방법을 적용한다. 이를 통해 단순히 필요한 '양'이 아니라 사람에게 얼마나 유용한가 하는 '질'을 평가할 수가 있다.

사람의 몸을 이루고 있는 단백질은 20종류의 아미노산으로 구성되어 있다. 그중 체내에서 합성되지 못해 반드시 음식물을 통해 섭취해야 하는 아미노산을 필수 아미노산이라고 하는데, 9종류가 있다. 그 필수 아미노산이 인체 내 단백질에 어떤 비율로 들어 있는지는 이미 나와 있다. 그 비율을 나타낸 것이 아미노산 평점 패턴(▶아래 표)인데, WHO(세계 보건 기구)가 공표한 것이다. 음식물 속의 단백질인 아미노산 조성을 그 아미노산 평점 패턴 패턴과 대조해보면 단백질의 '질', 즉 영양가를 평가할 수 있다. 그것이 아미노산가(아미노산 스코어)다.

아미노산가는 나무 들통에 든 물에 비유할 수 있다. 음식물 속 단백질의 필수 아미노산 조성을 아미노산 평점 패턴과 비교하여 가장 비율이 적은 필수 아미노산을 찾는다. 통에 비유하면 가장 낮은 판 부분에 해당하며(아래 그림 속 라이신) 이것을 제1 제한 아미노산이라 부른다. 몸의 단백질은 이 제1 제한 아미노산의 양에 맞는 양만큼만 합성할 수 있다.

아미노산가 100이 만점이다. 음식물의 속 필수 아미노산 함유량이 모두 평점 패턴의 양을 넘으면 아미노산가는 100이 된다. 넘지 않은 경우 제1 제한 아미노산의 양을 평점 패턴의 양으로 나눈 값(%)이 아미노산가다.

달걀과 육류는 대부분 아미노산가가 100이다. 곡류는 정백미가 81(제1 제한 아미노산 라이신), 밀은 42~48로 낮다.

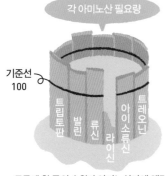

각 아미노산 필요량

기준선 100

들통에 찬물의 수위가 아미노산가에 해당한다.

아미노산 평점 패턴(mg/g 단백질)

필수 아미노산	1~2세
히스티딘	18
아이소류신	31
류신	63
라이신	52
함황 아미노산	26
방향족 아미노산	46
트레오닌	27
트립토판	7.4
발린	42

단백질 1g 속에 함유되어 있는 필수 아미노산의 양을 나타낸다.
FAO/WHO/UNU(2007년)

제4장

물과 전해질의 작용

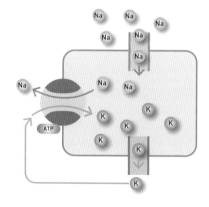

물의 작용

물의 구조

물은 2개의 수소 원자와 1개의 산소 원자로 구성된 물 분자(H_2O)가 많이 모여 형성된 것이다. 분자 속의 수소 원자는 플러스 전하를 띠고 산소 원자는 마이너스 전하를 띠고 있어서 물 분자 전체로 보면 극성 분자라고 할 수 있다.

각각의 물 분자는 수소 결합으로 이어져 있다. 단, 그 결합은 고정적이지 않고 수소 결합이 끊어졌다가 이어졌다가 하는 유동적 결합이다. (▶ 오른쪽 그림) 물의 이러한 구조는 물의 성질과 작용에 영향을 미친다.

신체 구성 성분의 비율

성인 남성의 신체 구성 성분을 체중당 비율이 큰 순서대로 나열하면 물(약 60%), 단백질(약 20%), 지질(약 15%), 미네랄(약 5%), 당질(약 1%)이다. 성인 여성의 경우 체지방이 많아 물이 약 55%로 줄어든다. 지방 조직에 들어 있는 수분량이 다른 조직보다 적어서 비만인 사람은 체중당 수분량이 적다.

물의 성질과 기능

① 용매

물은 여러 가지 물질을 세포 안팎에서 용해하는 데 유용한 아주 훌륭한 용매다. 생체 내에서는 수용성 성분의 화학적 반응이 쉽게 일어날 수 있도록 환경을 정돈하는 역할을 한다.

② 유전(誘電)율

전해질은 용매 속에서 양이온과 음이온으로 분리된다. 물은 유전율이 높아서 전해질의 용해성도 높인다. 생체 내에서의 삼투압 조절을 하는 데 아주 적합한 물질이다.

중/요/어/구

극성 분자
분자 내의 결합에서 부분적으로 존재하는 플러스 전하와 마이너스 전하의 분포가 고르지 않아 전기적 쏠림이 나타나는 분자를 말한다. 유극성(有極性) 분자라고도 한다.

수소 결합
두 원자 사이에 수소가 끼워진 결합이다. 어느 분자에 있는 플러스 전하를 띤 수소 원자와 다른 분자에 있는 마이너스 전하를 띤 원자가 서로 끌어당기는 전기적 작용으로 이어져 있다.

미/니/지/식

연령별 수분량
수분량은 나이가 들면서 크게 감소한다. 신생아는 70~80%, 고령자는 40~50%다.

③ 비열(比熱)(열용량)

물은 비열이 커서 덥히고 식히기가 어려운 성질이 있다. 물은 인체에서 높은 비율을 차지하고 있어서 주위 온도 변화에 따른 영향을 줄일 수 있다.

④ 증발열(기화열)

우리는 체온이 올라가면 땀을 흘리고 땀을 증발시켜 체온을 조절한다. 물의 증발열(기화열)은 커서 땀의 증발과 함께 피부 표면에서 효율적으로 열을 빼앗을 수 있다.

⑤ 점성

물은 점성이 낮아 혈액의 흐름을 원활하게 한다.

용 / 어 / 해 / 설

유전(誘電)율
분자가 플러스와 마이너스 전하를 띤 원자(양이온과 음이온)로 분리되는 분극의 정도를 나타내는 것. 유전율이 높을수록 다른 분자의 양이온 또는 음이온과 잘 반응한다.

물 분자에서의 수소 결합

2개의 수소 원자와 1개의 산소 원자로 구성된 물 분자는 산소 쪽이 마이너스 전하, 수소 쪽이 플러스 전하를 띠며 자석과 같은 작용을 하기 때문에 서로 끌어당기는 전기적 힘으로 결합해 있다.(수소 결합)

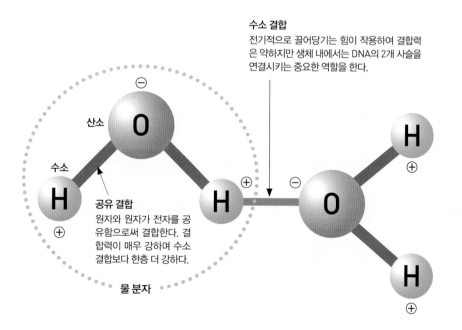

수소 결합
전기적으로 끌어당기는 힘이 작용하여 결합력은 약하지만 생체 내에서는 DNA의 2개 사슬을 연결시키는 중요한 역할을 한다.

공유 결합
원자와 원자가 전자를 공유함으로써 결합한다. 결합력이 매우 강하며 수소 결합보다 한층 더 강하다.

산소 O
수소 H
물 분자

수분 출납

수분 출납이란?

수분 출납이란 몸의 섭취 수분량과 배설 수분량의 균형을 나타내는 것이다.

건강한 사람은 수분 변동이 작다. 체내의 수분량이 일정하게 유지되어 섭취한 것과 같은 양의 수분이 배설되기 때문이다. 예컨대 수분을 많이 섭취하면 그만큼 배설량도 늘어나도록 조절이 된다.

개인에 따라 또는 일별로 변화가 있지만 보통 1인당 수분 출납은 2,100~3,000mL다.(▶아래 그림)

불가피 수분 섭취량

최소한으로 섭취해야 하는 수분량을 불가피 수분 섭취량이라고 한다. 불가피뇨, 불감증설, 분변 속에 들어 있는 수분량 등 세 가지의 합에서 대사수를 뺀 값으로, 하루 당 불가피 수분 섭취량은 1,100mL 정도다.

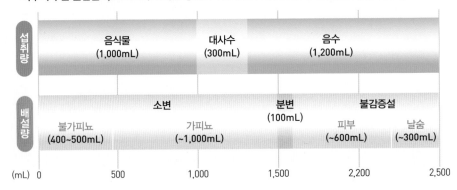

물의 출납

하루의 수분 출납을 2,500mL라고 치면 성인의 수분 출납(수분 섭취량과 배출량)은 아래와 같다.

| 섭취량 | 음식물 (1,000mL) | 대사수 (300mL) | 음수 (1,200mL) |

| 배설량 | 소변 | 분변 (100mL) | 불감증설 |
| 불가피뇨 (400~500mL) | 가피뇨 (~1,000mL) | | 피부 (~600mL) | 날숨 (~300mL) |

(mL) 0   500   1,000   1,500   2,200   2,500

물의 결핍과 과잉

물과 전해질(Na^+)의 소실에 따라 체액량(세포외액량)이 감소한 상태를 탈수라고 한다. 체내 수분이 몸무게의 2% 결핍되면(1kg=1L) 심한 갈증과 두통, 식욕 부진 등을 초래한다. 탈수 시 수분을 공급할 때는 물뿐 아니라 전해질도 함께 보급하는 것이 중요하다.

탈수에는 고장성 탈수(물 결핍성 탈수), 등장성 탈수(혼합성 탈수), 저장성 탈수(나트륨 결핍성 탈수)가 있다.

고장성 탈수는 발한과 수분 섭취의 부족으로 수분이 손실된 상태다. 그래서 세포외액이 농축되어 삼투압이 상승한다. 저장성 탈수는 설사와 구토, 발한으로 염분(전해질)이 손실된 상태다. 따라서 세포외액(▶106쪽)의 농도가 옅어져 삼투압이 떨어진다. 등장성 탈수는 양자의 혼합형이다.

한편 수분을 과잉 섭취하면 이른바 수독 증상이 나타난다. 또 잉여 수분을 이뇨를 통해 배설하면 수분과 염분의 손실을 초래하여 침의 과다 분비나 구토를 일으킬 수 있다. 수분 과잉 상태가 지속되면 몸무게가 증가하고 부종이 생긴다.

탈수의 분류

탈수는 나트륨 농도에 따라 고장성 탈수, 등장성 탈수, 저장성 탈수로 분류된다.

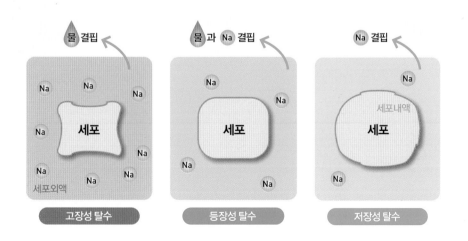

소변의 생성과 배출

소변과 콩팥

소변은 콩팥에서 만들어진다.(▶206쪽) 콩팥에서 소변을 생성하는 기능적 단위가 네프론인데, 콩팥 소체와 그것에 연결되어 있는 세뇨관으로 구성되어 있다. 콩팥 소체는 모세 혈관 다발인 토리(사구체)를 보먼주머니가 감싸고 있다.

생체 내에서 이용되지 않은 영양소와 영양소의 분해물 등 불필요한 성분을 포함한 혈액은 콩팥 동맥을 지나 콩팥으로 운반된다. 이때 콩팥의 여과 장치인 토리를 통과한다. 토리에서는 혈구와 분자가 큰 단백질 등이 제거되고(한외(限外) 여과), 소변의 원료인 원뇨라는 액체가 생성되어 세뇨관에서 걸러져 나온다.

원뇨가 모두 배출되는 것은 아니다. 세뇨관에서 필요한 성분이 재흡수 된 뒤 남은 노폐물은 세뇨관이 모이는 집합관에서 소변으로 배설된다. 세뇨관은 크게 토리쪽 세관, 헨레 고리, 먼 쪽 세관 등 세 부분으로 나뉜다.(▶오른쪽 그림)

토리쪽 세관에서는 글루코스와 아미노산 등의 유기물과 수분, 염분(나트륨, 염소) 등이 재흡수된다. 헨레 고리는 물과 이온(나트륨, 염소, 칼륨)을 재흡수하여 소변을 농축하는 작용을 한다. 먼 쪽 세관에서는 물과 나트륨, 칼슘을 재흡수하고 칼륨을 배설한다.

소변과 관련된 호르몬

소변의 생성과 배출에는 호르몬도 관여한다. 먼 쪽 세관에서 나트륨의 재흡수, 칼륨의 배출은 겉콩팥에서 분비되는 알도스테론의 작용으로 촉진된다. 칼슘의 재흡수는 곁갑상샘에서 분비되는 파라토르몬의 작용으로 촉진된다. 또 먼 쪽 세관과 집합관에서 일어나는 물의 재흡수는 뇌하수체 후엽에서 분비되는 바소프레신(ADH)의 작용으로 촉진된다.

중/요/어/구

알도스테론 aldosterone
미네랄 코르티코이드 작용을 가장 많이 가지고 있는 스테로이드 호르몬. 미네랄 코르티코이드는 콩팥의 나트륨 재흡수와 칼륨 배설, 물과 전해질의 항상성 유지 등에 관여한다.

헨레 고리 Henle's loop
토리쪽 세관 끝에서 U턴하여 먼 쪽 세관으로 이어지는 머리핀 모양 구조이다. 헨레 고리의 전반부를 내림 다리, 후반부를 오름 다리라고 한다.

미/니/지/식

네프론 nephron
콩팥 작용의 기본 단위가 되는 네프론은 콩팥 하나에 약 100만 개 있으며 소변 생성의 최소 단위이다.

콩팥에서의 혈액 여과
한외 여과를 통해 제거된 혈구와 단백질은 혈액 속에 남아 콩팥 정맥을 지나서 대정맥으로 되돌아간다. ▶206쪽

1일 소변 생성량
토리에서 여과되어 만들어진 원뇨는 성인 기준으로 하루에 약 180L인데 세뇨관에서 수분의 99% 이상이 재흡수되기 때문에 소변으로 배출되는 것은 하루에 약 1.5L 정도다.

토리에서 여과된 원뇨의 약 99%가 세뇨관과 집합관에서 재흡수된다. 배설되는 소변량은 원뇨의 1% 정도다.

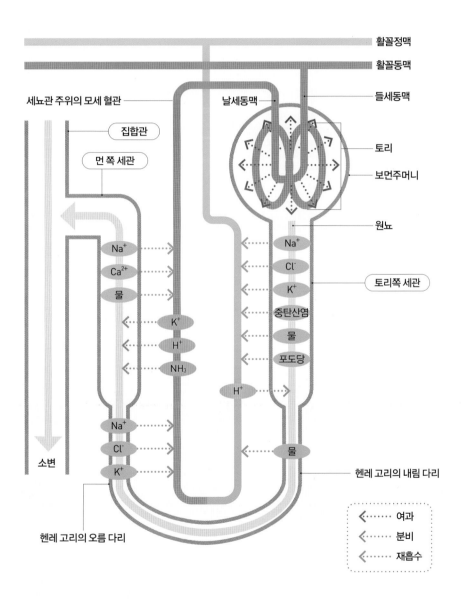

전해질의 종류와 작용

전해질이란

전해질이란 물 등의 용매에 용해되어 플러스 전하를 띤 원자(단)와 마이너스 전하를 띤 원자(단)로 분리되어 용액에 전기를 통하게 하는 물질을 말한다. 식염($NaCl \rightarrow Na^+ + Cl^-$), 수산화 나트륨($NaOH \rightarrow Na^+ + OH^-$), 염산($HCl \rightarrow H^+ + Cl^-$) 등이 대표적인 전해질이다.

전해질이 분리되어 생기는 플러스 전하를 띤 원자(단)를 양이온, 마이너스 전하를 띤 원자(단)를 음이온이라고 한다. 영양학적 관점에서 중요한 것은 이 두 가지 이온의 작용이다. 또 이온 자체를 전해질이라고 하기도 한다.

이온의 종류

생체 내에는 나트륨 이온(Na^+), 칼륨 이온(K^+), 마그네슘 이온(Mg^{2+}), 칼슘 이온(Ca^{2+}) 등의 양이온과, 염화 이온(Cl^-), 수산화 이온(OH^-), 탄산수소 이온(HCO_3^-), 인산 수소 이온(HPO_4^{2-}), 단백질 이온 등의 음이온이 있다.

체액의 조성과 이온 농도

몸을 구성하고 있는 수분을 체액이라고 한다. 성인은 체중의 약 60%가 체액으로 이루어져 있는데 그중 3분의 2가 세포내액, 나머지 3분의 1이 세포외액이다.

이온은 세포내액과 세포외액에 모두 들어 있지만 이온 농도에는 차이가 있다.

예컨대 Na^+은 세포외액에 많이 들어 있는데, 이온 농도는 혈장에서 142mEq/L, 사이질액에서 138mEq/L다. 그런데 세포내액에서의 농도는 14mEq/L다. 또 K^+은 세포내액에 많이 들어 있으며 이온 농도는

용 / 어 / 해 / 설

세포외액
혈장과 사이질액을 합쳐서 세포외액이라고 한다.

미 / 니 / 지 / 식

나트륨-칼륨 펌프
Na^+, K^+-ATPase는 고등 생물의 세포막에 존재하며 Na^+과 K^+을 능동 수송하는 본체에 해당하는 효소다. 나트륨이온(Na^+)을 세포 밖으로, 칼륨 이온(K^+)을 세포 안으로 능동 수송하여 각각 농도를 유지한다.

157mEq/L다. 반면 혈장·사이질액에는 농도가 5mEq/L에 그친다.(▶아래 그래프)

세포 안팎의 이온 농도차는 생체 내의 작용에 큰 영향을 미친다. 체액량의 조절, 체액의 삼투압 조절, 체액의 pH 조절 등에 관여한다.

나트륨 이온과 칼륨 이온의 작용

나트륨 이온(Na^+)과 칼륨 이온(K^+)은 상호 작용을 통해 여러 가지 체내 활동을 유지한다.

① 세포막의 삼투압 유지

두 이온이 드나들면서 체액의 삼투압을 유지한다.

세포외액과 세포내액의 전해질 조성

전해질은 체액의 삼투압 조절, 체액량 조절, 체액의 pH 조절 등에 관여한다. 전해질의 조성은 다음과 같다.

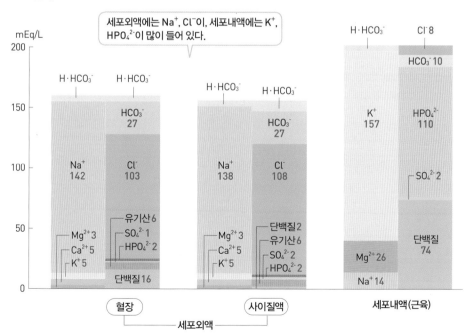

② 체액의 pH 조절

체액의 pH(수소 이온 농도 지수)를 7.35~7.45의 범위 내에서 일정하게 유지되도록 조절하는 작용을 한다.

③ 신경 전달

보통 세포 밖에는 Na^+, 세포 안에는 K^+이 많이 존재하는데 세포 안은 마이너스 전위로 유지된다.

신경 세포가 자극을 받으면 세포 안으로 Na^+이 유입되어 세포 안의 전위는 국소적으로 플러스가 된다. 그리고 잠시 후 이번에는 K^+이 세포 밖으로 나와 세포 안은 다시 마이너스 전위로 돌아간다.

이 전위의 변화(활동 전위)가 연속해서 일어나 신경 세포가 다른 세포에 자극을 전달한다.

④ 영양의 흡수

포도당과 아미노산은 Na^+이 세포 안으로 유입될 때 같이 흡수된다. (Na^+과 공동 수송)

칼슘 이온과 마그네슘 이온의 작용

칼슘 이온(Ca^{2+})과 마그네슘 이온(Mg^{2+})은 근육의 수축과 이완에 관여한다.

근수축은 신경에서 전달된 전기적 신호를 근육의 세포막에 있는 센서가 감지하여 근소포체라는 곳에 축적되어 있던 Ca^{2+}을 근세포 안으로 방출할 때 일어난다. 그리고 근수축으로 인해 근세포 내로 유입된 Ca^{2+}은 Mg^{2+}의 작용을 통해 세포 밖으로 방출되어 그 결과 근육이 이완된다.

이온 채널과 이온 펌프

세포막에는 특정 이온만 선별해서 통과시키는 체계가 있다. 이를 이온 채널이라고 한다.(▶오른쪽 그림) 이온 채널은 농도가 높은 쪽에서 낮은 쪽으로 이온을 이동시킬 때의 경로다. 나트륨 채널, 칼륨 채널, 칼슘 채널 등이 있다.

이와 반대로 세포막에는 ATP(아데노신 3인산)의 가수분해에 의한 에너지를 이용해 특정 이온을 농도가 낮은 쪽에서 높은 쪽으로 이동시키는 체계가 있다. 농도 기울기를 거슬러 이온을 퍼올린다는 인상을 주어

중/요/어/구

활동 전위
어떠한 자극에 의해 세포 내부의 전위가 마이너스에서 플러스로 변환되는 막전위의 일련의 변화를 뜻한다.

Na^+과의 공동 수송
▶46쪽

근소포체
근원 섬유의 주위를 둘러싸고 있는 특수한 형태의 소포체로 칼슘 이온의 저장고다.

미/니/지/식

체액의 pH의 조절과 완충 작용
인체 속 체액의 pH를 7.4 부근(약알칼리성)으로 유지하기 위해 혈액이 완충계로서 작용하여 체내의 산과 염기의 균형을 유지한다.

능동 수송과 수동 수송
분자가 세포막을 통과하는 체계에는 능동 수송과 수동 수송이 있다. 고농도에서 저농도로 이동하는 것을 수동 수송, 반대로 저농도에서 고농도로 ATP 등 에너지를 이용해 이동하는 것을 능동 수송이라고 한다.

이온 펌프라고 한다. 나트륨-칼륨 펌프, 칼슘 펌프 등이 있다.

   이온 채널과 이온 펌프가 필요에 따라 적절히 작용하여 체액의 이온 농도가 일정하게 유지되는 것이다.(▶아래 그림)

용 / 어 / 해 / 설

ATP 아데노신 3인산
세포의 에너지 운반체. 미토콘드리아에서 대량으로 합성된다.

미 / 니 / 지 / 식

이온 채널과 이온 펌프
이온 채널은 세포막 관통 단백질. 이온 펌프는 ATP를 분해하는 막단백질(효소)이다.

이온 채널과 이온 펌프

이온 채널이란 고농도 쪽에서 저농도 쪽으로 특정 이온을 이동시키는 것이다. 반대로 이온 펌프는 ATP의 에너지를 소비해서 특정 이온을 저농도 쪽에서 고농도 쪽으로 끌어올릴 수 있다.

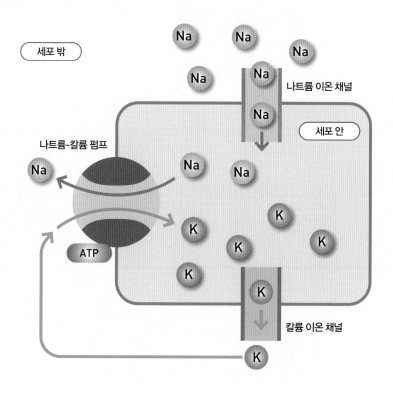

체액의 삼투압 조절

삼투압이란

생체막을 사이에 두고 전해질 농도(이온 농도)가 다른 액체가 있으면 이 차를 일정하게 만들려는 힘이 작동한다. 그 힘을 삼투압이라고 하며 농도를 일정하게 유지하기 위해 수분은 농도가 옅은 쪽에서 짙은 쪽으로 흐른다.

체액의 삼투압에는 혈장 삼투압과 교질 삼투압 두 종류가 있다.(▶오른쪽 그림)

혈장 삼투압

혈장 삼투압은 세포막을 사이에 두고 세포내액과 세포외액(혈장과 사이질액) 사이에서 나타나는 삼투압을 말한다.

세포내액에는 칼륨 이온(K^+)이, 세포외액에는 나트륨 이온(Na^+)이 많이 들어 있는데, 이 농도 차로 삼투압이 생겨 일정하게 유지된다. 혈장 삼투압의 정상값은 대략 280~290mOsm/L다.

혈장 삼투압의 조절

혈액의 삼투압은 콩팥에서 조절된다.(▶104쪽) 소변으로 수분을 배설하거나 섭취한 Na^+을 흡수·배설을 통해 그 농도를 조절하여 수분과 전해질의 균형을 유지시킨다.

다량의 발한으로 체내 수분량이 줄어 삼투압이 높아지면 시상하부에 있는 삼투압 수용기가 자극을 받는다. 그래서 뇌하수체 후엽에서 바소프레신(항이뇨 호르몬, ADH)이 분비되고 이것이 콩팥의 집합관에 작용하여 수분의 재흡수를 촉진해 소변량을 감소시킨다. 그 결과 체액량이 증가하여 삼투압이 떨어진다.

반면 다량의 수분 섭취로 체액이 증가하여 삼투압이 떨어지면 ADH

용 / 어 / 해 / 설

mOsm/L
milliosmoles per liter
'밀리오스몰 퍼 리터'라고 읽는다. 삼투압의 단위로 용액 1L 속에 용해되어 있는 용질의 입자 수를 나타낸다.
1mOsm/L=1mmol/L(밀리몰 농도)×입자 수

미 / 니 / 지 / 식

생리 식염수의 삼투압
의료 기구의 세정제로 쓰이는 생리 식염수(농도 0.9%)의 삼투압은 308mOsm/L다.

알부민과 부종
부종은 사이질액 등 세포외액의 수분이 비정상적으로 증가한 상태를 말한다.
부종의 원인 중 하나로 저단백혈증이 있다. 혈장 속 알부민량이 저하되면 그때까지 유지되던 교질 삼투압이 감소한다. 그 결과 사이질액의 수분량이 증가하여 부종을 일으키는 원인이 된다. ▶208쪽의 분비가 감소한다. 그러면 소변량이 늘고 체액량이 감소하여 삼투압이 정상화된다.

교질 삼투압

교질 삼투압은 혈관벽을 사이에 두고 혈장과 사이질액 사이에 생기는 삼투압을 말한다.

혈장 속에는 알부민이라는 단백질이 있다. 분자가 큰 알부민은 혈관벽을 통과하지 못하지만 사이질액의 수분을 끌어당기는 힘을 가지고 있다. 혈장 속 알부민 농도를 유지하기 위해 생기는 것이 교질 삼투압이다.

혈관 내 교질 삼투압의 일반값은 약 28mmHg이다.

용/어/해/설

알부민 albumin
간에서 합성되는 혈장 단백질 중 하나. 혈장 단백질의 약 60%를 차지한다. 분자가 비교적 작아서 물을 잘 끌어들인다.

혈장 삼투압과 교질 삼투압

체액의 삼투압에는 세포내액과 세포외액 사이에서 생기는 '혈장 삼투압'과 혈장과 사이질액 사이의 '교질 삼투압'이 있다.

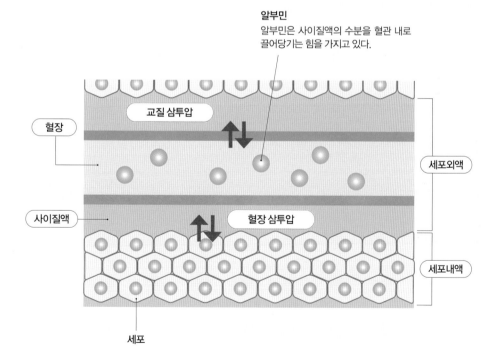

알부민
알부민은 사이질액의 수분을 혈관 내로 끌어당기는 힘을 가지고 있다.

교질 삼투압

혈장

세포외액

사이질액

혈장 삼투압

세포내액

세포

체액의 산 염기 평형

산 염기 평형이란

체내에서는 영양소의 대사와 근육 운동 등을 통해 체액 속에 수소 이온(H^+)을 방출하는 산이 생산된다. 그러나 세포가 정상적으로 일을 하려면 산을 염기로 중화하거나 산의 잉여분을 체외로 배출시켜서 체액 속 pH(수소 이온 지수)를 일정하게 유지해야 한다.

우리의 체액과 혈액은 pH 7.35~7.45의 범위에서 약 알칼리성을 유지하고 있다. 이처럼 pH가 일정하게 유지되는 것을 산 염기 평형이라고 한다.(▶206쪽)

산 염기 평형은 체액(혈액)의 완충 작용(체액 완충계)과 호흡(허파), 콩팥의 작용을 통해 조절된다.(▶오른쪽 그림)

체액 완충계

① 중탄산·탄산 완충계

산인 탄산(H_2CO_3)과 알칼리인 중탄산 이온(HCO_3^-)에 의한 완충 작용이다. 혈액의 완충 능력 중 약 절반은 이 중탄산·탄산 완충계가 담당하고 있다.

산(수소 이온)이 증가하면 중탄산 이온을 흡수해 수소 이온을 줄이고, 알칼리성(염기성)이 강해지면 탄산이 수소 이온을 방출하여 pH를 조절한다.

• 호흡(허파)을 통한 조절 : 중탄산·탄산 완충계에서 생산된 탄산(H_2CO_3)은 이산화탄소(탄산가스, CO_2)와 물(H_2O)로 분해된다. CO_2는 다시 정맥혈을 타고 허파로 운반되어 호흡 운동을 통해 공기 중으로 배출된다.

호흡을 통해 CO_2의 배출이 증가하면 혈액 pH는 상승하고, CO_2의 배출이 줄어들면 혈액의 pH는 떨어진다.

중/요/어/구

완충 작용
산 염기 평형에서는 체액 속에 산이 증가하면 산을 중화하고, 알칼리(염기)가 증가하면 알칼리를 중화하여 pH를 일정하게 유지하는 작용을 완충 작용이라고 한다.

미/니/지/식

산과 염기
산(acid)은 수용액 속으로 수소 이온(H^+)을 방출하는 물질이고, 염기(base)는 H^+을 흡수하는 물질이다.

혈액의 완충 작용
혈액의 완충 작용 중 중탄산·탄산 완충계가 약 65%, 헤모글로빈계가 약 30%, 혈장 단백질계가 약 5%, 인산계가 약 5%를 담당한다.

• 콩팥을 통한 조절 : 콩팥은 소변 속에 배설되는 수소 이온과 재흡수되
  는 중탄산 이온(HCO_3^-)의 양을 조절하여 pH를 일정하게 유지한다.
  (▶아래 그림)

체액의 산 염기 평형

혈액(체액)의 산 염기 평형은 허파(호흡성)와 콩팥(대사성)이 중탄산과 탄산의 완충 작용을 도와 유지
된다.

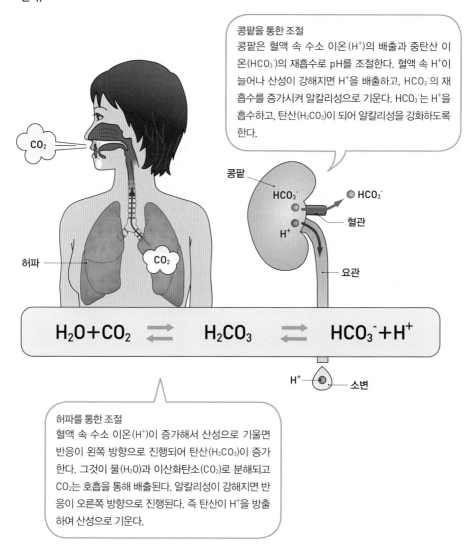

콩팥을 통한 조절
콩팥은 혈액 속 수소 이온(H^+)의 배출과 중탄산 이
온(HCO_3^-)의 재흡수로 pH를 조절한다. 혈액 속 H^+이
늘어나 산성이 강해지면 H^+을 배출하고, HCO_3^-의 재
흡수를 증가시켜 알칼리성으로 기운다. HCO_3^-는 H^+을
흡수하고, 탄산(H_2CO_3)이 되어 알칼리성을 강화하도록
한다.

콩팥

HCO_3^-　　　● HCO_3^-

　　　　　혈관

H^+

요관

$$H_2O + CO_2 \rightleftarrows H_2CO_3 \rightleftarrows HCO_3^- + H^+$$

H^+　소변

허파

CO_2

CO_2

허파를 통한 조절
혈액 속 수소 이온(H^+)이 증가해서 산성으로 기울면
반응이 왼쪽 방향으로 진행되어 탄산(H_2CO_3)이 증가
한다. 그것이 물(H_2O)과 이산화탄소(CO_2)로 분해되고
CO_2는 호흡을 통해 배출된다. 알칼리성이 강해지면 반
응이 오른쪽 방향으로 진행된다. 즉 탄산이 H^+을 방출
하여 산성으로 기운다.

② 헤모글로빈 완충계

적혈구에 있는 헤모글로빈(Hb) 분자의 일부는 수소 이온과 결합하여 환원 헤모글로빈(HHb)이 되어 산을 중화한다.

③ 혈장 단백질 완충계

단백질을 구성하는 아미노산에도 완충 작용이 있다. 아미노산은 같은 분자 내에 수소 이온을 끌어당기는 아미노기($-NH_2$)와 수소 이온을 방출하는 카복시기($-COOH$)가 존재한다. 그래서 산에 대해서는 아미노기가 약염기로 작용하고, 알칼리에 대해서는 카복시기가 약산으로 작용한다.

④ 인산 완충계

인산(H_3PO_4)은 혈액 속에 인산 2수소 이온($H_2PO_4^-$)과 인산 수소 이온(HPO_4^{2-})의 형태로 들어 있다.

$H_2PO_4^-$는 산, HPO_4^{2-}는 알칼리로서 작용한다. 알칼리성이 강해지면 $H_2PO_4^-$가 수소 이온을 방출하고, 수소 이온이 증가하면 HPO_4^{2-}가 이를 흡수한다.

산증과 알칼리증

체액의 pH가 7.35 이하(산성으로 기운다)를 산증, 7.45 이상(알칼리성으로 기운다)을 알칼리증이라고 한다.

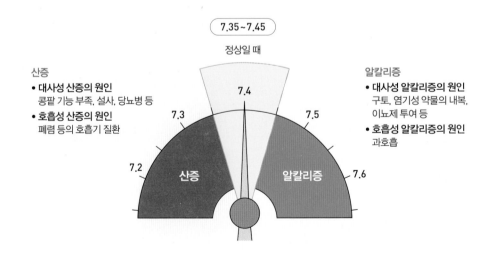

7.35~7.45
정상일 때

산증
• 대사성 산증의 원인
  콩팥 기능 부족, 설사, 당뇨병 등
• 호흡성 산증의 원인
  폐렴 등의 호흡기 질환

알칼리증
• 대사성 알칼리증의 원인
  구토, 염기성 약물의 내복, 이뇨제 투여 등
• 호흡성 알칼리증의 원인
  과호흡

7.4
7.3   7.5
7.2   산증   알칼리증   7.6

산증(ascidosis)과 알칼리증(alkalosis)

체액(혈액)의 pH 균형이 무너지면 산증 또는 알칼리증이라는 이상 상태가 일어난다. 각각 호흡성과 대사성이 있다.(▶ 왼쪽 그림)

① 호흡성 산증

폐렴 등 호흡기 질환의 영향으로 체내의 이산화탄소(CO_2)가 배출되지 못하고 혈중 CO_2가 상승한 결과 혈액의 pH가 떨어지는 병이다.

② 대사성 산증

콩팥 기능이 떨어져 산이 소변 속으로 배설되지 못하거나, 설사로 알칼리성 창자액이 과다 손실되거나, 또는 당뇨병의 영향으로 강산성 케톤체가 과잉 생산(케토시스)된 결과 혈액의 pH가 떨어지는 병이다.

③ 호흡성 알칼리증

과호흡(과다 호흡 증후군) 등의 영향으로 이산화탄소(CO_2)가 체외로 과잉 배출된 결과 혈액 속 CO_2가 감소하여 혈액의 pH가 상승하는 병이다.

④ 대사성 알칼리증

구토로 위산이 과다 배출되거나 알칼리성 약물의 내복 또는 이뇨제 투여로 혈액의 pH가 상승하는 병이다.

PHYSIOLOGY

체내에서 생산되는 산

이산화탄소(CO_2)는 전신의 세포 조직에서 이루어지는 대사의 종말 산물이다. 이산화탄소는 물에 용해되면 탄산(H_2CO_3)이 되어($CO_2+H_2O \rightarrow H_2CO_3$) 혈액 속에서 약산으로 작용한다. 또 혈액 속에는 근육 운동으로 생성되는 유기산, 젖산, 피루브산 등의 고정산(固定酸, 탄산 이외의 산)이 증가한다. 혈액 속에 산이 너무 많아지면 잉여분은 콩팥에서 소변 속으로 배출된다.

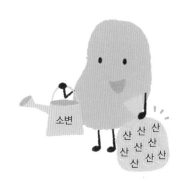

산의 잉여분은 콩팥을 통해 소변 속으로 배출된다.

사람은 왜 바닷물을 마시면 안 될까?

거대한 태풍에 휘말려 배가 난파되었다고 치자. 구명보트에 의지해 목숨은 건졌더라도, 하룻밤 지나 태풍이 언제 왔었냐는 듯 강렬한 햇살이 내리쬐면 그것을 차단하지 못해 온몸이 따갑고 목이 마를 것이다. 사방은 온통 물, 물, 물. 그런데 왜 바닷물로 목을 축이면 안 되는 것일까?

염수(塩水)도 물이다. 아무리 짜다고 마실 수 없는 것은 아니다. 그렇지만 사람은 바닷물을 마셔도 몸속에 수분이 공급되지 않는다. 왜일까?

바닷물의 염분 농도는 약 3.5%. 반면 사람의 체액 염분 농도는 0.9%로 생리 식염수의 농도와 거의 같다. 이 염분 농도가 체액의 삼투압을 일정하게 유지시켜주어 우리가 생명 활동을 영위할 수 있는 것이다. 만일 바닷물을 마셔서 그 수분과 염분(나트륨이나 염소 등의 미네랄)이 창자에서 흡수되었다면 삼투압을 유지하기 위해 체액의 농도가 짙어진 만큼을, 즉 미네랄 잉여분을 체외로 배출해야 한다. 미네랄의 배출 경로는 소변이다.

여기서 문제가 발생한다. 흡수한 바닷물의 미네랄 양만큼을 배출하려면 바닷물보다 높은 염분 농도의 소변을 생성해야 한다. 그렇지 않으면 섭취한 것보다 많은 수분이 소변으로 배출된다. 유감스럽게도 사람은 바닷물보다 고농도의 소변을 만들지 못한다. 바닷물을 마시면 안 되는 이유는 사실 콩팥의 소변 농축 능력 때문이다. 사람이 바닷물 1리터를 마셨다면 염분의 잉여분을 배출하는 데 1.35리터의 소변이 필요하다. 즉 몸속의 수분이 0.35L 더 소실되는 것이다. 그래서 바닷물을 계속 마시면 갈증을 점점 더 느끼게 되어 탈수 증상이 심해지고, 체액의 삼투압을 정상으로 유지하지 못해 생명이 위험해진다.

한편 바다에서 사는 고래나 돌고래는 소변 농축도가 사람보다 높아서 바닷물로 몸속에 수분을 보충할 수 있다.

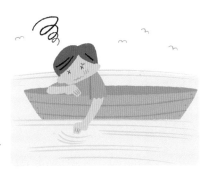

표류 중에 바닷물을 마실 수 있다면 얼마나 좋을까?

제5장

비타민·파이토케미컬의 작용

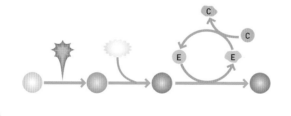

비타민 A

구조와 생리적 기능

비타민 A는 네 가지 지용성 비타민 중 하나다. 지용성 비타민은 지질에 잘 용해되기 때문에 간과 다른 조직에 축적되어 있고 흡수된 쪽이나 체내 운반도 지질의 영향을 받는다.

비타민 A는 크게 A1계(레티놀)와 A2계(3-디하이드로레티놀)로 나뉘는데, 각각의 탄소 사슬 말단이 알코올성 수산기($-CH_2OH$)인 경우 레티놀, 알데하이드기(-CHO)인 경우 레티날, 카복시기(-COOH)인 경우 레틴산(retinoic acid)이라고 한다. 보통 레티놀을 비타민 A(레티노이드)라고 한다.(▶아래 그림)

레티놀이 산화된 레티날은 빛의 명암을 감지하는 로돕신의 성분으로 시각 기능을 정상으로 유지시킨다.

레틴산은 호르몬과 비슷한 중요한 작용을 한다. 표적 세포의 세포막을 빠져나가 핵내 수용체에 결합하여 유전자를 발현시키고, 상피세포의

중/요/어/구

레티노이드 retinoid
비타민 A 및 그 유사 화합물 · 유도체의 총칭. 탄소 사슬 말단 등의 차이로 분류된다.

로돕신 rhodopsin
눈의 망막에 있는 감광 색소. 옵신이라는 단백질에 레티날이 결합해 있다. 빛이 닿으면 레티날이 분리되는데 그 변화를 감지해서 시신경에서 뇌로 신호를 보내 사물이 보인다. 옵신과 레티날은 분리와 결합을 반복하며 스위치 역할을 한다. 레티날은 점차 소비되기 때문에 비타민 A로 보충해 주지 않으면 시각 이상을 일으킨다.

비타민 A의 화학 구조

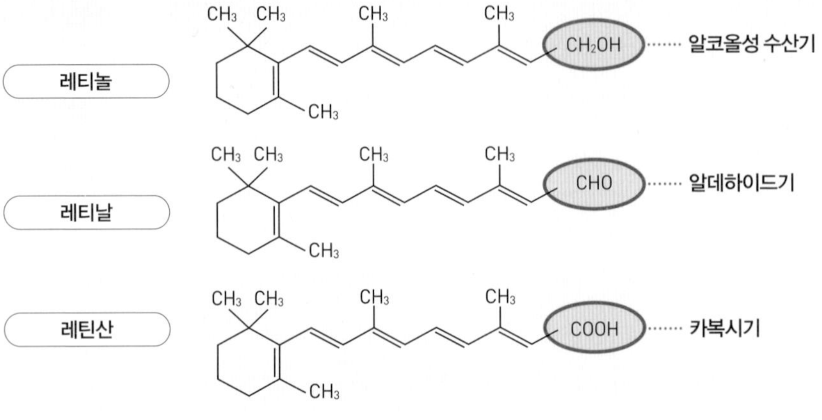

레티놀 — CH_2OH ······ 알코올성 수산기

레티날 — CHO ······ 알데하이드기

레틴산 — COOH ······ 카복시기

형성 등 세포 분화와 증식을 일으키는 작용을 한다.(▶아래 그림) 피부와 점막 등 상피 조직은 비타민 A의 관여로 세포가 새로이 교체되어 정상적인 상태를 유지할 수 있다.

섭취된 비타민 A는 지질과 함께 작은창자 상피세포로 흡수된 뒤, 림프관을 통해 간으로 운반된다. 체내 비타민 A의 약 90%가 간의 저장 세포에 레티닐 에스터의 형태로 존재하는데, 필요에 따라 간에서 합성되는 레티놀 결합 단백질(RBP)과 결합하여 목적으로 하는 조직으로 이동한다.

비타민 A는 동물성 식품에는 레티닐 에스터의 형태로, 식물성 식품에는 β-카로틴 등의 카로티노이드(프로비타민 A)의 형태로 들어 있다. 이때 β-카로틴의 생체 이용률은 레티놀의 12분의 1이라고 한다. 또 β-카로틴

미/니/지/식

레티놀 활성당량μgRAE
β-카로틴이 두 개로 분열되면 2분자 레티놀이 생성되는 흡수율을 고려하여 환산된다.

비타민 A의 작용 원리

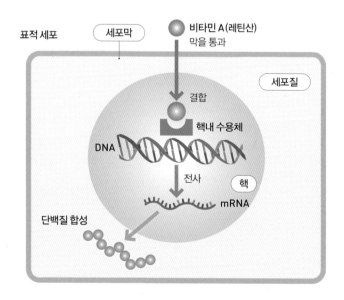

비타민 A가 표적 세포의 핵내 수용체에 결합하면, 유전자 DNA의 지정 부분이 메신저 RNA(mRNA)에 전사되고 핵 밖으로 나온 mRNA의 정보로 단백질이 합성된다.(▶25쪽) 합성된 단백질은 특정 기능을 담당한다.

에는 비타민 A에는 없는 항산화 작용(▶124쪽)이 있다.

미/니/지/식

- **결핍증**: 암순응의 반응성 저하(야맹증), 상피 조직의 건조에 따른 각막 건조증, 점막 저항성의 감소에 따른 세균 감염증 등.
- **과잉증**: 뇌압 항진에 의한 두통과 구토감, 탈모, 근육통, 피부 각질의 탈락 등.

암순응
눈이 어두운 환경에 익숙해져서 처음에는 보이지 않았던 물체가 서서히 보이기 시작하는 눈의 작용.

성인은 간에서의 비타민 A 과잉 축적에 따른 간 손상을 지표로 하여 상한 섭취량은 2,700 μgRAE/일로 한다. 또 비타민 A에는 과잉증이 있지만 β-카로틴의 다량 섭취에 따른 건강 이상은 오늘날 보고된 바가 없다.

- **필수 섭취량**: (▶아래 표)

비타민 A의 식사 섭취기준(μgRAE/일)

성별	남성				여성			
연령 등	평균 필요량[2]	권장 섭취량[2]	충분 섭취량[3]	상한 섭취량[3]	평균 필요량[2]	권장 섭취량[2]	충분 섭취량[3]	상한 섭취량[3]
0~5(월)	-	-	300	600	-	-	300	600
6~11(월)	-	-	400	600	-	-	400	600
1~2(세)	300	400	-	600	250	350	-	600
3~5(세)	350	500	-	700	300	400	-	700
6~7(세)	300	450	-	900	300	400	-	900
8~9(세)	350	500	-	1,200	350	500	-	1,200
10~11(세)	450	600	-	1,500	400	600	-	1,500
12~14(세)	550	800	-	2,100	500	700	-	2,100
15~17(세)	650	900	-	2,600	500	650	-	2,600
18~29(세)	600	850	-	2,700	450	650	-	2,700
30~49(세)	650	900	-	2,700	500	700	-	2,700
50~69(세)	600	850	-	2,700	500	700	-	2,700
70세 이상	550	800	-	2,700	450	650	-	2,700
임신(부가량) 초기					+0	+0	-	-
중기					+0	+0	-	-
후기					+60	+80	-	-
수유부(부가량)					+300	+450	-	-

비타민 A가 많이 들어 있는 식품
닭 간 : 14,000 μg
돼지 간 : 13,000 μg
붕장어(찜) : 890 μg
멜로키아(生) : 840 μg
당근(生) : 680 μg
(*식용 가능 부분 100g당 레티놀 활성당량(비타민A) 함유량)

1 레티놀 활성당량(μgRAE) = 레티놀(μg)+β-카로틴(μg)×1/12+α-카로틴(μg)×1/24 + β-클립토키산틴(μg)×1/24+그 밖의 프로비타민 A 카로티노이드(μg)×1/24
2 프로비타민 A 카로티노이드를 포함.
3 프로비타민 A 카로티노이드를 포함하지 않음.
(출처 : 일본인의 식사 섭취기준 2015년판)

비타민 D

구조와 생리적 기능

비타민 D(칼시페롤)에는 비타민 D_2(에고칼시페롤)와 비타민 D_3(콜레칼시페롤)이 있다. 각 전구체에 해당하는 식물에서 유래한 에고스테롤(프로비타민 D_2)과 동물에서 유래한 7-디하이드로콜레스테롤(프로비타민 D_3)이 자외선 조사를 받아 체내에서 합성된다. 비타민 D_3의 일부는 피부에서 합성된다.

비타민 D_3는 먼저 간에서 25번 탄소(▶122쪽)가 수산화되어 25-하이드록시비타민 D_3[$25(OH)D_3$]로, 이어서 콩팥에서 1α번 탄소가 수산화를

미 / 니 / 지 / 식

1, 25-다이하이드록시 비타민 D_3의 혈중 농도

간과 콩팥에서 수산화된 1, 25-다이하이드록시비타민 D_3의 혈중 농도는 햇빛을 쬐어 피부에서 합성된 비타민 D_3와 섭취한 음식물에서 유래한 비타민 D_3의 총량을 반영하고 있어서 비타민 D 결핍의 지표가 된다.

비타민 D의 작용 원리

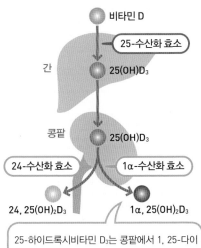

25-하이드록시비타민 D_3는 콩팥에서 1, 25-다이하이드록시비타민 D_3로 변환되어 활성형이 된다. 그때 활성형이 이미 충분히 있다면 불활성형인 24, 25-다이하이드록시비타민 D_3로 변환된다.

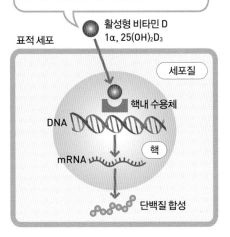

활성형 비타민 D는 표적 세포(작은창자, 뼈, 콩팥, 부갑상샘 등)의 핵내 수용체에 결합한 뒤 유전자 DNA의 특정 부분을 발현시켜 칼슘 결합 단백질의 합성 등 특정 작용을 일으킨다.

받아 활성형인 1, 25-다이하이드록시비타민 $D_3[1\alpha, 25(OH)_2D_3]$로 대사된다.(▶119쪽) 이 콩팥에서의 수산화는 부갑상샘 호르몬(PTH, 파라토르몬)에 의해 촉진된다.

활성형 비타민 D의 생리적 기능에는 작은창자 점막 세포에서의 칼슘 결합 단백질 합성의 촉진(칼슘 흡수 촉진)과 인의 흡수 촉진, 콩팥 세뇨관에서의 칼슘 재흡수의 촉진, 뼈에서의 칼슘 흡수 촉진 등이 있다. 비타민 D도 비타민 A와 마찬가지로 핵내 수용체에 결합하여 유전자를 발현시킴으로써 칼슘 결합 단백질이 합성된다.

또 활성형 비타민 D는 뼈를 형성하는 골아세포와 뼈를 파괴하는 파골세포를 모두 활성화시켜 골개축(뼈의 리모델링)을 촉진한다. 뼈도 수시로 리모델링이 필요한데 비타민 D가 바로 그것에 깊이 관여하고 있다.

그런데 비타민 D의 작용으로 파골 세포가 활성화되면 뼈에서 칼슘이 녹아나와 혈중 칼슘 농도가 상승하게 된다. 그러면 무슨 일이 생길까?

갑상샘에서 칼시토닌이라는 호르몬이 분비되어 파골 세포의 활성을 억제하고 혈중 칼슘 농도를 떨어뜨린다. 너무 많이 떨어지면 이번에는 부갑상샘에서 칼슘 흡수를 증가시켜 혈중 칼슘 농도를 높인다. 이렇게

비타민 D의 화학 구조와 탄소 번호
비타민 D가 활성화되려면 탄소 번호의 1번과 25번 자리의 탄소가 수산화되어야 한다.

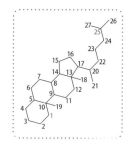

PHYSIOLOGY

비타민과 뼈 형성

비타민은 뼈의 형성과 밀접한 관련이 있다. 뼈를 만드는 골아세포는 먼저 뼈의 토대가 되는 뼈 기질(콜라겐 섬유와 오스테오칼신)을 합성한다. 뼈를 건물에 비유하면 콜라겐은 철의 골조, 인산 칼슘은 콘크리트에 해당한다. 오스테오칼신은 칼슘과 결합하는 단백질의 일종으로 인산 칼슘과 결합하여 이를 침착시키면서 뼈를 만들어 나간다.

오스테오칼신의 합성에는 비타민 K와 비타민 D가 필요하다. 비타민 K에는 오스테오칼신을 활성화시키는 기능이 있다. 그리고 비타민 C는 콜라겐의 합성에 반드시 필요하다. 활성형 비타민 D는 칼슘과 인의 흡수를 촉진하여 골아세포와 파골 세포를 활성화한다.

비타민 K가 골아세포를 활성화시키면서 뼈의 형성이 시작된다.

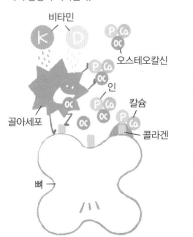

두 가지 호르몬에 의해 혈중 칼슘 농도는 항상 일정하게 유지되도록 조절되고 있다.

중/요/어/구

- 결핍증 : 소아의 구루병·성장 장애 및 성인의 골연화증, 골다공증이 있다.
- 과잉증 : 고칼슘 혈증과 콩팥 기능 이상이 있다.
- 필요 섭취량 : (▶아래 표)

구루병
소아에게 일어나는 뼈 질환으로 척추와 팔다리뼈가 휘어지면서 변형된다.
비타민 D의 섭취 부족, 합성 불량, 간·콩팥에서의 대사 이상으로 칼슘 등이 제대로 흡수되지 못하면 뼈가 단단해지는 과정인 석회화가 충분히 이루어지지 못하게 되는데, 이것이 구루병의 주요인으로 알려져 있다.

비타민 D의 식사 섭취기준(μg/일)

성별	남성		여성	
연령 등	충분 섭취량	상한 섭취량	충분 섭취량	상한 섭취량
0~5(월)	5.0	25	5.0	25
6~11(월)	5.0	25	5.0	25
1~2(세)	2.0	20	2.0	20
3~5(세)	2.5	30	2.5	30
6~7(세)	3.0	40	3.0	40
8~9(세)	3.5	40	3.5	40
10~11(세)	4.5	60	4.5	60
12~14(세)	5.5	80	5.5	80
15~17(세)	6.0	90	6.0	90
18~29(세)	5.5	100	5.5	100
30~49(세)	5.5	100	5.5	100
50~69(세)	5.5	100	5.5	100
70세 이상	5.5	100	5.5	100
임신부			7.0	-
수유부			8.0	-

(출처 : 일본인의 식사 섭취기준 2015년판)

비타민 D가 많이 들어 있는 식품

아귀 간 : 110μg
반건조 뱅어포 : 61μg
건정어리 : 50μg
연어알 : 47μg
목이버섯 : 39μg
홍송어(生) : 33μg
(*식용 가능 부분 100g당 비타민 D 함유량)

비타민 E

구조와 생리적 기능

천연 비타민 E는 크게 토코페롤과 토코트라이에놀로 구분할 수 있다. 각각 동족체로서 α-, β-, γ-, δ- 등 네 종류가 있다. 인체 내에는 주로 α-토코페롤이 분포해 있다.

비타민 E에는 활성 산소를 무력화하여 세포막의 지질(특히 불포화지방산)이 과산화되는 것을 막는 항산화 작용이 있다. 세포 안에 있는 미토콘드리아가 에너지를 만들어 낼 때, 하이드록시 래디컬이라는 활성 산소가 발생한다. 하이드록시 래디컬은 그 강한 산화력으로 세포막에 분포해 있는 지질을 산화시켜 지질 래디컬이라는 물질로 변화시킨다. 지질 래디컬은 산소와 반응하여 지질 퍼옥시 래디컬이 된다. 이것은 다른 지질을 지질 래디컬로 변화시키고 자신은 과산화 지질이 된다.(▶아래 그림) 이러한 연쇄적 반응이 반복되어 과산화 지질이 축적되고 최종적으로 세포가 파괴된다.

비타민 E의 항산화 작용이 세포의 수명을 연장시키고 노화를 막는다고 알려진 것도 이 때문이다.

중/요/어/구

활성 산소
산소 분자가 더 반응성 높은(산화력이 강한) 화합물로 변화한 것의 총칭. 하이드록시 래디컬, 슈퍼옥시드아니온 래디컬, 일중항 산소, 과산화수소 등이 있다. 활성 산소의 강한 산화력에 의해 세포가 손상된다.

미/니/지/식

체내의 비타민 E 대사
작은창자에서 흡수된 비타민 E는 간으로 운반되어 간에서 α-토코페롤 이외의 동족체(β-, γ-, δ-)가 대사된다. α-토코페롤은 α-토코페롤 수송 단백질과 결합해서 초저비중 리포단백질(VLDL)에 흡수되어 말초 조직으로 공급된다.

비타민 E의 항산화 작용

비타민 E는 활성 산소를 무력화(환원)시켜 지질 래디컬이 만들어지는 연쇄 반응을 멈춘다.

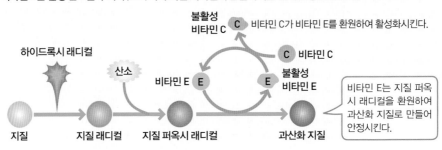

불활성 비타민 C C 비타민 C가 비타민 E를 환원하여 활성화시킨다.

하이드록시 래디컬   산소   비타민 E E   E 불활성 비타민 E

C 비타민 C

비타민 E는 지질 퍼옥시 래디컬을 환원하여 과산화 지질로 만들어 안정시킨다.

지질   지질 래디컬   지질 퍼옥시 래디컬   과산화 지질

- 결핍증 : 미숙아에게서 적혈구의 세포막이 파괴되어 나타나는 용혈성 빈혈이 있다.
- 과잉증 : 과잉 섭취가 골다공증을 일으킨다는 쥐 실험이 보고되었다. 비타민 E가 뼈의 파골 세포를 거대화하여 뼈 흡수를 높이기 때문에 과다 섭취하지 않도록 주의해야 한다.
- 필요 섭취량 : (▶아래 표)

비타민 E의 식사 섭취기준(mg/일) [1]

성별	남성		여성	
연령 등	충분 섭취량	상한 섭취량	충분 섭취량	상한 섭취량
0~5(월)	3.0	-	3.0	-
6~11(월)	4.0	-	4.0	-
1~2(세)	3.5	150	3.5	150
3~5(세)	4.5	200	4.5	200
6~7(세)	5.0	300	5.0	300
8~9(세)	5.5	350	5.5	350
10~11(세)	5.5	450	5.5	450
12~14(세)	7.5	650	6.0	600
15~17(세)	7.5	750	6.0	650
18~29(세)	6.5	800	6.0	650
30~49(세)	6.5	900	6.0	700
50~69(세)	6.5	850	6.0	700
70세 이상	6.5	750	6.0	650
임신부			6.5	-
수유부			7.0	-

비타민 E가 많이 들어 있는 식품

아몬드 : 29.4mg
샐러드유 : 27.1mg
옥수수유 : 17.1mg
멜로키아(生) : 6.5mg
서양 호박(生) : 4.9mg
(*식용 가능 부분 100g당 α-토코페롤(비타민 E) 함유량)

1 α-토코페롤을 기준으로 산정했다. α-토코페롤 이외의 비타민 E는 포함되지 않음.
(출처 : 일본인의 식사 섭취기준 2015년판)

PHYSIOLOGY

비타민 C와 비타민 E의 관계

같은 항산화 작용을 가지고 있는 비타민 C와 비타민 E는 서로 특별한 관계에 있다. 비타민 E가 활성 산소에 전자를 전달한 뒤 환원되어 항산화력을 잃으면, 비타민 C가 강력한 환원력으로 비타민 E를 환원시킨다.(전자를 전달한다.) 그리고 비타민 C 자신은 항산화력을 잃고 소변 속으로 배설된다.

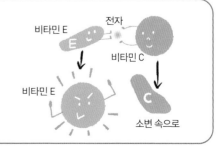

비타민 K

구조와 생리적 기능

천연 비타민 K는 비타민 K_1(피로키논)과 비타민 K_2(메나키논류)가 있다. 비타민 K_1은 식물의 엽록체에서 만들어져서 녹색잎채소, 식물유, 콩류, 해조류 등에 많이 함유되어 있다. 비타민 K_2는 동물성 식품과 낫토 등에 많이 들어 있고, 그 밖에 체내의 창자 내 세균에 의해서도 만들어진다. 단, 필요한 양의 절반 정도밖에 생성되지 않아 기본적으로는 식품을 통해 섭취해야 한다.

신생아는 창자 내 세균이 적어서 신생아 흑색변(소화관 출혈)을 일으키기도 한다. 성인도 항생 물질을 장기 복용하면 창자 내 세균이 감소하기 때문에 여러 결핍증에 주의해야 한다.(▶아래 참고)

비타민 K는 혈액 응고 인자(프로트롬빈 등)가 간에서 만들어질 때 꼭 필요하며, 혈액의 응고를 돕는 작용이 있어서 '지혈 비타민'이라고도 불린다. 항혈액 응고제(와파린 등)를 복용하는 사람은 비타민 K의 과잉 섭취 시 혈전이 형성될 수 있기에 주의가 필요하다.

미 / 니 / 지 / 식

비타민 K와 혈액 응고 인자

혈액 응고 인자에는 Ⅰ~ⅩⅢ 인자(Ⅵ은 결번)가 있는데 이 중 Ⅱ, Ⅶ, Ⅸ, Ⅹ 등 네 가지가 비타민 K 의존성 인자다.

PHYSIOLOGY

신생아에게 비타민 K_2 시럽 투여

신생아는 창자 내 세균이 아직 발달하지 않아서 창자 내에서 생성되는 비타민 K의 양이 적다. 따라서 결핍 상태에 빠지기가 쉽다.

비타민 K의 결핍으로 일어나는 신생아 흑색변(소화관 출혈)이 생후 3주 이후 나타나면 머리뼈 내 출혈을 일으킬 위험이 크며 중증일 때는 후유증이 남을 수 있다. 그래서 신생아에게 비타민 K_2 시럽을 투여해서 이를 예방한다.

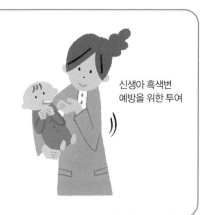

신생아 흑색변 예방을 위한 투여

또 비타민 K는 뼈 형성에도 반드시 필요하다. 골아세포에서 분비되는 칼슘 결합 단백질인 오스테오칼신을 활성화한다. 비타민 K에 의해 활성화된 오스테오칼신만이 칼슘 이온(Ca^{2+})과 결합하여 칼슘을 뼈에 축적할 수 있다.

- 결핍증 : 출혈 경향과 혈액 응고의 지연, 신생아 흑색변, 특발성 영아 비타민 K 결핍증(머리뼈 내 출혈) 등이 있다.
- 과잉증 : 용혈성 빈혈, 고빌리루빈 혈증이 있다.
- 필요 섭취량 : (▶아래 표)

비타민 K의 식사 섭취기준(μg/일)

성별	남성	여성
연령 등	충분 섭취량	충분 섭취량
0~5(월)	4	4
6~11(월)	7	7
1~2(세)	60	60
3~5(세)	70	70
6~7(세)	85	85
8~9(세)	100	100
10~11(세)	120	120
12~14(세)	150	150
15~17(세)	160	160
18~29(세)	150	150
30~49(세)	150	150
50~69(세)	150	150
70세 이상	150	150
임신부		150
수유부		150

(출처 : 일본인의 식사 섭취기준 2015년판)

비타민 K가 많이 들어 있는 식품

낫토 : 870μg
멜로키아(生) : 640μg
신선초(生) : 500μg
소송채(生) : 210μg
방울 양배추(生) : 150μg
콩류, 채소류 등
(*식용 가능 부분 100g당 비타민 K 함유량)

비타민 B₁

구조와 생리적 기능

비타민 B_1은 수용성 비타민 중 하나로 황을 함유한 아민이라는 뜻에서 티아민(thiamine)이라고 한다. 1910년에 각기를 예방하는 물질로서 스즈키 우메타로가 쌀겨에서 추출하여 당초 오리자닌이라고 명명되었다.

비타민 B_1은 피리미딘 고리(구조식의 좌반부의 육각형 부분)와 알코올성 수산기를 가지는 싸이아졸 고리(구조식 우반부의 오각형 부분)가 메틸렌기(CH_2)를 매개로 결합해 있다.(▶아래 그림)

생체 내의 각 조직에서 티아민 2인산(TDP)으로 변환되어 당질의 대사에 필요한 효소(피루브산 탈수소 효소, α-케토글루타르산 탈수소 효소, 트랜스케톨레이스)의 보조 효소로 작용한다. 또 TDP가 한층 더 인산화된 티아민 3인산(TTP)은 신경 세포에서 신경 전달에 작용한다고 알려져 있다.

당질과 지질은 인간의 생명 활동에 없어서는 안 될 에너지원이다. 대표적인 에너지 대사 과정인 TCA 회로(구연산 회로)에서 당질과 지질을 에너지로 변환시키기 위한 효소의 작용을 돕는 것이 비타민 B_1이다. 그

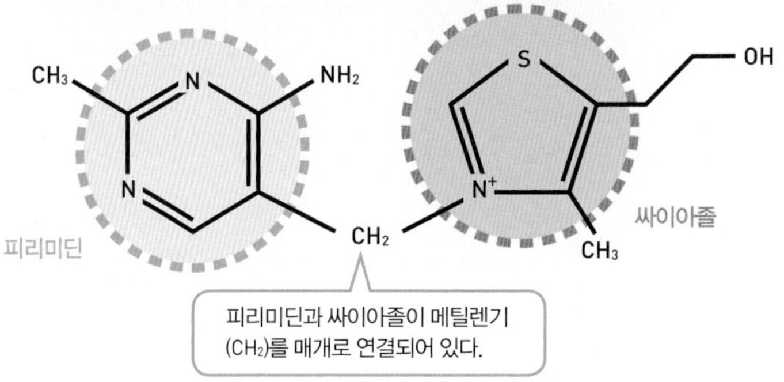

중 / 요 / 어 / 구

각기
초기 증상으로는 식욕 부진과 전신 권태감이 나타난다. 차츰 하반신의 부종과 저림이 두드러지고, 이이서 두근거리고 숨찬 증상이 나타나며 심장 기능 상실로 이어지기도 한다.

미 / 니 / 지 / 식

비타민 B_1의 조리
수용성으로 기름과 잘 섞이지 않으며 열에 약한 것이 많아 조리에 따른 손실을 고려해야 한다. 식품 속에 함유되어 있는 총량 중 1/2에서 1/3은 소실된다고 생각하면 된다. 양파와 마늘에 함유되어 있는 알라이신이 비타민 B_1과 결합하면 알리티아민이 되는데 이것이 B_1의 손실을 줄이고 잘 흡수되도록 돕는다.

비타민 B_1의 흡수 방해
약산성에 안정된 성질을 가지고 있다. 알칼리성에 약해서 알칼리성 성분이 많은 탄산수소 나트륨이나 위장약은 비타민 B_1의 흡수를 방해한다.

비타민 B₁의 화학 구조

피리미딘

싸이아졸

피리미딘과 싸이아졸이 메틸렌기(CH_2)를 매개로 연결되어 있다.

비타민 B군은 당질, 지질, 단백질의 에너지 대사에 관여하고 있다. 각각이 작용하는 지점은 다음과 같다.

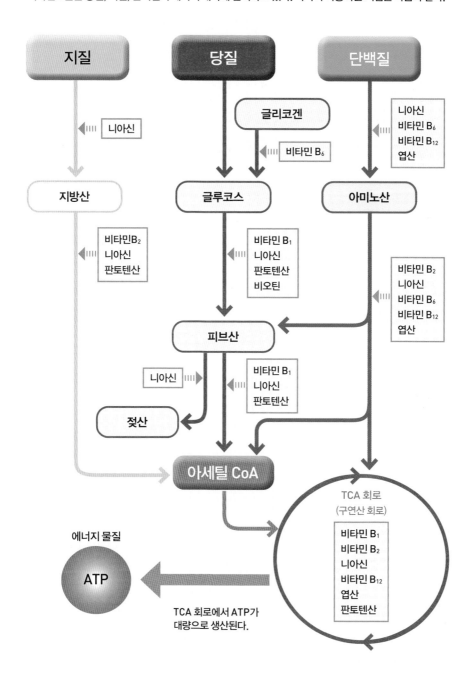

렇기 때문에 비타민 B1이 부족하면 TCA 회로가 원활하게 회전하지 못해서 에너지 생산이 정체된다.

특히 중요한 것은, 당질 대사의 최종 과정에서 TCA 회로로 들어오기 때문에 비타민 B₁이 피루브산을 아세틸 CoA로 변환시키는 효소(피루브산 탈수소 효소)의 보조 효소 역할을 한다는 사실이다. 아세틸 CoA로 변환되지 못하면 당질(포도당)은 에너지로서 완전 연소가 불가능하다. (▶129쪽)

- 결핍증 : 각기, 베르니케 뇌증, 비만, 만성 피로, 피로증상(어깨 결림, 식욕 부진, 권태감) 등.
- 과잉증 : 현재 보고된 사례가 없으며 거의 발병하지 않는 것으로 알려져 있다.
- 필요 섭취량 : (▶아래 표)

비타민 B₁의 식사 섭취기준(mg/일)

성별	남성			여성		
연령 등	평균 필요량	권장 섭취량	충분 섭취량	평균 필요량	권장 섭취량	충분 섭취량
0~5(월)	-	-	0.1	-	-	0.1
6~11(월)	-	-	0.2	-	-	0.2
1~2(세)	0.4	0.5	-	0.4	0.5	-
3~5(세)	0.6	0.7	-	0.6	0.7	-
6~7(세)	0.7	0.8	-	0.7	0.8	-
8~9(세)	0.8	1.0	-	0.8	0.9	-
10~11(세)	1.0	1.2	-	0.9	1.1	-
12~14(세)	1.2	1.4	-	1.1	1.3	-
15~17(세)	1.3	1.5	-	1.0	1.2	-
18~29(세)	1.2	1.4	-	0.9	1.1	-
30~49(세)	1.2	1.4	-	0.9	1.1	-
50~69(세)	1.1	1.3	-	0.9	1.0	-
70세 이상	1.0	1.2	-	0.8	0.9	-
임신부(부가량)				+0.2	+0.2	-
수유부(부가량)				+0.2	+0.2	-

1 신체 활동 수준 Ⅱ[앉아서 하는 일이 주를 이루지만, 직장 내에서 이동이 있고 서서 하는 작업과 손님 응대 등을 하는 경우 또는 출퇴근, 쇼핑, 가사, 가벼운 운동 등 중 하나가 포함되는 경우]의 에너지 필요량을 이용해 산정했다.
특기 사항 : 평균 필요량은 비타민 B₁의 결핍증인 각기의 예방을 위해 충족해야 하는 최소 필요량이 아니라, 소변 속에 비타민 B₁의 배설량이 증대되기 시작하는 섭취량(체내 포화량)으로 산정.
(출처 : 일본인의 식사 섭취기준 2015년판)

비타민 B$_2$

구조와 생리적 기능

비타민 B$_2$는 리보플라빈이라고도 불린다. 수용성 비타민인데 실제로
그만큼 잘 용해되지는 않는다고 한다. 열과 산에는 강하며 조리를 통한
손실이 적은 비타민이다. 단, 빛에 약해서 잘 분해되는 성질을 가지고
있다.

리보플라빈은 생체 내에서는 플래빈모노뉴클레오타이드(FMN) 또는

비타민 B$_2$의 화학 구조

비타민 B$_2$는 인체 내에서는 FMN과 FAD가 되어 보조 효소로서 작용한다.

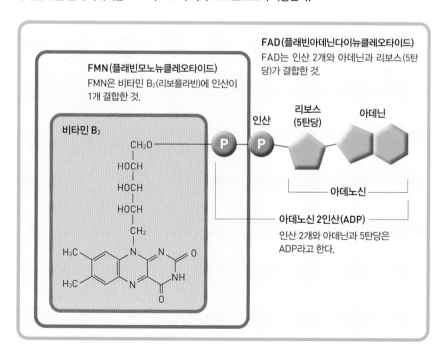

FAD(플래빈아데닌다이뉴클레오타이드)
FAD는 인산 2개와 아데닌과 리보스(5탄
당)가 결합한 것.

FMN(플래빈모노뉴클레오타이드)
FMN은 비타민 B$_2$(리보플라빈)에 인산이
1개 결합한 것.

비타민 B$_2$

인산   리보스
(5탄당)   아데닌

아데노신

아데노신 2인산(ADP)
인산 2개와 아데닌과 5탄당은
ADP라고 한다.

플래빈아데닌다이뉴클레오타이드(FAD)의 형태로 존재하며 산화 환원 효소의 보조 효소로 작용한다. FMN과 FAD를 보조 효소로 하는 효소는 플래빈 효소인데 인체 내에서 이루어지는 대사의 다양한 상황에서 중요한 산화 환원 반응을 촉매한다. FMN과 FAD가 비타민 B_2의 활성형이라고도 할 수 있다.

3대 영양소의 에너지 대사에도 관여하는데 특히 지질 대사에 반드시 필요하다. 중성지방이 분해되어 생기는 지방산은 β산화를 거쳐 한층 더 분해되어 다량의 아세틸 CoA를 생성한다. 아세틸 CoA가 TCA 회로에 들어가면 에너지가 생산된다.(▶129쪽)

이 지방산의 β산화 과정에 비타민 B_2(FAD)가 필요하다. 뿐만 아니라 TCA 회로에서 에너지 생산을 할 때도 FAD가 필요하다. 그래서 비타민 B2가 부족해지면 지질이 TCA 회로에서 에너지로서 충분히 이용되지 못한 상태로 축적이 된다.

또 단백질이 분해되어 생성되는 아미노산의 알라닌에서 피루브산, 글루탐산에서 α-케토글루타르산으로 대사되는 과정에도 필요하다. 이렇게 단백질의 대사를 도와 세포가 만들어지거나 합성되는 것을 촉진시키기에 '발육 비타민'이라고도 불린다.

뿐만 아니라 산화 환원 반응에 관여하여 항산화 작용도 발휘한다. 활성 산소를 없애는 글루타싸이온 퍼옥시데이스의 보조 효소로 작용하여 과산화 지질의 생성을 억제한다.

- 결핍증 : 구내염, 입꼬리염, 지루성 피부염, 탈모증 등 피부 점막 질환, 성장 장애 등.
- 과잉증 : 수용성이라 다량 섭취한 경우도 체외로 배출되기 때문에 걱정할 필요가 없다. 소변 속에 배설되면 소변이 황색을 띤다.
- 필요 섭취량 : (▶오른쪽 표)

비타민 B₂의 식사 섭취기준(mg/일)

성별	남성			여성		
연령 등	평균 필요량	권장 섭취량	충분 섭취량	평균 필요량	권장 섭취량	충분 섭취량
0~5(월)	-	-	0.3	-	-	0.3
6~11(월)	-	-	0.4	-	-	0.4
1~2(세)	0.5	0.6	-	0.5	0.5	-
3~5(세)	0.7	0.8	-	0.6	0.8	-
6~7(세)	0.8	0.9	-	0.7	0.9	-
8~9(세)	0.9	1.1	-	0.9	1.0	-
10~11(세)	1.1	1.4	-	1.1	1.3	-
12~14(세)	1.3	1.6	-	1.2	1.4	-
15~17(세)	1.4	1.7	-	1.2	1.4	-
18~29(세)	1.3	1.6	-	1.0	1.2	-
30~49(세)	1.3	1.6	-	1.0	1.2	-
50~69(세)	1.2	1.5	-	1.0	1.1	-
70세 이상	1.1	1.3	-	0.9	1.1	-
임신부(부가량)				+0.2	+0.3	-
수유부(부가량)				+0.5	+0.6	-

비타민 B₂가 많이 들어 있는 식품

돼지 간 : 3.60mg
소 간 : 3.00mg
낫토 : 0.56mg
잎새버섯(生) : 0.49mg
달걀(生) : 0.43mg
멜로키아(生) : 0.42mg
(*식용 가능 부분 100g당 비타민 B₂ 함유량)

1 신체 활동 수준 II 의 에너지 필요 추정량을 이용해 산정했다.
특기 사항 : 평균 필요량은 비타민 B₂의 결핍증인 입술염, 입꼬리염, 혀염 등의 피부염을 예방하기 위해 충족해야 하는 최소 섭취량으로 구한 값이 아니라 소변 속 비타민 B₂의 배설량이 증대되기 시작하는 섭취량(체내 포화량)으로 산정.
(출처 : 일본인의 식사 섭취기준 2015년판)

낫토균의 작용으로 비타민 B₂가 큰 폭으로 증가

대두 제품 자체는 그다지 비타민 B₂의 함유량이 많지 않은데, 낫토에는 비타민 B₂가 비교적 많이 함유되어 있다. 이것은 낫토균이 비타민 B₂를 합성하기 때문이다. 비타민 B₂는 동물성 식품에 많이 들어 있기 때문에 채식 위주의 식사를 하는 사람에게 낫토를 추천한다.

비타민 B₂가 부족하면 피부와 점막의 재생에 지장을 초래하여 피부가 거칠어지는 원인이 된다.

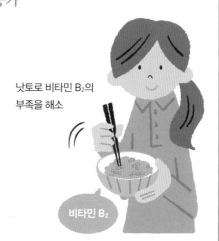

낫토로 비타민 B₂의 부족을 해소

비타민 B₂

니아신

구조와 생리적 기능

니아신은 니코틴산과 니코틴아마이드의 총칭이다. 식물성 식품에는 니코틴산, 동물성 식품에는 니코틴아마이드의 형태로 들어 있다. 인체 내에도 니코틴아마이드의 형태로 널리 분포해 있으며 특히 간에 많이 들어 있다.

니아신은 체내에서 트립토판이라 불리는 필수 아미노산에서도 만들어지는데, 그 전환율이 60분의 1이라고 알려져 있다. 그래서 식품을 통한 니아신의 섭취량을 구할 때는 트립토판도 포함해 니아신 당량으로 환산한다.

비타민 B군은 원래 당질(탄수화물), 지질, 단백질의 대사의 다양한 부분에 관여하고 있는데 니아신도 마찬가지다.

니코틴아마이드는 체내에서 니코틴아마이드 아데닌 다이뉴클레오타이드(NAD)와 니코틴아마이드 아데닌 다이뉴클레오타이드 인산(NADP)이라는 물질로 변환되어 대사에 필요한 탈수소 효소의 보조 효소로서 작용한다. 2,000종이 넘는 효소 가운데 니아신은 500종 이상의 효소를

PHYSIOLOGY

알코올과 니아신

니아신에는 음주로 발생하는 아세트알데하이드를 분해하는 기능이 있는데, 알코올의 대량 섭취로 간 기능이 떨어지기 시작하면 트립토판에서 니아신으로의 전환율이 현저하게 떨어져 부족해진다고 알려져 있다. 이때 식품을 통해 니코틴산과 니코틴아마이드 등 니아신을 충분히 섭취하는 것이 중요하다.

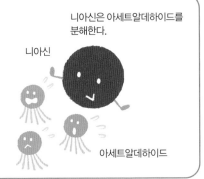

니아신은 아세트알데하이드를 분해한다.

니아신

아세트알데하이드

돕는 보조 효소로, 알코올 대사물인 아세트알데하이드의 분해에도 관여한다.

또 혈관 확장 작용을 통한 혈액 순환 개선과 건강한 피부의 생합성에 관여하고 있기에 '피부 비타민'이라고도 불린다.

- 결핍증 : 일상적인 식생활 속에서는 결핍될 염려가 거의 없다. 펠라그라병(피부염, 신경 장애, 불안증), 설염증 등.
- 과잉증 : 대량 섭취하면 피부가 붉어지고 구토와 설사, 간 기능 이상이 나타나지만 일상적인 식생활 속에서는 과잉 섭취를 염려할 필요가 없다.
- 필요 섭취량 : (▶아래 표)

중/요/어/구

펠라그라pellagra(병)
니아신 결핍증으로 알려져 있으며 얼굴·목·손발 등에 생기는 피부염이다. 현기증과 신경 장애, 두통, 설사 등의 증상도 나타난다. 트립토판이 함유되지 않은 옥수수를 주식으로 하는 남미 지역에서 발병률이 높다.

니아신의 식사 섭취기준(mgNE/일)[1]

성별	남성				여성			
연령 등	평균 필요량	권장 섭취량	충분 섭취량	상한 섭취량[2]	평균 필요량	권장 섭취량	충분 섭취량	상한 섭취량[2]
0~5(월)[3]	-	-	2	-	-	-	2	-
6~11(월)	-	-	3	-	-	-	3	-
1~2(세)	5	5	-	60(15)	4	5	-	60(15)
3~5(세)	6	7	-	80(20)	6	7	-	80(20)
6~7(세)	7	9	-	100(30)	7	8	-	100(25)
8~9(세)	9	11	-	150(35)	8	10	-	150(35)
10~11(세)	11	13	*	200(45)	10	12	-	200(45)
12~14(세)	12	15	-	250(60)	12	14	-	250(60)
15~17(세)	14	16	-	300(75)	11	13	-	250(65)
18~29(세)	13	15	-	300(80)	9	11	-	250(65)
30~49(세)	13	15	-	350(85)	10	12	-	250(65)
50~69(세)	12	14	-	350(80)	9	11	-	250(65)
70세 이상	11	13	-	300(75)	8	10	-	250(60)
임신부(부가량)					-	-	-	-
수유부(부가량)					+3	+3	-	-

NE=니아신 당량=니아신+1/60 트립토판.
1 신체 활동 수준 II 의 에너지 필요 추정량을 이용해 산정했다.
2 니코틴아마이드의 mg 양, ( ) 안은 니코틴산의 mg 양. 참고 체중을 이용해 산정했다.
3 단위는 mg/일
(출처 : 일본인의 식사 섭취기준 2015년판)

니아신이 많이 들어 있는 식품

생가다랑어(봄 포획) : 19.0mg
생가다랑어(가을 포획) : 18.0mg
황다랑어(날 것) : 17.5mg
땅콩 : 17.0mg
돼지 간 : 14.5mg
소 간 : 13.5mg
(*식용 가능 부분 100g당 니아신 함유량)

비타민 B$_6$

구조와 생리적 기능

비타민 B$_6$에는 피리독신, 피리독살, 피리독사민 등 세 종류가 있다. 산에는 안정적이지만 중성과 알칼리성에 불안정하며 빛(특히 자외선)에 분해된다.

식사를 통해 섭취한 비타민 B$_6$는 작은창자에서 흡수된 뒤 간으로 운반되고 혈청 단백질인 알부민과 결합하여 혈액을 타고 이동해 대부분은 근육 속 글리코겐 포스포릴레이스와 결합한 상태로 저장된다.

생체 내에서는 피리독살 인산(PLP)과 피리독사민 인산(PMP)의 형태로 존재하며 아미노기 전이 반응과 탈탄산 반응 등의 아미노산 대사에 관여하는 효소의 보조 효소로서 작용한다.(▶아래 그림) 단백질 성분인 아미노산의 합성과 분해에 관여하고 있어서 단백질을 많이 섭취한 사람일수록 비타민 B$_6$의 필요량이 증대한다.

도파민 dopamine
중추 신경계에 존재하는 신경 전달 물질로 아드레날린과 노르아드레날린의 전구체. 운동조절, 호르몬 조절에 관여하며 자율 신경을 조작하는 물질.

GABA
(γ-아미노부티르산)
최근 주목을 받고 있는 성분 중 하나로 억제계 신경 전달 물질이라고 알려져 있다. 스트레스를 경감시키고 릴랙스 효과가 있다는 연구가 계속 나오고 있다. 현미와 토마토 등을 통해 섭취할 수 있다.

비타민 B$_6$와 아미노기 전이 반응

비타민 B$_6$는 아미노산의 아미노기(NH2)를 탈착시키는 효소의 보조 효소로 작용하기 때문에 아미노산 대사에 반드시 필요한 비타민이다.

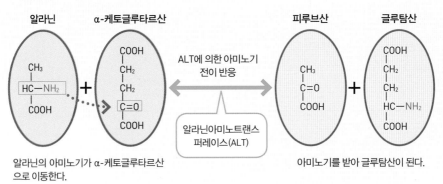

알라닌의 아미노기가 α-케토글루타르산으로 이동한다.

아미노기를 받아 글루탐산이 된다.

또한 트립토판에서의 니아신 생합성, 신경 전달물질인 도파민과 세로토닌, γ-아미노부티르산(GABA) 등의 생합성, 호르몬 작용의 조절에도 관여한다. 나아가 월경 전 증후군(PMS)의 경감에도 작용한다.

- 결핍증 : 창자 내 세균으로도 합성되기에 결핍되는 일은 거의 없다고 알려져 있다. 단, 결핍되면 아미노산 대사에 이상이 생겨 다양한 병을 일으킨다. 성장의 억제와 체중 감소, 간질 유사 경련, 습진, 입꼬리염, 지루성 피부염, 혀염, 소구성 빈혈 등이다.
- 과잉증 : 기본적으로 다량 섭취해도 과잉증은 나타나지 않는다고 알려져 있으나, 장기간에 걸쳐 과잉 섭취한 경우 말초 신경의 통증과 저림, 지각 이상을 일으킨다는 보고가 있다.
- 필요 섭취량 : (▶아래 표)

비타민 B₆의 식사 섭취기준(mg/일)

성별	남성				여성			
연령 등	평균 필요량	권장 섭취량	충분 섭취량	상한 섭취량[2]	평균 필요량	권장 섭취량	충분 섭취량	상한 섭취량[2]
0~5(월)	-	-	0.2	-	-	-	0.2	-
6~11(월)	-	-	0.3	-	-	-	0.3	-
1~2(세)	0.4	0.5	-	10	0.4	0.5	-	10
3~5(세)	0.5	0.6	-	15	0.5	0.6	-	15
6~7(세)	0.7	0.8	-	20	0.6	0.7	-	20
8~9(세)	0.8	0.9	-	25	0.8	0.9	-	25
10~11(세)	1.0	1.2	-	30	1.0	1.2	-	30
12~14(세)	1.2	1.4	-	40	1.1	1.3	-	40
15~17(세)	1.2	1.5	-	50	1.1	1.3	-	45
18~29(세)	1.2	1.4	-	55	1.0	1.2	-	45
30~49(세)	1.2	1.4	-	60	1.0	1.2	-	45
50~69(세)	1.2	1.4	-	55	1.0	1.2	-	45
70세 이상	1.2	1.4	-	50	1.0	1.2	-	40
임신부(부가량)					+0.2	+0.2	-	-
수유부(부가량)					+0.3	+0.3	-	-

비타민 B₆가 많이 들어 있는 식품

마늘 : 1.50mg
피스타치오 : 1.22mg
생 남방참다랑어(붉은 살) : 1.08mg
생 가다랑어 : 0.76mg
소의 생간 : 0.89mg
닭가슴살 : 0.60mg
(*식용 가능 부분 100g당 비타민 B₆ 함유량)

1 단백질 식사 섭취기준의 권장 섭취량을 이용해 산정했다.(임신부·수유부의 부가량은 제외)
2 식사성 비타민 B₆의 양이 아니라 피리독신으로서의 양이다.
(출처 : 일본인의 식사 섭취기준 2015년판)

비타민 B_{12}

구조와 생리적 기능

비타민 B_{12}는 코발트를 함유한 화합물로 코발라민이라고도 한다. 수용성이며 열에 강한 성질을 가지고 있다.

비타민 B_{12} 활성을 가지는 화합물에는 하이드록소코발라민, 메틸코발라민, 아데노실코발라민, 술피드코발라민, 시아노코발라민이 있다. 생체 내에서는 메틸코발라민과 아데노실코발라민이 아미노산 등의 대사의 보조 효소로서 작용한다.

주로 동물성 식품에 함유되어 있으며 식물성 식품에는 거의 들어 있지 않다. 체내에 들어오면 위에서 분비되는 당단백질의 내인자(캐슬 내인자)와 결합하여 작은창자의 후반부인 돌창자에서 흡수되어 혈액 속으로 들어간다. 흡수된 B_{12}는 혈액 속에서는 주로 당단백질인 트랜스코발라민과 결합하여 간과 말초 조직 · 기관으로 운반되는데 주로 간에 저장되었다가 순환한다. 건강한 성인 기준으로 식품 속 비타민 B_{12}의 흡수율은 50% 정도이며 1회 식사 당 약 $2\mu g$ 이상의 비타민 B_{12}를 섭취해도 흡수가 되지 않는다.

비타민 B_{12}는 엽산과 함께 적혈구의 생성에 관여하며, 그 밖에 신경 세포 속의 핵산과 단백질을 합성한다. 또 비타민 B_6나 엽산과 함께 시스테인이 메티오닌으로 재합성되는 과정에 관여하며 엽산의 재생산에도 이용된다.

- 결핍증 : 악성 빈혈(거대적아구성 빈혈), 고호모시스테인 요증, 고호모시스테인 혈증, 수면 장애, 지각 장애, 식욕 부진, 권태감, 극단적인 결핍에 의한 메틸말론산 혈증 등.
- 과잉증 : 비타민 B_{12}는 위에서 분비되는 내인자가 포화하면 과잉 섭취해도 흡수되지 않으므로 과잉증이 나타날 일은 없다. 상한 섭취량도

호모시스테인
필수 아미노산 중 하나인 메티오닌의 불완전한 대사 생성물. 활성 산소를 발생시키기 때문에 몸에 해로우며 동맥경화를 비롯한 갖은 신체적 질환의 원인으로 알려져 있다.

용/어/해/설

고호모시스테인 요증
선천적인 유전자 이상으로 과잉 생성된 호모시스테인이 소변 속으로 대량 배설되는 질병.

고호모시스테인 혈증
혈중 호모시스테인의 농도가 높아지면 혈관벽을 손상시킨다. 동맥경화는 그 상처에서부터 진행되기 때문에 호모시스테인은 동맥경화의 촉진 인자다.

메틸말론산 혈증
비타민 B_{12}의 부족으로 메틸말로닐 CoA에서 석시닐 CoA로 변환되지 못해 체내에 메틸말론산이라는 유기산이 다량 축적된다. 선천성 유기산 대사 이상증 중 하나다.

설정되어 있지 않다.

• 필요 섭취량 : (▶아래 표)

비타민 B₁₂의 식사 섭취기준(μg/일)

성별	남성			여성		
연령 등	평균 필요량	권장 섭취량	충분 섭취량	평균 필요량	권장 섭취량	충분 섭취량
0~5(월)	-	-	0.4	-	-	0.4
6~11(월)	-	-	0.5	-	-	0.5
1~2(세)	0.7	0.9	-	0.7	0.9	-
3~5(세)	0.8	1.0	-	0.8	1.0	-
6~7(세)	1.0	1.3	-	1.0	1.3	-
8~9(세)	1.2	1.5	-	1.2	1.5	-
10~11(세)	1.5	1.8	-	1.5	1.8	-
12~14(세)	1.9	2.3	-	1.9	2.3	-
15~17(세)	2.1	2.5	-	2.1	2.5	-
18~29(세)	2.0	2.4	-	2.0	2.4	-
30~49(세)	2.0	2.4	-	2.0	2.4	-
50~69(세)	2.0	2.4	-	2.0	2.4	-
70세 이상	2.0	2.4	-	2.0	2.4	-
임신부(부가량)				+0.3	+0.4	-
수유부(부가량)				+0.7	+0.8	-

(출처 : 일본인의 식사 섭취기준 2015년판)

비타민 B₁₂가 많이 들어 있는 식품

멸치(말린 새끼 멸치) : 64.5μg
데친 바지락 통조림 : 63.8μg
가무락조개 : 62.4μg
구운 김 : 57.6μg
(*식용 가능 부분 100g당 비타민 B₁₂ 함유량)

PHYSIOLOGY

비타민 B₁₂와 위의 건강

비타민 B₁₂의 흡수에 필요한 내인자(단백질)는 위의 벽세포에서 분비된다. 내인자와 결합한 비타민 B₁₂는 작은창자로 이동하여 돌창자에서 흡수된다. 그래서 수술 시 위와 돌창자를 절제하면 비타민 B₁₂를 흡수하지 못한다. 또 위 점막에 위축 등 손상이 있으면 내인자의 분비가 감소하여 흡수율이 떨어지고 결핍 상태에 빠진다. 위를 건강한 상태로 유지하는 것은 빈혈 예방을 위해서도 중요한 일이다.

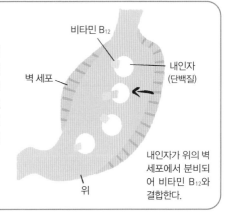

비타민 B₁₂
내인자 (단백질)
벽 세포
위

내인자가 위의 벽세포에서 분비되어 비타민 B₁₂와 결합한다.

엽산

구조와 생리적 기능

엽산(프테로일글루탐산. pteroylglutamic acid)은 프테리딘 고리, 파라아미노벤조산, 글루탐산이 결합된 화합물이다. 글루탐산이 한 개 결합한 것을 프테로일모노글루탐산, 여러 개 결합한 것을 프테로일폴리글루탐산이라고 한다. 식품 속의 엽산은 대부분 폴리글루탐산 형태인데, 식품의 조리·가공 과정 및 위산의 환경 하에서 거의 유리되어 창자 내 효소의 작용으로 모노글루탐산 형태가 된 뒤 작은창자 상피세포로 흡수된다.

엽산은 인체 내에서 디하이드로 엽산으로 환원되고 나아가 테트라하이드로 엽산으로 변환되어 핵산의 성분인 퓨린핵과 염기의 티민을 합성하는 효소의 보조 효소로 작용한다. 세포의 분열·증식·성숙에 반드시 필요한 성분이다. 뿐만 아니라 세포 분열이 활발한 점막의 건강 유지, 빈혈 예방 및 태아의 신경관 결손을 예방하는 기능을 한다.

엽산과 메티오닌의 대사

엽산은 필수 아미노산인 메티오닌의 재합성에 반드시 필요하다.

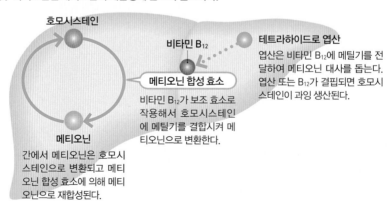

호모시스테인

비타민 B_{12}

테트라하이드로 엽산
엽산은 비타민 B_{12}에 메틸기를 전달하여 메티오닌 대사를 돕는다. 엽산 또는 B_{12}가 결핍되면 호모시스테인이 과잉 생산된다.

메티오닌 합성 효소
비타민 B_{12}가 보조 효소로 작용해서 호모시스테인에 메틸기를 결합시켜 메티오닌으로 변환한다.

메티오닌
간에서 메티오닌은 호모시스테인으로 변환되고 메티오닌 합성 효소에 의해 메티오닌으로 재합성된다.

엽산은 '조혈 비타민'이라고 불리며 비타민 B_{12}와 함께 적혈구 합성에 작용하는데 어느 한쪽이라도 부족하면 큰 적혈 모세포 빈혈을 일으킨다.

엽산은 필수 아미노산인 메티오닌(▶67쪽)이 호모시스테인을 거쳐 메티오닌으로 재합성되는 과정에도 필요하다. 부족하여 재합성이 이루어지지 못하면 혈액 속에 호모시스테인이 비정상적으로 증가해 동맥경화를 촉진한다.(▶왼쪽 그림)

- 결핍증 : 거대적아구성 빈혈, 구내염과 피부 염증, 고호모시스테인 혈증, 태아의 신경관 결손 등.
- 과잉증 : 극단적으로 다량 섭취하면 발열, 두드러기 등 엽산 과민증을 일으킬 수 있다.
- 필요 섭취량 : (▶아래 표)

중/요/어/구

신경관 결손

태아의 신경관 발육 이상으로 일어나는 이분 척추증과 무뇌증, 뇌탈출 등을 가리킨다. 임신 초기의 엽산 부족이 원인 중 하나다. 엽산을 충분히 섭취하면 신경관 결손의 발병 위험을 큰 폭으로 줄일 수 있다.

엽산의 식사 섭취기준(μg/일)

성별	남성				여성			
연령 등	평균 필요량	권장 섭취량	충분 섭취량	상한 섭취량[2]	평균 필요량	권장 섭취량	충분 섭취량	상한 섭취량[2]
0~5(월)	-	-	40	-	-	-	40	-
6~11(월)	-	-	60	-	-	-	60	-
1~2(세)	70	90	-	200	70	90	-	200
3~5(세)	80	100	-	300	80	100	-	300
6~7(세)	100	130	-	400	100	130	-	400
8~9(세)	120	150	-	500	120	150	-	500
10~11(세)	150	180	-	700	150	180	-	700
12~14(세)	190	230	-	900	190	230	-	900
15~17(세)	210	250	-	900	210	250	-	900
18~29(세)	200	240	-	900	200	240	-	900
30~49(세)	200	240	-	1,000	200	240	-	1,000
50~69(세)	200	240	-	1,000	200	240	-	1,000
70세 이상	200	240	-	900	200	240	-	900
임신부(부가량)					+200	+240	-	-
수유부(부가량)					+80	+100	-	-

엽산이 많이 들어 있는 식품

구운 김 : 1,900μg
닭 간 : 1,300μg
유채꽃 : 340μg
멜로키아 : 250μg
시금치 : 210μg
(*식용 가능 부분 100g당 엽산 함유량)

1 임신을 계획하고 있는 여성 또는 임신 가능성이 있는 여성은 신경관 결손 위험을 감소시키기 위해 프테로일모노글루탐산을 부가적으로 400μg/일 섭취하는 것이 바람직하다.
2 영양제와 강화식품에 함유된 프테로일모노글루탐산의 양이다.
(출처 : 일본인의 식사 섭취기준 2015년판)

판토텐산

구조와 생리적 기능

판토텐산은 다양한 식품 속에 함유되어 있다. 체내에서 중요한 작용을 하는 것은 판토텐산과 시스티아민, 아데노신이 결합한 코엔자임(보조 효소) A(CoA)로, 당질과 지방산의 대사에 깊이 관여하고 있다. 체내에서 2분의 1 이상이 아세틸 CoA 또는 아실 CoA 형태로 존재한다.(▶아래 그림) 반면 포스포판테테인과 같이 효소 단백질과 결합한 상태로도 들어 있다.

판토텐산은 140개가 넘는 효소의 보조 효소로 작용하면서 다양한 대사와 호르몬의 합성 등이 정상으로 유지되도록 돕는다. 그중에서도 지질과 당질의 에너지 대사 과정에서 반드시 필요하며, 니아신 및 비타민 B2와 협력하여 작용한다. 지방산을 아세틸 CoA로 대사시킬 때 필요하

미/니/지/식

판토텐산의 유래
영어명인 pantothenic acid 는 '어디에나 존재하는 산'이 라는 뜻인데 실제로 어느 식품 에나 함유되어 있다.

판토텐산의 작용

판토텐산은 코엔자임 A(CoA)의 성분으로서 에너지 생산에 기여한다.

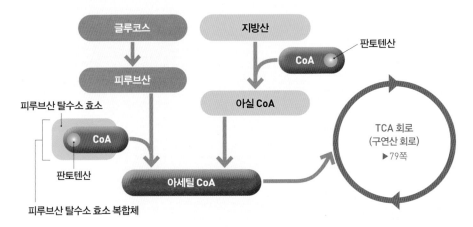

기 때문에 부족하면 에너지 생산이 정체될 뿐 아니라 지방이 쌓이게 된다. 나아가 HDL 콜레스테롤의 생성을 촉진하는 작용도 한다.

그 밖에 콜레스테롤에서 만들어진 곁콩팥 겉질 호르몬의 합성에 관여하며 스트레스 내성을 조절하는 기능이 있다. 곁콩팥 겉질 호르몬은 스트레스를 느꼈을 때 분비되어 혈당치를 올리고 뇌와 근육의 작용을 활성화시킨다. 또한 혈압을 상승시켜서 체내 각 세포로 영양소를 충분히 공급하여 그 기능을 활성화한다.

- 결핍증 : 동물성 식품과 식물성 식품 전반에 걸쳐 다 함유되어 있어서 일상적인 식사를 통해 부족해질 염려는 없다. 극단적인 다이어트나 항생제의 과용에 의한 결핍으로 면역력과 스트레스 내성의 저하, 동맥경화, 성장 장애, 체중 감소, 피부염, 모발의 손상 등의 증상이 나타난다.
- 과잉증 : 현재까지는 보고된 사례가 없다.
- 필요 섭취량 : (▶아래 표)

HDL 콜레스테롤
high density lipoprotein cholesterol
콜레스테롤에는 혈액을 순환하여 콜레스테롤을 세포까지 나르는 LDL 콜레스테롤(나쁜 콜레스테롤)과 혈액과 세포 안에 있는 콜레스테롤 잉여분을 회수하는 HDL 콜레스테롤(좋은 콜레스테롤)이 있다.

곁콩팥 겉질 호르몬
adrenal cortical hormone
곁콩팥 겉질에서 생산되는 호르몬의 총칭이다. 스트레스, 세균이나 바이러스의 침투 등 다양한 영향으로 분비된다. 염증의 제어, 탄수화물 대사, 단백질의 이화, 혈액의 전해질 농도 조절, 면역 반응 등 광범위한 생리 작용에 깊이 관여한다.

판토텐산의 식사 섭취기준(mg/일)

성별	남성				여성			
연령 등	평균 필요량	권장 섭취량	충분 섭취량	상한 섭취량	평균 필요량	권장 섭취량	충분 섭취량	상한 섭취량
0~5(월)	-	-	4	-	-	-	4	-
6~11(월)	-	-	3	-	-	-	3	-
1~2(세)	-	-	3	-	-	-	3	-
3~5(세)	-	-	4	-	-	-	4	-
6~7(세)	-	-	5	-	-	-	5	-
8~9(세)	-	-	5	-	-	-	5	-
10~11(세)	-	-	6	-	-	-	6	-
12~14(세)	-	-	7	-	-	-	6	-
15~17(세)	-	-	7	-	-	-	5	-
18~29(세)	-	-	5	-	-	-	4	-
30~49(세)	-	-	5	-	-	-	4	-
50~69(세)	-	-	5	-	-	-	5	-
70세 이상	-	-	5	-	-	-	5	-
임신부(부가량)					-	-	5	-
수유부(부가량)					-	-	5	-

(출처 : 일본인의 식사 섭취기준 2015년판)

판토텐산이 많이 들어 있는 식품
닭 간 : 10.10mg
돼지 간 : 7.19mg
달걀노른자 : 4.33mg
생 대구알 : 3.68mg
낫토 : 3.60mg
(*식용 가능 부분 100g당 판토텐산 함유량)

비타민 C

구조와 생리적 기능

비타민 C는 아스코르브산이라고도 하며 괴혈병 예방법을 찾는 과정에서 발견되었다. 인체 내에서는 대부분이 환원형으로 존재하며 일부만 산화형이다. 물에 잘 용해될 뿐 아니라 열과 빛에 약하기에 단기간에 소비할 수 있도록 조리법상의 고민이 필요한 비타민이다.

비타민 C는 강력한 환원력을 가지고 있으며 그에 따른 다양한 생리적 기능을 한다.(▶아래 그림) 대표적인 기능이 항산화 작용으로, 각종 활성 산소(슈퍼옥사이드, 하이드록시 래디컬, 과산화수소, 일중항 산소 등)를 제거하는 작용을 한다. 또 체내 단백질의 약 3분의 1을 차지하는 콜라겐(▶58쪽)의 합성에 관여한다. 콜라겐은 아미노산이 사슬 모양으로 이어진 폴리펩타이드(폴리펩타이드 사슬)가 3개 꼬여 결합된 나선 구조(3차

괴혈병
혈관(특히 모세 혈관)이 약해져서 출혈이 잘 생기는 병. 여기저기에 출혈이 생겨 자반(紫瘢)이 나타나고, 잇몸에도 출혈이 생긴다.
아스코르브산의 명칭은 항(anti-) 괴혈병의(scorbutic) 산(acid)에서 유래했다.

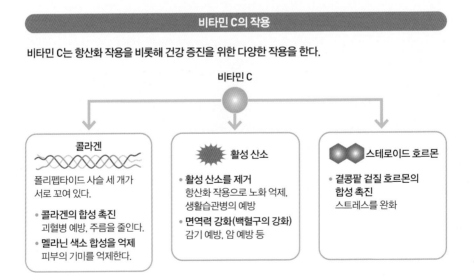

비타민 C의 작용

비타민 C는 항산화 작용을 비롯해 건강 증진을 위한 다양한 작용을 한다.

비타민 C

콜라겐
폴리펩타이드 사슬 세 개가 서로 꼬여 있다.
- **콜라겐의 합성 촉진**
  괴혈병 예방, 주름을 줄인다.
- **멜라닌 색소 합성을 억제**
  피부의 기미를 억제한다.

활성 산소
- **활성 산소를 제거**
  항산화 작용으로 노화 억제, 생활습관병의 예방
- **면역력 강화(백혈구의 강화)**
  감기 예방, 암 예방 등

스테로이드 호르몬
- **곁콩팥 겉질 호르몬의 합성 촉진**
  스트레스를 완화

구조)를 띤다. 비타민 C는 이 폴리펩타이드 사슬에 들어 있는 프롤린과 라이신을 수산화하여 콜라겐의 합성을 촉진한다. 괴혈병은 콜라겐 합성의 부족으로 혈관이 약해져서 생긴다.

뿐만 아니라 비타민 C는 3가철(Fe^{3+})을 2가철(Fe^{2+})로 환원하여 창자에서 흡수되도록 돕는다. 그래서 철의 흡수가 촉진된다.(▶166쪽)

스트레스를 받을 때 분비되는 곁콩팥 겉질 호르몬(코르티솔)과 곁콩팥 속질 호르몬의 합성에도 관여한다. 스트레스와 흡연은 비타민 C를 필요 이상으로 소비시킨다.

- 결핍증 : 괴혈병과 그에 동반한 여러 증상.(전신 권태감·피로감, 여러 곳에서의 출혈, 관절통 등)
- 과잉증 : 현재까지는 보고된 사례가 없다.[한국에서는 과잉증이 존재하는 것으로 본다.-감수자주]
- 필요 섭취량 : (▶아래 표)

비타민 C의 식사 섭취기준(mg/일)

성별	남성			여성		
연령 등	평균 필요량	권장 섭취량	충분 섭취량	평균 필요량	권장 섭취량	충분 섭취량
0~5(월)	-	-	40	-	-	40
6~11(월)	-	-	40	-	-	40
1~2(세)	30	35	-	30	35	-
3~5(세)	35	40	-	35	40	-
6~7(세)	45	55	-	45	55	-
8~9(세)	50	60	-	50	60	-
10~11(세)	60	75	-	60	75	-
12~14(세)	80	95	-	80	95	-
15~17(세)	85	100	-	85	100	-
18~29(세)	85	100	-	85	100	-
30~49(세)	85	100	-	85	100	-
50~69(세)	85	100	-	85	100	-
70세 이상	85	100	-	85	100	-
임신부(부가량)				+10	+10	-
수유부(부가량)				+40	+45	-

(출처 : 일본인의 식사 섭취기준 2015년판)
특기사항 : 평균 필요량은 괴혈병 발병을 막기 위한 기준이 아닌, 심혈관계 질병의 예방 효과 및 항산화 작용의 효과로 산정.

비타민 C가 많이 들어 있는 식품

빨간색 피망 : 170mg
노란색 피망 : 150mg
유자 껍질 : 150mg
유채꽃 : 130mg
파슬리 : 120mg
브로콜리 : 120mg
레몬 : 100mg
(*식용 가능 부분 100g당 비타민 C 함유량)

비오틴

구조와 생리적 기능

비오틴은 세포 안에서 대부분 아미노산인 라이신과 결합하여 단백질 속에 존재한다.

소화관에서는 단백질이 펩티드로 분해된 뒤 효소 바이오티니데이스의 작용으로 라이신과 비오틴은 잘려나가고 체내로 흡수된다. 또 창자 내 세균도 비오틴을 합성할 수 있기에 흡수분의 일부는 창자 내 세균에서 유래한 것으로 볼 수 있다.

비오틴의 주된 역할은 당대사와 지방산 합성에 필요한 효소의 보조 효소로서의 역할이다. 특히 간에서 글루코스(포도당)를 재합성하는 당신생 과정에서는 피루브산을 옥살로아세트산으로 변환하는 효소 피루브산 카복실레이스의 보조 효소로서 중요한 역할을 한다.

당신생에서는 운동을 통해 근육에서 생성된 젖산도 쓰이므로 비오틴이 부족하면 젖산이 이용되지 못해 근육통과 피로감의 원인이 된다.

지방산 합성 과정에서는 재료가 되는 아세틸 CoA를 변환시키는 효소

PHYSIOLOGY

달걀흰자와 비오틴 결핍

달걀흰자를 날로 하루에 대량(5~6개 이상) 섭취하면 탈모와 피부염, 권태감이 생긴다. 달걀흰자에 함유된 아비딘이라는 단백질이 체내에서 비오틴과 결합하여 창자에서 비오틴이 흡수되는 것을 방해하기 때문에 비오틴이 결핍된다. 한편 달걀을 가열해서 조리하면 비오틴과 아비딘이 결합하지 않아서 흡수가 방해되는 것을 막을 수 있다.

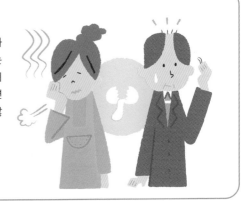

아세틸 CoA 카복실레이스의 보조 효소로서 기능한다.

비오틴을 보조 효소로 하는 것은 카복실레이스(카복시기 전이 효소)이며, 위의 두 가지를 포함한 주요 4종의 카복실레이스를 비오틴 보조 효소군이라고 부른다.

그 밖에 아미노산의 대사, 핵산의 합성 등에도 비오틴이 보조 효소로서 작용한다. 세포 분열에도 관여하므로 피부나 점막의 건강 유지에도 중요한 존재다.

- 결핍증 : 피부염, 탈모, 점막의 염증, 근육통, 권태감, 피로감, 신경장애(불면, 미각 이상), 인슐린 분비 부족 등. 비오틴은 육류를 비롯해 채소, 유제품, 어류 등 많은 식품에 함유되어 있어서 일상적인 식생활 속에서는 부족해질 염려 없이 충당할 수 있다.
- 과잉증 : 건강에 이상을 일으킨 사례는 거의 보고되지 않았다.
- 필요 섭취량 : (▶아래 표)

미/니/지/식

비오틴 효소군
비오틴을 보조 효소로 하는 효소다. 주요 효소에는 다음 네 가지가 있다.
- 피루브산 카복실레이스(당 대사에 관여)
- 아세틸 CoA 카복실레이스(지방산 대사에 관여)
- 프로바이오닐 CoA 카복실레이스(프로바이오닐 CoA 의 대사에 관여)
- β-메틸크로토닐 CoA 카복실레이스(아미노산인 류신의 대사에 관여)

비오틴의 식사 섭취기준(μg/일)

성별	남성				여성			
연령 등	평균 필요량	권장 섭취량	충분 섭취량	상한 섭취량	평균 필요량	권장 섭취량	충분 섭취량	상한 섭취량
0~5(월)	-	-	4	-	-	-	4	-
6~11(월)	-	-	10	-	-	-	10	-
1~2(세)	-	-	20	-	-	-	20	-
3~5(세)	-	-	20	-	-	-	20	-
6~7(세)	-	-	25	-	-	-	25	-
8~9(세)	-	-	30	-	-	-	30	-
10~11(세)	-	-	35	-	-	-	35	-
12~14(세)	-	-	50	-	-	-	50	-
15~17(세)	-	-	50	-	-	-	50	-
18~29(세)	-	-	50	-	-	-	50	-
30~49(세)	-	-	50	-	-	-	50	-
50~69(세)	-	-	50	-	-	-	50	-
70세 이상	-	-	50	-	-	-	50	-
임신부(부가량)					-	-	50	-
수유부(부가량)					-	-	50	-

비오틴이 많이 들어 있는 식품

닭 간 : 232.4μg
건 땅콩 : 92.3μg
돼지 간 : 79.6μg
소 간 : 76.1μg
달걀노른자(生) : 65.0μg
(*식용 가능 부분 100g당 비오틴 함유량)

(출처 : 일본인의 식사 섭취기준 2015년판)

파이토케미컬

파이토케미컬이란

파이토케미컬은 채소와 과일, 콩류 등 식물에 함유된 화학 성분으로, 제 7 영양소라고 불리며 주목받고 있다. 파이토 또는 피토(phyto)는 그리스 어로 식물, 케미컬(chemical)은 화학 물질을 가리킨다. 항산화 작용을 비 롯한 다양한 기능이 기대를 모으고 있다. 대부분 수용성 성분이며 종류 는 1만 가지 이상으로 알려져 있다.

식물은 광합성을 할 때 자외선을 피해갈 수 없는데, 이때 자외선의 해 로운 작용에서 몸을 보호하기 위해 만들어진 것이 파이토케미컬이다.

안티에이징에 기대

파이토케미컬이 주목을 받는 배경에 '프렌치 패러독스'(French Paradox) 가 있다.

프랑스 식문화에서는 육류와 유제품 등을 통해 비교적 많은 포화 지 방산을 섭취하는데, 동시에 레드 와인의 소비도 많다. 1990년대에 심근 경색 발병률이 다른 서양 국가에 비해 낮은 이유가 레드 와인에 함유된 폴리페놀이라는 성분 때문이라고 알려지면서 이 패러독스(모순) 현상에 주목하게 된다.

폴리페놀은 대표적인 파이토케미컬로 그 강력한 항산화 작용에 노화 의 진행을 늦추는 안티에이징 효과가 있다고 알려져 있다. 레드 와인에 함유된 폴리페놀은 레스베라트롤이라는 성분으로 장수 유전자라 불리 는 서츄인 유전자를 활성화한다고 하여 안티에이징에 기대를 모으고 있 는데 아직은 확정되지 않은 효과다.

파이토케미컬의 분류

• 폴리페놀(polyphenol)

분자 내에 복수(폴리)의 페놀성 하이드록시기를 가진 식물 성분의 총
칭이다. 수용성인 것이 많으며 공통적으로 강력한 항산화 작용이 있다
고 알려져 있다.

색소	안토사이아닌(anthocyanin)	포도 껍질, 고구마 껍질 등에 들어 있는 붉은 보라색 수용성 색소로, 시신경의 작용에 기여하는 로돕신이라는 색소의 재합성을 촉진한다.
	커큐민(curcumin)	강황에 함유된 황색 색소. 쓸개즙 분비 촉진, 간 기능 강화 등의 작용을 한다.
쓴맛·떫은맛	카테킨(catechin)	찻잎에 함유된 쓴맛·떫은맛 성분. 항균 작용과 혈압 상승 억제 작용, 혈중 콜레스테롤 조절 작용 등이 있다.
	클로로겐산	커피에 함유된 쓴맛 성분. 항산화 작용이 있다.
향	생강 오일	생강 향과 매운 맛 성분이며 항균 작용이 있다.
기타	아이소플라본(isoflavone)	대두에 함유되어 있으며 화학 구조상 에스트로겐과 유사한 작용(갱년기 증상의 완화, 골다공증 예방 등)을 한다.
	세사민(sesamin)	참깨에 함유되어 있는 참깨리그난의 일종으로 콜레스테롤을 떨어뜨리는 효과가 기대된다.
	헤스페리딘(hesperidin)	원저우(温州) 밀감과 핫사쿠[일본 후쿠오카 현에서 재배되는 귤의 한 품종] 등의 과실 껍질에 함유되어 있다. 비타민 P의 일종으로 고혈압 예방, 비타민 C의 흡수를 돕는 등의 효과가 기대된다.

• 카로티노이드(carotenoid)

자연에 존재하는 천연 색소 성분으로, 강한 항산화 작용이 있으며 지
용성이라 기름과 조리하면 흡수율이 높아진다.

카로틴류 (carotene)	베타 카로틴(β-carotene)	녹황색 채소에 많이 함유되어 있는 황색 또는 주황색 색소로, 몸속에서 비타민 A로 바뀌는 프로비타민 A(전구체). 항산화 작용을 하며 LDL 콜레스테롤을 감소시킨다.
	라이코핀(lycopene)	토마토, 수박에 들어 있는 붉은 색소 성분. 항산화 작용이 보고되었다.
잔토필류 (xanthophyll)	아스타크산틴(astaxanthin)	새우, 게, 연어 등에 함유되어 있으며 항산화 작용이 기대되는 성분이다.
	루테인(lutein)	황색 성분으로 녹황색 채소와 달걀노른자에 함유되어 있다. 눈 건강에 좋다고 알려져 있다.

• 황화합물

마늘이나 양파 등 백합과 채소, 무와 와사비 등 유채과 채소에 함유되어 있는 성분으로 강한 살균 효과를 가진 식재료에 많이 들어 있다. 식중독 예방과 향신료로 활용된다.

알리신(allicin)	마늘 특유의 향 성분인 알린이 알리네이스라는 효소로 분해되어 생기는 성분. 항암 작용과 살균 작용이 있으며, 비타민 B_1과 결합하면 알리티아민이 되어 피로 회복에 도움을 준다고 알려져 있다.
아이소티오시아네이트(isothiocyanate)	양배추나 브로콜리에 함유되어 있으며 면역력 강화와 항암 효과를 기대할 수 있다.
설포라판(surforaphane)	아이소티오시아네이트의 일종으로 항암 작용이 있으며, 브로콜리나 그 새싹(스프라우트)에 함유되어 있다.

• 향기 성분(터핀류)

식물의 향 성분으로 정유의 주성분이다. 항산화 작용과 면역력 강화 등의 작용을 한다.

리모넨(limonene) · 리모닌(limonin)	감귤류에 함유되어 있는 향기 성분으로 특히 레몬 껍질에 많이 들어 있다. 항암 효과가 기대되는 성분이다.
멘톨(menthol)	민트 등 허브에 함유된 상쾌한 향기 성분으로 면역력을 높이는 작용을 한다.

• 다당류

해조류와 뿌리채소류에 많이 들어 있는 탄수화물의 일종이다. 소화가 잘되지 않는 것은 식이섬유로 분류한다.

후코이단(fucoidan)	해조류에 함유되어 있으며 해조 자신을 충격에서 보호하고 상처를 수복하는 데 필요하며, 항암 작용 외에 혈압을 안정시키는 효과가 예상된다.
뮤신(mucin)	참마, 오크라, 맛버섯(나도팽나무버섯) 점액에 함유되어 있는 물질이다. 당단백질의 혼합물로 세포와 위벽 등을 보호하는 작용을 한다.
이눌린(inulin)	복수의 과당이 결합된 물질로 우엉과 치커리, 양파에 들어 있다. 혈당 상승의 억제와 혈중 지질 저하 작용이 기대된다.
β-글루칸(β-glucan)	버섯류에 많으며 면역력을 높여 항암 효과가 있을 것으로 기대된다.

제6장

미네랄의 작용

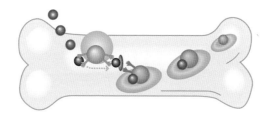

나트륨(Na)

생리적 기능

나트륨은 그 대다수가 세포 바깥쪽의 세포외액(혈액과 사이질액)에 양이온 형태로 존재한다. 인체에서 상당히 중요한 전해질 중 하나로 성인의 체액 속에 약 100g이 분포되어 있다.

주요 작용은 네 가지다. 첫째는 체액의 삼투압 유지다. 세포막을 사이에 두고 있는 세포내액과 세포외액 사이의 혈장 삼투압을 일정하게 유지시킴으로써 순환 혈액량을 조절한다. 나트륨 이온은 세포막에 있는 나트륨 이온 채널과 나트륨-칼륨 펌프를 사용해 드나들면서 삼투압을 조절한다.(▶오른쪽 그림)

둘째, 신경 세포와 심근 세포 등의 전기적 흥분성 세포를 흥분시키는 작용을 한다. 나트륨 이온이 드나들면서 양이온의 농도가 변화되고 세포 안팎의 전위차로 인해 활동 전위가 발생하여 세포의 흥분이 전도된다.(▶오른쪽 그림)

셋째, 나트륨 이온이 세포 안으로 유입되는 에너지를 이용하여 글루코스와 아미노산 등의 영양 성분을 효율적으로 세포 안으로 흡수한다.

넷째, 체액의 pH 조절에 관여한다. 나트륨은 체액 속에서는 중탄산 나트륨(탄산수소 나트륨, $NaHCO_3$)과 같은 완충 물질이 되어 혈액 등 세포외액의 산과 알칼리를 중화시킨다.(세포내액에서는 칼륨이 pH 조절 기능을 함.)

체내의 나트륨량을 조절하는 장기가 콩팥이다. 혈액 속 나트륨은 콩팥의 토리에서 여과되어 일단 원뇨 속에 배설되고, 그중 절반 이상이 세뇨관에서 재흡수된다. 이때 혈액 속 나트륨 농도가 적정(135~145mEq/L) 수준이 되도록 재흡수량이 조절된다. 과잉분은 소변 속으로 배설된다.

- **결핍증**: 혈압 저하, 탈수증, 저나트륨 혈증 등. 땀을 대량 흘리면 수분

나트륨-칼륨 펌프
효소 단백질 중 하나로 세포막에 결합되어 존재하고, ATP의 에너지를 이용하여 나트륨을 세포 밖으로, 칼륨을 세포 안으로 능동 수송하는 전달 기구다.

전기적 흥분성 세포
자극에 반응하여 세포 안팎에서의 전기적 상태를 변화시켜 그에 따른 흥분의 발생 및 전달이 가능한 세포를 말한다. 신경 세포와 근세포, 내분비 관련 세포 중 일부가 있다.

체내 예비 알칼리
탄산수소 나트륨은 중조를 가리키며 알칼리성을 띤다. 혈액 속에서는 특히 산에 대해 가장 유력한 중화제로 작용하기에 '예비 알칼리'라고 불린다.

나트륨 이온의 작용

나트륨 이온은 혈장 삼투압을 일정하게 유지시키는 데 기여하며 신경 정보를 전달하는 기능도 한다.

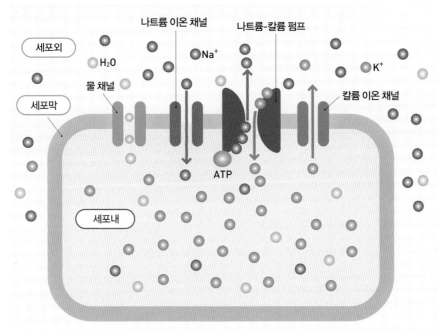

혈장 삼투압은 이온 농도에 따라 조절된다. 세포외액은 농도가 높은 Na⁺에 따라 조절된다.

나트륨과 활동 전위

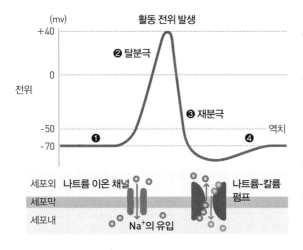

❶ 신경 세포에서는 세포 안팎의 양이온의 농도차가 일정 전위차(정지막전위)를 발생시켜 세포 안은 마이너스가 된다.(-70mV)

❷ 신경 세포가 신호를 받아들이면 막전위가 플러스로 전위되고, 일정 역치(약 –50mV)를 넘으면 나트륨 이온 채널이 열려 Na⁺이 대량으로 유입되고, 전위가 급상승(탈분극)하여 활동 전위가 발생한다. 칼륨 이온 채널에서는 K⁺이 세포 밖으로 나간다.

❸ 활동 전위가 발생한 뒤에는 다시 막전위가 하락한다.(재분극)

❹ 그 후 나트륨 칼륨 펌프가 세포 안에서 Na⁺을 퍼내고 K⁺을 끌어담아 원 상태로 되돌린다.

과 함께 염분이 빠져나가기 때문에 격렬한 운동을 한 뒤에는 수분과 함께 염분(나트륨)을 공급해주어야 한다. 또 설사나 구토가 반복되면 수분과 전해질이 모두 소실되므로 이때도 염분의 보충이 필요하다.

- 과잉증 : 고혈압 등. 세포외액의 양이온은 그 절반 이상을 나트륨 이온이 차지하고 있어서 나트륨을 과잉 섭취하면 일정 농도를 유지하기 위해 수분 저류 현상이 나타나 고혈압의 원인이 된다.

- 필요 섭취량 : (▶아래 표)

대부분은 염소와 결합한 식염(염화 나트륨)으로 섭취하기에 섭취량은 식염 상당량으로 환산한다.

식염 상당량(g) = 나트륨(mg) × 2.54 ÷ 100

나트륨의 식사 섭취기준(mg/일)

성별	남성			여성		
연령 등	평균 필요량	충분 섭취량	목표량	평균 필요량	충분 섭취량	목표량
0~5(월)	-	100(0.3)	-	-	100(0.3)	-
6~11(월)	-	600(1.5)	-	-	600(1.5)	-
1~2(세)	-	-	(3.0 미만)	-	-	(3.5 미만)
3~5(세)	-	-	(4.0 미만)	-	-	(4.5 미만)
6~7(세)	-	-	(5.0 미만)	-	-	(5.5 미만)
8~9(세)	-	-	(5.5 미만)	-	-	(6.0 미만)
10~11(세)	-	-	(6.5 미만)	-	-	(7.0 미만)
12~14(세)	-	-	(8.0 미만)	-	-	(7.0 미만)
15~17(세)	-	-	(8.0 미만)	-	-	(7.0 미만)
18~29(세)	600(1.5)	-	(8.0 미만)	600(1.5)	-	(7.0 미만)
30~49(세)	600(1.5)	-	(8.0 미만)	600(1.5)	-	(7.0 미만)
50~69(세)	600(1.5)	-	(8.0 미만)	600(1.5)	-	(7.0 미만)
70세 이상	600(1.5)	-	(8.0 미만)	600(1.5)	-	(7.0 미만)
임신부				-	-	-
수유부				-	-	-

* ( ) 안은 식염 상당량(g/일)
(출처 : 일본인의 식사 섭취기준 2015년판)

나트륨이 많이 들어 있는 식품

매실장아찌 : 22.1g
우스구치 소유(연한 간장-역주) : 16.0g
뱅어포(반건조) : 6.6g
눈퉁멸(통말림) : 5.8g
생햄 : 5.6g
(*식용 가능 부분 100g당 식염 상당량)

염소(Cl)

생리적 기능

염소는 나트륨과 함께 식염(염화 나트륨. NaCl)의 성분으로, 체내에서는 혈액 속의 혈장과 세포 사이질액 등 세포의 외측 체액 속에, 나트륨 이온과 함께 염화물 이온(음이온) 형태로 존재한다. 세포 안에 있는 체액과의 삼투압 조절을 한다.

위산 속에 염산의 형태로 분포해 있으며 위액을 산성으로 유지하여 섭취한 음식물을 살균한다.

또 강력한 산이 단백질의 고차 구조를 파괴·변형시켜 분해하기 쉽게 만든다. 동시에 단백질을 분해하는 소화 효소인 펩신을 활성화하여 소화 촉진을 돕는다. 그 밖에 이자액의 분비를 촉진하는 기능도 한다.

필요 섭취량

염소로서의 식사 섭취기준은 설정되어 있지 않으며 식염 상당량으로 생각한다.

결핍증과 과잉증

일본인은 염소 섭취량이 많다고 알려져 있는데 일상적인 식생활에서 결핍될 일은 없다.

또 소변과 땀으로 잘 배설되는 성분이라서 과잉증도 특별히 염려할 필요가 없다.

많이 들어 있는 식품

식염을 많이 함유한 식품은 나트륨 함유 식품에 준한다.

중/요/어/구

펩신 pepsin
척추동물의 위액에 들어 있는 단백질 분해 효소(프로테이스) 중 하나다. 전구물질인 펩시노겐은 염산을 만나 활성화되어 펩신으로 바뀌고 단백질을 분해한다.

칼륨(K)

생리적 기능

칼륨은 97%가 양이온으로 세포내액에 분포해 있다. 세포외액에 많이
들어 있는 나트륨과 연계하여 체액의 삼투압 조절, 산염기 평형의 유지,
신경과 근육의 흥분 전달 작용을 한다.

세포막에 있는 나트륨-칼륨 펌프(▶106쪽)의 작용으로 나트륨 이온과
칼륨 이온이 드나들면서 세포 안팎의 이온 농도의 균형을 맞추고, 특히
세포내 삼투압이 일정해지도록 조절한다.

칼륨은 콩팥의 세뇨관에서 재흡수될 때 나트륨과 경합하는데, 칼륨의
섭취를 늘리면 나트륨의 배설이 증가한다. 이로써 칼륨은 혈압을 떨어
뜨리는 작용을 하기에 고혈압 예방에는 칼륨을 적절히 섭취하는 것이
바람직하다.(▶아래 그림)

나트륨의 배설 증가에 동반하여 수분 배설량도 증가하기 때문에 이뇨
작용도 한다고 볼 수 있다.

미 / 니 / 지 / 식

칼륨은 물에 잘 용해되기 때문
에 조리할 때 끓이면 80% 이
상이 손실된다. 손실이 적다고
알려진 뿌리채소류·콩류·감
자류·채소를 섭취하거나, 칼
륨이 용해된 즙을 함께 섭취해
야 효율을 높일 수 있다.

칼륨의 혈압 강하 작용

칼륨은 콩팥에서 나트륨의 재흡수를 억제하여 혈압 상승을 막는다.

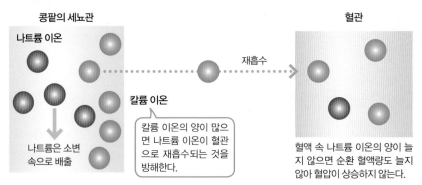

콩팥의 세뇨관

나트륨 이온

칼륨 이온

나트륨은 소변
속으로 배출

칼륨 이온의 양이 많으
면 나트륨 이온이 혈관
으로 재흡수되는 것을
방해한다.

재흡수

혈관

혈액 속 나트륨 이온의 양이 늘
지 않으면 순환 혈액량도 늘지
않아 혈압이 상승하지 않는다.

그 밖에 칼륨 농도가 적정 범위 내에 있으면 근육의 수축을 원활하게 하여 심근 등의 활동을 정상으로 유지한다.

- 결핍증 : 지속된 피로, 저칼륨 혈증, 근육과 심폐기능의 저하 등. 일상적인 식생활에서 부족해질 염려는 없지만 지속적인 설사, 운동이나 열스트레스로 탈수가 일어날 때 결핍 증상이 나타날 수 있다. 또 항생 물질이나 이뇨제 등의 약물로 배설이 항진되기도 한다.
- 과잉증 : 고칼륨 혈증 등. 일상적인 식생활에서 과잉 섭취할 염려는 없으나 콩팥 기능이 떨어지는 경우 배설이 되지 않아 고칼륨 혈증을 일으킨다.(▶187쪽)
- 필요 섭취량 : (▶아래 표)

중/요/어/구

저칼륨 혈증
혈액 속 칼륨 농도가 3.0mEq/L 이상인 경우를 말한다. 중증인 경우 근육 마비와 혈압 저하에 따른 호흡 곤란을 일으킨다.

고칼륨 혈증
혈액 속 칼륨 농도가 5.5mEq/L 이상인 경우를 말한다. 부정맥, 혈압저하, 심정지를 일으킨다.

칼륨의 식사 섭취기준(mg/일)

성별	남성		여성	
연령 등	충분 섭취량	목표량	충분 섭취량	목표량
0~5(월)	400	-	400	-
6~11(월)	700	-	700	-
1~2(세)	900	-	800	-
3~5(세)	1,100	-	1,000	-
6~7(세)	1,300	1,800 이상	1,200	1,800 이상
8~9(세)	1,600	2,000 이상	1,500	2,000 이상
10~11(세)	1,900	2,200 이상	1,800	2,000 이상
12~14(세)	2,400	2,600 이상	2,200	2,400 이상
15~17(세)	2,800	3,000 이상	2,100	2,600 이상
18~29(세)	2,500	3,000 이상	2,000	2,600 이상
30~49(세)	2,500	3,000 이상	2,000	2,600 이상
50~69(세)	2,500	3,000 이상	2,000	2,600 이상
70세 이상	2,500	3,000 이상	2,000	2,600 이상
임신부			2,000	-
수유부			2,200	-

칼륨이 많이 들어 있는 식품
건미역(그늘 건조) : 5,200mg
건톳 : 4,400mg
무말랭이 : 3,200mg
아보카도 : 720mg
시금치(生) : 690mg
토란 : 640mg
(*식용 가능 부분 100g당 칼륨 함유량)

(출처 : 일본인의 식사 섭취기준 2015년판)

칼슘(Ca)

생리적 기능

칼슘은 인체 내에 가장 많이 분포해 있는 미네랄로, 성인 기준 약 1kg이 체내에 들어 있다고 한다. 그중 약 99%가 뼈와 이의 딱딱한 조직 속에 하이드록시아파타이트의 형태로 들어 있다. 나머지 약 1%는 기능 칼슘이라 불리는데 혈액·근육·신경 등의 인체 조직과 혈액 속에 인산염 또는 유리 이온화 칼슘의 형태로 분포한다.

칼슘의 생리적 기능은 뼈와 이의 형성 외에도 여러 가지가 있다. 세포의 정보 전달(인도 관여), 혈액의 응고 작용, 근육의 흥분성 억제, 심근의 수축 작용(마그네슘도 관여), 자극에 대한 신경의 감수성 억제, 트립신 등 효소 작용의 활성화 등이 있다.

혈액 속 이온화칼슘의 농도는 8.8~10mg/dL의 범위에서 엄밀하게 조절되며, 농도를 유지하는 과정에 다양한 호르몬이 관여하고 있다.

혈청 칼슘 농도의 상승에는 부갑상샘 호르몬(파라토르몬, PTH)이 관여한다. 농도가 8.8mg/dL 이하로 떨어지면 부갑상샘 세포가 이를 감지하고 PTH를 방출하여 창자에서의 칼슘의 흡수, 신장에서의 칼슘 재흡수를 촉진한다.

한편 혈청 칼슘 농도가 10mg/dL 이상이 되면 갑상샘에서 칼시토닌이 방출된다. 칼시토닌은 창자에서 칼슘의 흡수를 억제하여 뼈에 칼슘을 침착시키고 칼슘의 소변 방출을 촉진한다. 이처럼 칼슘 농도는 항상 일정하게 유지되도록 조정이 이루어지고 있어서 일시적인 칼슘 섭취 부족으로는 결핍증이 잘 생기지 않는다.

식품에서의 칼슘은 산성도가 강한 샘창자·작은창자 상부에서 수용성이 되어 흡수된다. 흡수율은 성인이 25~30% 정도, 성장기에서는 필요량이 높아져서 약 40% 정도라고 알려져 있다.(▶오른쪽 그림)

칼모듈린(칼슘 결합 단백질)이 있으면 능동 수송을 통해 칼슘의 흡수

칼슘은 중요한 생리적 기능을 가지고 있는 전해질로, 혈액 속 칼슘 농도가 일정하게 유지되도록 엄밀하게 조절되고 있다.

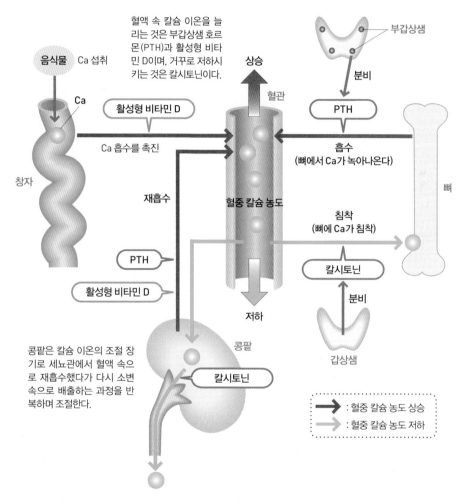

혈액 속 칼슘 농도는 유리(遊離) 이온(Ca^{2+})으로 존재하는 양(약 50%)과 혈청 단백질의 알부민과 결합하여 존재하는 양(약 40%), 그리고 구연산 등과 복합체를 이루어 존재하는 양(약 10%)의 합계로 측정한다. 이 중에서 생리 작용을 하는 것은 칼슘 이온뿐이다. 그래서 저알부민 혈증 환자의 경우 칼슘 이온의 농도가 낮지 않더라도 상대적으로 혈청 칼슘의 농도가 낮게 나오기 때문에 보정이 필요하다.

보정 칼슘 농도(mg/dL)=혈청 칼슘 농도(mg/dL)-혈청 알부민 농도(g/dL)+4

가 높아진다. 활성형 비타민 D는 칼모듈린의 합성을 촉진하여 칼슘의 흡수를 더 높이는 작용을 한다.

- 결핍증 : 골연화증, 골다공증 등. 특히 소아에게 장기간 부족하면 뼈 형성 이상으로 성장 장애가 일어난다.
- 과잉증 : 비뇨기계 결석, 우유 알칼리 증후군이 생길 우려가 있다.
- 필요 섭취량 : (▶아래 표)

골다공증
뼈의 흡수와 생성의 대사가 정상적으로 이루어지지 못해서 뼈 속에 구멍들이 생겨 뼈가 부러질 위험이 높은 상태. 폐경 후 여성에게 많이 나타난다.

우유 알칼리 증후군
우유와 알칼리의 장기 섭취가 원인으로 고칼슘 혈증에 의해 일어나는 증후군. 구토와 목마름, 권태감, 식욕 부진, 변비 등의 증상이 나타난다.

칼슘의 식사 섭취기준(mg/일)

성별	남성				여성			
연령 등	평균 필요량	권장 섭취량	충분 섭취량	상한 섭취량	평균 필요량	권장 섭취량	충분 섭취량	상한 섭취량
0~5(월)	-	-	200	-	-	-	200	-
6~11(월)	-	-	250	-	-	-	250	-
1~2(세)	350	450	-	-	350	450	-	-
3~5(세)	500	600	-	-	450	550	-	-
6~7(세)	500	600	-	-	450	550	-	-
8~9(세)	550	650	-	-	600	750	-	-
10~11(세)	600	700	-	-	600	750	-	-
12~14(세)	850	1,000	-	-	700	800	-	-
15~17(세)	650	800	-	-	550	650	-	-
18~29(세)	650	800	-	2,500	550	650	-	2,500
30~49(세)	550	650	-	2,500	550	650	-	2,500
50~69(세)	600	700	-	2,500	550	650	-	2,500
70세 이상	600	700	-	2,500	500	650	-	2,500
임신부					-	-	-	-
수유부					-	-	-	-

(출처 : 일본인의 식사 섭취기준 2015년판)

칼슘이 많이 들어 있는 식품

건멸치 : 2,200mg
무말랭이 : 540mg
빙어 : 450mg
두부완자 튀김 : 270mg
멜로키아(生) : 260mg
두부 튀김 : 240mg
소송채(生) : 170 mg
저지방 우유 : 130mg
일반 우유 : 110mg
(*식용 가능 부분 100g당 칼슘 함유량)

칼슘의 흡수와 섭취에 대해

칼슘은 일본인에게 오랜 기간 부족한 미네랄이다. 잘 흡수되지 않기 때문에 섭취할 때 식품과 연령에 따라 다른 흡수율을 고려하여 흡수 효율을 높여야 한다.

칼슘의 흡수율

식품별	
유제품	40~50%
작은 생선	약 30%
녹황색 채소, 해조류	약 20%

연령대별	
유아	약 35%
성인	약 25~30%

※나이가 들수록 흡수율이 낮아진다.

- 유제품의 흡수율이 높은 이유는 칼슘 흡수를 촉진시키는 CPP(카제인 포스포 펩타이드)라는 단백질을 함유하고 있기 때문이다.
- 섭취했는데 흡수되지 않은 칼슘은 대변 속으로 배출된다. 흡수되었더라도 체내에서 이용되지 않은 경우 땀, 소변, 대변 속으로 배출된다.

칼슘의 흡수를 촉진하는 영양소

칼슘의 흡수를 촉진하고 뼈가 튼튼해지도록 도와주는 영양소도 부족해지지 않도록 섭취해야 한다.

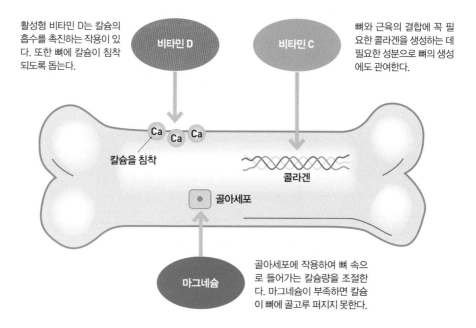

활성형 비타민 D는 칼슘의 흡수를 촉진하는 작용이 있다. 또한 뼈에 칼슘이 침착되도록 돕는다.

비타민 D

비타민 C

뼈와 근육의 결합에 꼭 필요한 콜라겐을 생성하는 데 필요한 성분으로 뼈의 생성에도 관여한다.

칼슘을 침착

콜라겐

골아세포

마그네슘

골아세포에 작용하여 뼈 속으로 들어가는 칼슘량을 조절한다. 마그네슘이 부족하면 칼슘이 뼈에 골고루 퍼지지 못한다.

마그네슘(Mg)

생리적 기능

성인의 체내에는 마그네슘이 약 25g 분포해 있다. 전체의 50~60%가 뼈와 이에, 나머지는 뇌와 근육, 신경에 존재한다. 뼈에서는 하이드록시아파타이트의 구성 성분으로서 뼈의 탄력성을 유지하는 기능을 한다. 마그네슘이 부족하면 부갑상샘 호르몬(파라토르몬, PTH)이 작용한다. 그 결과 뼈에서 마그네슘을 용출시켜 혈중 농도(1.8~2.3mg/dL)가 유지된다. 하지만 그와 동시에 칼슘도 뼈에서 녹아나와 골량의 감소로 이어지기 때문에 쌍방이 부족하지 않도록 섭취해야 한다.

마그네슘은 생명 유지에 빼놓을 수 없는 에너지 대사를 비롯해 여러

미 / 니 / 지 / 식

변비 해소와 마그네슘
마그네슘은 변비 해소에 도움을 주기 때문에 변비약으로 산화 마그네슘이 처방된다. 또 예로부터 변비에 좋다고 알려진 간수에도 마그네슘이 많이 함유되어 있다.

마그네슘과 칼슘의 길항 작용

마그네슘과 칼슘은 체내에서 길항적으로 작용한다.

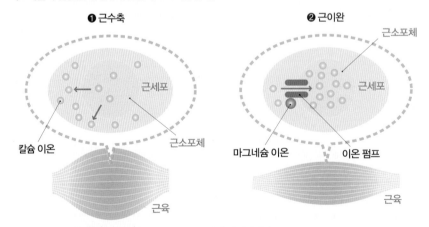

❶ 근수축   ❷ 근이완

근소포체 / 근세포 / 칼슘 이온 / 근소포체 / 마그네슘 이온 / 이온 펌프 / 근육 / 근육

❶ 근육에서는 칼슘 이온이 근세포 안으로 유입되면 근수축이 일어난다.
❷ 마그네슘 이온은 이온 펌프를 움직여 근세포에서 칼슘 이온을 꺼내어 근육을 이완시킨다.
이러한 작용을 통해 혈관의 민무늬근에서는 혈압이 유지되고 근육에서는 정상적인 수축이 반복해서 이루어진다.

효소의 보조 인자로서 작용하는 중요한 미네랄이다.

그중에서도 세포막의 능동 수송에 꼭 필요한 ATP에이스는 마그네슘과 결합하지 않고는 이온 펌프의 효소가 기능하지 못하기에, 마그네슘이 세포 안팎의 이온 농도의 균형을 유지하는 데 중요한 역할을 담당한다. 이것이 혈관과 심근 등의 근육의 수축 작용(▶왼쪽 그림), 신경 세포의 전달 작용과 관계되어 있다.

- **결핍증 :** 신경 흥분, 부정맥, 허혈성 심질환, 피로감, 장딴지의 쥐, 테타니(근육 경련), 현기증, 초조감 등.
- **과잉증 :** 영양제나 완하제 등을 통해 과잉 섭취하게 되면 설사를 일으킬 수 있다.
- **필요 섭취량 :** (▶아래 표)

미 / 니 / 지 / 식

인과 마그네슘

인은 마그네슘뿐 아니라 칼슘의 흡수도 방해한다. 인산이 많이 함유된 가공 식품이나 스낵 과자를 섭취할 때 주의가 필요하다.

알코올과 마그네슘

알코올을 섭취하면 마그네슘이 소변으로 배출되는 양이 증가한다고 한다. 그래서 알코올을 많이 마시면 마그네슘 부족 현상이 나타나기 쉬우며, 칼륨 부족과 당뇨병인 경우도 결핍되기 쉽다고 알려져 있다.

마그네슘의 식사 섭취기준(mg/일)

성별	남성				여성			
연령 등	평균 필요량	권장 섭취량	충분 섭취량	상한 섭취량	평균 필요량	권장 섭취량	충분 섭취량	상한 섭취량[1]
0~5(월)	-	-	20	-	-	-	20	-
6~11(월)	-	-	60	-	-	-	60	-
1~2(세)	60	70	-	-	60	70	-	-
3~5(세)	80	100	-	-	80	100	-	-
6~7(세)	110	130	-	-	110	130	-	-
8~9(세)	140	170	-	-	140	160	-	-
10~11(세)	180	210	-	-	180	220	-	-
12~14(세)	250	290	-	-	240	290	-	-
15~17(세)	300	360	-	-	260	310	-	-
18~29(세)	280	340	-	-	230	270	-	-
30~49(세)	310	370	-	-	240	290	-	-
50~69(세)	290	350	-	-	240	290	-	-
70세 이상	270	320	-	-	220	270	-	-
임신부(부가량)					+30	+40	-	-
수유부(부가량)					-	-	-	-

1 일반적인 식품을 제외한 섭취량의 상한 섭취량은 성인의 경우 350mg/일 , 소아는 5mg/kg 체중/일로 한다. 그 밖에 일반적인 식품을 통해 섭취하는 경우 상한 섭취량은 설정하지 않는다.
(출처 : 일본인의 식사 섭취기준 2015년판)

마그네슘이 많이 들어 있는 식품

정제도가 낮은 곡물, 어패류, 해조류, 종실류에 다량 함유되어 있다.
건미역 : 1,100mg
건톳 : 620mg
아몬드 : 310mg
대두 : 220mg
현미 : 110mg
정어리(통째 말린 것) : 100mg
(*식용 가능 부분 100g당 마그네슘 함유량)

인(P)

생리적 기능

인은 성인 몸무게의 약 1%를 차지하며 칼슘에 이어 체내에 많이 분포한다. 그중 80%는 마그네슘이나 칼슘과 결합하여 하이드록시아파타이트의 구성 성분으로서 뼈와 이 등을 형성한다. 나머지 20%는 유기 인산 화합물로서 모든 세포에 분포되어 있으며 핵산과 세포막 등을 구성한다.

인은 아데노신에 인산기가 결합한 형태로 체내에 에너지를 축적하는 역할을 한다. ATP(아데노신 3인산)가 체내에서 분해되어 인산기가 1개 떨어진 ADP(아데노신 2인산)가 되면서 축적된 에너지를 방출하여 에너지 대사에 관여한다.

그 밖에 대사에 깊이 관련된 비타민 B군의 보조 인자로서도 작용한다. 또 혈액 속에도 소량 분포하여 혈액 속의 산과 알칼리 조절 기능에 관여한다.

미/니/지/식

ATP의 에너지 방출
ATP 분해 효소의 작용에 의해 아데노신에 결합되어 있던 인산기가 1개 탈락된다. 이때 약 7.3kcal/mol의 에너지를 방출한다.

뼈의 재흡수와 재형성
뼈의 재흡수란 뼈가 파괴될 때 발생하는 혈중 칼슘 농도의 상승을 말하고, 재형성이란 혈액 속에서 칼슘이 흡수될 때 일어나는 골밀도의 상승을 가리킨다.

PHYSIOLOGY

피트산의 킬레이트 작용

피트산은 이노시톨에 6개의 인산기가 결합한 인산 화합물이다. 콩류와 곡류에 많이 함유되어 있다.

피트산에는 강력한 킬레이트 작용이 있다. '킬레이트'란 그리스어로 게의 집게를 뜻하는데, 2개 이상의 원자가 금속 이온을 집게 사이에 끼우듯 결합한다 하여 킬레이트 작용이라고 한다. 금속의 흡수와 배설에 영향을 미치며 유해한 금속뿐 아니라 필요한 미네랄도 배설시키기에 미네랄의 흡수를 높이는 동물성 단백질을 함께 섭취하여 균형을 맞춰야 한다. ▶171쪽

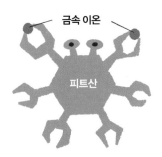

금속 이온

피트산

피트산은 고리 모양 구조를 하고 있으며 집게처럼 돌출된 6개의 인산기가 금속 이온을 붙잡는다.

인을 과잉 섭취하면 창자에서의 칼슘 흡수가 억제되고 혈액 속 인산 농도가 상승하여 칼슘 이온이 감소한다. 그 결과 혈액 속 부갑상샘 호르몬(PTH) 농도가 상승하여 뼈의 재흡수가 촉진되고 뼈의 재형성은 억제된다. 또 칼슘과 인의 바람직한 섭취 비율은 1~2:1이라고 알려져 있다.

- 결핍증 : 보통 결핍될 우려가 없다.
- 과잉증 : 뼈 형성 이상, 저칼슘 혈증, 콩팥 질환 등.
  인산 화합물이 식품 첨가물을 통해 들어 있는 가공 식품을 자주 섭취하는 경우 과잉 섭취의 우려가 있다.
- 필요 섭취량 : (▶아래 표)

중/요/어/구

콩팥 질환
인의 과잉 섭취가 지속되면 인의 흡수를 조정하는 PTH가 과잉 분비되어 콩팥 질환을 일으킨다.

미/니/지/식

부갑상샘 호르몬의 인 조절 기능
부갑상샘 호르몬은 콩팥의 세뇨관에 작용하여 칼슘의 재흡수를 촉진하고 그 농도를 상승시킨다. 나아가 콩팥에서 인산 이온이 재흡수되는 것을 억제하여 배설을 증가시킨다. 이러한 원리로 칼슘 농도를 상승시키고 인 농도를 감소시킨다.

인의 식사 섭취기준(mg/일)

성별	남성				여성			
연령 등	평균 필요량	권장 섭취량	충분 섭취량	상한 섭취량	평균 필요량	권장 섭취량	충분 섭취량	상한 섭취량
0~5(월)	-	-	120	-	-	-	120	-
6~11(월)	-	-	260	-	-	-	260	-
1~2(세)	-	-	500	-	-	-	500	-
3~5(세)	-	-	800	-	-	-	600	-
6~7(세)	-	-	900	-	-	-	900	-
8~9(세)	-	-	1,000	-	-	-	900	-
10~11(세)	-	-	1,100	-	-	-	1,000	-
12~14(세)	-	-	1,200	-	-	-	1,100	-
15~17(세)	-	-	1,200	-	-	-	900	-
18~29(세)	-	-	1,000	3,000	-	-	800	3,000
30~49(세)	-	-	1,000	3,000	-	-	800	3,000
50~69(세)	-	-	1,000	3,000	-	-	800	3,000
70세 이상	-	-	1,000	3,000	-	-	800	3,000
임신부(부가량)					-	-	800	-
수유부(부가량)					-	-	800	-

(출처 : 일본인의 식사 섭취기준 2015년판)

인이 많이 들어 있는 식품
동·식물성 식품에 모두 들어 있으며 가공 식품과 인스턴트 식품의 식품 첨가물에 많이 들어 있다.
건오징어 : 1,100mg
뱅어포(반건조) : 860mg
가공치즈 : 730mg
김 : 700mg
콩가루(탈피 대두) : 630mg
건대두(일본산) : 580mg
(*식용 가능 부분 100g당 인 함유량)

철(Fe)

생리적 기능

철은 성인의 몸속에 약 2~4g 분포하는데 주로 적혈구 내에 헤모글로빈 형태로 존재한다.(▶아래 표) 특히 헤모글로빈은 체내에서 산소를 운반하는 중요한 역할을 맡고 있다. 헤모글로빈 속의 철은 허파에서 산소와 결합하면 붉어지고, 말초 조직에서 산소가 떨어져 나가면 암적색이 된다.

음식물 속에는 헴철이라 불리는 2가철(Fe^{2+})과 비헴철이라 불리는 3가철(Fe^{3+})이 있다. 흡수율은 헴철이 10~20%, 비헴철이 1~6%로 헴철이 몇 배나 높다. 비헴철인 3가철은 결합해 있는 유기물이 위산의 작용으로 용해되어 이온 형태로 분리된 뒤 비타민 C 등의 작용으로 2가철로 환원된다. 그 후 창자에서 흡수된다.

창자에서 흡수된 철은 작은창자 점막 세포에서 3가철이 되고, 이것이 아포페리틴이라는 단백질과 결합하여 페리틴이 된다.(▶오른쪽 그림)

혈액 속(적혈구 제외) 철이 감소하면 페리틴 속 철이 수송단백질인 트랜스페린과 결합하여 혈액을 타고 운반된다.

중/요/어/구

헴과 헤모글로빈
붉은 색소 헴은 2가철과 포르피린이 결합한 복합체다. 헴에 단백질인 글로빈이 결합한 것이 헤모글로빈이다. 헤모글로빈 속의 2가철이 산소와 결합하여 산소의 운반을 담당한다.

헴철과 비헴철
식품 속의 철에는 육류(특히 간)와 어류 등 동물성 식품에 함유되어 있는 헴철과, 채소 등 식물성 식품에 함유되어 있는 비헴철이 있다. 예외적으로 달걀과 유제품은 동물성 식품이지만 비헴철이 많이 들어 있다.

체내 철 분포

소재	역할	분량	비율
적혈구	헤모글로빈에 분포하며 산소를 운반	3,000mg	60~70%
간, 지라	페리틴과 헤모시데린 형태로 저장	1,000mg	20~25%
근육	미오글로빈에 분포하며 산소를 운반·저장	130mg	3~5%
골수	페리틴 형태로 저장	130mg	4%
혈장	트랜스페린과 결합하여 운반	4mg	0.1%

창자에서 흡수된 철은 적혈구인 헤모글로빈과 결합하여 산소 운반에 이용된다. 나머지는 간과 지라에 저장된다.

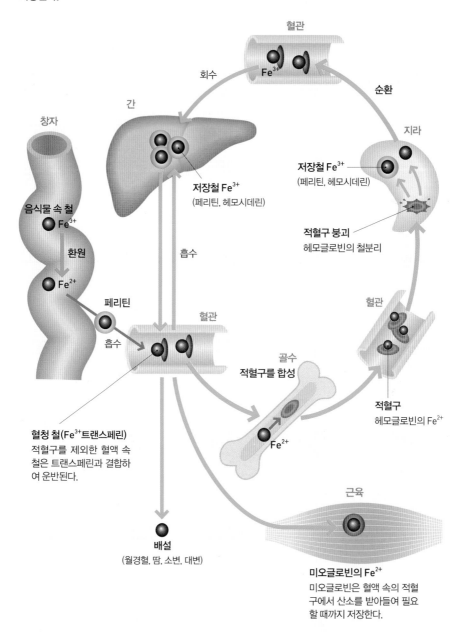

혈관

회수

Fe^{3+}

순환

간

지라

창자

저장철 Fe^{3+}
(페리틴, 헤모시데린)

저장철 Fe^{3+}
(페리틴, 헤모시데린)

음식물 속 철
Fe^{3+}

적혈구 붕괴
헤모글로빈의 철분리

환원

Fe^{2+}

흡수

페리틴

혈관

혈관

흡수

골수
적혈구를 합성

적혈구
헤모글로빈의 Fe^{2+}

혈청 철(Fe^{3+}트랜스페린)
적혈구를 제외한 혈액 속 철은 트랜스페린과 결합하여 운반된다.

Fe^{2+}

근육

배설
(월경혈, 땀, 소변, 대변)

미오글로빈의 Fe^{2+}
미오글로빈은 혈액 속의 적혈구에서 산소를 받아들여 필요할 때까지 저장한다.

167

철이 골수로 운반되면 적혈구 합성에 이용되고, 간이나 지라로 운반되면 페리틴으로서 3가철 상태로 저장된다. 또한 페리틴의 응집체인 헤모시데린 형태로도 저장된다.

미/니/지/식

육류 인자 meat factor
동물성 단백질은 헴철의 이용과 비헴철의 용해를 돕는다. 이 작용을 하는 것이 육류 인자다.

철의 흡수 촉진과 방해

식품 속에 들어 있는 철은 대부분 잘 흡수되지 않는 3가철인 비헴철이라서 철의 흡수에 영향을 주는 인자에 주의해야 한다.

흡수를 촉진하는 인자

- 비타민 C : 3가철을 2가철로 환원하여 흡수를 높인다.
- 구연산 : 철의 용해를 돕는다.
- 동물성 단백질 : 육류 인자.

흡수를 방해하는 인자

- 탄닌, 피트산 : 3가철이 2가철로 환원되기 전에 결합하여 불용성 물질이 되고 그 결과 철의 흡수를 방해한다.
- 식이섬유 : 소화관 내에서 철을 비롯한 양(금속)이온과 결합하여 대변 속으로 배설된다.

PHYSIOLOGY

철 결핍성 빈혈의 원인

철 결핍성 빈혈의 신체적 원인으로 여성의 월경에 따른 정기적인 철분 손실이 있다. 과다 월경인 경우 더 두드러진다. 또 위장이 약하거나 위절제술을 받게 되면 위산의 분비가 줄어 위에서 2가철로 제대로 환원되지 못해 철의 흡수가 줄어든다.

식사를 통한 원인으로는 섭취량이 적은 경우뿐 아니라 채식으로 비헴철만 섭취하거나, 철의 흡수를 방해하는 피트산이 풍부한 현미를 상시 먹는 경우, 또 탄닌을 함유한 레드 와인을 자주 마시는 경우 등 다양한 요인이 있다.

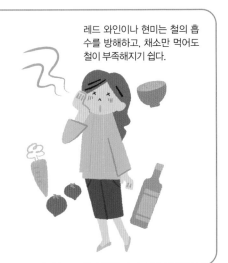

레드 와인이나 현미는 철의 흡수를 방해하고, 채소만 먹어도 철이 부족해지기 쉽다.

- 결핍증 : 철 결핍성 빈혈, 피로감, 건망증 등.
- 과잉증 : 변비, 위장의 불쾌감 등.

　남은 철은 저장이 되고, 그래도 남은 철은 배설된다. 그래서 일상적인 식생활 속에서 과잉증을 염려할 필요는 없다. 그러나 영양제(철분제) 등을 필요 이상으로 섭취하면 철이 침착되는 혈색소 침착증(hemochromatosis)을 일으킬 수 있다.

- 필요 섭취량 : (▶아래 표)

철의 식사 섭취기준(mg/일)

성별	남성				여성					
연령 등	평균 필요량	권장 섭취량	충분 섭취량	상한 섭취량	월경 비기간		월경 기간		충분 섭취량	상한 섭취량
					평균 필요량	권장 섭취량	평균 필요량	권장 섭취량		
0~5(월)	-	-	0.5	-	-	-	-	-	0.5	-
6~11(월)	3.5	5.0	-	-	3.5	4.5	-	-	-	-
1~2(세)	3.0	4.5	-	25	3.0	4.5	-	-	-	20
3~5(세)	4.0	5.5	-	25	3.5	5.0	-	-	-	25
6~7(세)	4.5	6.5	-	30	4.5	6.5	-	-	-	30
8~9(세)	6.0	8.0	-	35	6.0	8.5	-	-	-	35
10~11(세)	7.0	10.0	-	35	7.0	10.0	10.0	14.0	-	35
12~14(세)	8.5	11.5	-	50	7.0	10.0	10.0	14.0	-	50
15~17(세)	8.0	9.5	-	50	5.5	7.0	8.5	10.5	-	40
18~29(세)	6.0	7.0	-	50	5.0	6.0	8.5	10.5	-	40
30~49(세)	6.5	7.5	-	55	5.5	6.5	9.0	10.5	-	40
50~69(세)	6.0	7.5	-	50	5.5	6.5	9.0	10.5	-	40
70세 이상	6.0	7.0	-	50	5.0	6.0	-	-	-	-
임신 초기(부가량)					+2.0	+2.5	-	-	-	-
중기·후기(부가량)					+12.5	+15.0	-	-	-	-
수유부(부가량)					+2.0	+2.5	-	-	-	-

1 과다 월경(월경혈의 양이 80mL/주기 이상)인 사람을 제외하고 책정함.
(출처 : 일본인의 식사 섭취기준 2015년판)

철이 많이 들어 있는 식품
돼지고기(간) : 13.0mg
닭고기(간) : 9.0mg
재첩 : 5.3mg
바지락(生) : 3.8mg
시래기(生) : 3.1mg
(*식용 가능 부분 100g당 철 함유량)

아연(Zn)

생리적 기능

아연은 성인 체내에 약 2g 분포해 있으며 간과 피부, 안구 등 유리체, 전립샘 등에 존재한다. 탄산 탈수 효소, 젖산 탈수소 효소, 카복시펩티데이스, 알칼리 포스파테이스를 비롯한 많은 효소의 구성 성분(보조 인자)을 이루고 있으며 인체 내에서 약 200종 이상의 효소 반응에 관여한다.

DNA와 RNA의 합성에도 필요한데 부족하면 DNA 복제와 세포 분열이 억제된다.(▶아래 그림) 그로 인해 세포 분열이 활발한 피부와 점막의 건강 유지에도 영향을 미친다.

또 아연은 혈당 강하 호르몬인 인슐린의 합성(결정화)에도 필요해서 아연이 결핍되면 포도당 내성이 떨어진다.

뿐만 아니라 아연은 미각을 정상으로 유지하는 중요한 기능을 담당한다. 인간은 미각을 감지하는 조직인 미뢰를 약 9천 개 가지고 있다. 미뢰 세포는 약 1개월이라는 짧은 주기로 새로이 교체되는데 그 신진 대사에 아연이 관여하고 있어서 아연 부족이 지속되면 미뢰가 정상적으로 유지

아연과 세포 분열

아연은 징크 핑거(zinc finger)라 불리는 단백질의 성분으로 DNA 복제에 필요하다. 부족하면 세포 분열이 정상적으로 이루어지지 않는다.

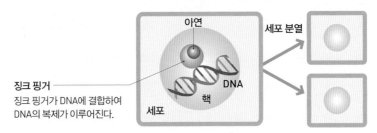

징크 핑거 — 징크 핑거가 DNA에 결합하여 DNA의 복제가 이루어진다.

아연
세포 분열
DNA
핵
세포

되지 못해 미각 이상을 일으킨다.

항산화 효소 슈퍼옥사이드 디스뮤테이스(Cu, Zn-SOD)의 성분으로서도 중요하다.

아연의 흡수율은 약 30%로 그다지 높지 않다. 샘창자와 돌창자에서 흡수되는데, 식이섬유와 피트산, 옥살산 등을 섭취하면 킬레이트 작용(164쪽)으로 흡수가 방해를 받을 수 있다. 또 창자에서 흡수될 때 철과 구리와도 길항 작용을 한다.

- 결핍증 : 만성일 때 변비, 성장 장애, 성샘 발육 장애, 피부 손상, 미각 이상 등.
- 과잉증 : 일상적인 식생활로는 과잉증에 걸릴 염려가 없지만 영양제 등을 장기간 과잉 섭취하게 되면 구리의 흡수 방해를 초래한다는 보고가 있다.
- 필요 섭취량 : (▶아래 표)

중 / 요 / 어 / 구

슈퍼옥사이드
디스뮤테이스 SOD,
superoxide dismutase
활성 산소를 환원하는 효소로
아연과 구리로 구성되어 있다.

킬레이트 chelate 작용
킬레이트는 그리스어로 게의
집게를 뜻한다. 두 개 이상의
원자가 금속 이온을 집게 사이
에 끼우는 형태로 결합하는 작
용이다. 킬레이트는 불용성이
며 배설되는 경우가 많다.
▶164쪽

아연의 식사 섭취기준(mg/일)

성별	남성				여성			
연령 등	평균 필요량	권장 섭취량	충분 섭취량	상한 섭취량	평균 필요량	권장 섭취량	충분 섭취량	상한 섭취량
0~5(월)	-	-	2	-	-	-	2	-
6~11(월)	-	-	3	-	-	-	3	-
1~2(세)	3	3	-	-	3	3	-	-
3~5(세)	3	4	-	-	3	4	-	-
6~7(세)	4	5	-	-	4	5	-	-
8~9(세)	5	6	-	-	5	5	-	-
10~11(세)	6	7	-	-	6	7	-	-
12~14(세)	8	9	-	-	7	8	-	-
15~17(세)	9	10	-	-	6	8	-	-
18~29(세)	8	10	-	40	6	8	-	35
30~49(세)	8	10	-	45	6	8	-	35
50~69(세)	8	10	-	45	6	8	-	35
70세 이상	8	9	-	40	6	7	-	35
임신부(부가량)					+1	+2	-	-
수유부(부가량)					+3	+3	-	-

(출처 : 일본인의 식사 섭취기준 2015년판)

아연이 많이 들어 있는
식품

굴 : 13.2mg
소나무 열매(生) : 6.9mg
돼지고기(간) : 6.9mg
소고기 어깨 등심 붉은 살 :
5.6mg
소고기 넓적다리 붉은 살 :
4.4mg
(*식용 가능 부분 100g당 아
연 함유량)

구리(Cu)

생리적 기능

구리는 체내에 70~100mg 분포해 있으며 약 절반이 근육과 뼈에, 그리고 약 10%가 간에, 그 밖에 뇌와 심장, 허파에도 분포해 있다.

주로 작은창자의 샘창자에서 흡수되고, 일부는 적혈구로 흡수되는데 대부분은 문맥을 통해 간으로 운반된다. 이때 세룰로플라스민이라는 단백질과 결합하여 다시 혈액으로 들어가 각 장기로 운반된다.

사이토크롬 c 옥시데이스의 구성 성분으로서 에너지가 생산되는 전자전달계에도 관여한다.

성인의 구리 흡수율은 약 20~60%로 섭취량이 적을수록 흡수율이 높다. 흡수된 구리의 약 85%는 간에서 쓸개즙을 통해 대변 속으로, 5% 이하는 콩팥에서 소변 속으로 배설된다.

구리는 약 10종류에 달하는 구리 의존성 효소의 활성 중심에 결합하

세룰로플라스민
cerulloplasmin
구리를 수송하는 간 유래 단백질. 철의 조혈 작용에도 관여한다. 헤모글로빈은 철을 함유하면 붉은색이 되는데 구리가 함유된 세룰로플라스민에서는 푸른색을 띤다.

전자 전달계
인체에서 에너지를 생산하는 TCA(구연산) 회로를 거쳐 최종 단계를 구성하고, 산소를 이용해 ATP를 생산한다. 전자의 전달이 이루어진다고 해서 붙은 명칭인데 호흡 사슬이라고도 한다.

구리의 빈혈 예방 작용

구리는 골수에서 철과 헤모글로빈의 결합을 촉진하여 빈혈을 예방한다.

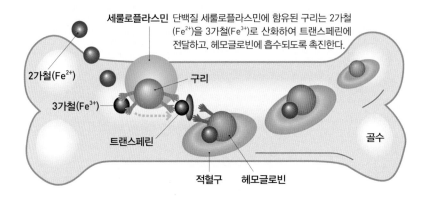

세룰로플라스민 단백질 세룰로플라스민에 함유된 구리는 2가철(Fe^{2+})을 3가철(Fe^{3+})로 산화하여 트랜스페린에 전달하고, 헤모글로빈에 흡수되도록 촉진한다.

2가철(Fe^{2+})

3가철(Fe^{3+})

구리

트랜스페린

적혈구   헤모글로빈

골수

여 다양한 생리 작용을 일으킨다. 골수에서는 헤모글로빈이 생성될 때 철의 흡수를 촉진하고, 창자에서도 철의 흡수를 돕는다. 저장 철인 페리틴이 혈청 철로 쓰이려면 구리가 미량 필요하기에, 구리가 부족하면 철 결핍성 빈혈에 걸리기 쉽다.(▶ 왼쪽 그림)

또 구리는 슈퍼옥사이드 디스뮤테이스(Cu, Zn-SOD)의 성분으로서도 중요한데, 활성 효소를 제거하여 과산화 지질의 증가를 방지한다.

- 결핍증 : 보통은 없지만 빈혈, 백혈구·호중구의 감소, 콜레스테롤·당질 대사 이상 등이 나타난다. 선천적인 구리 대사 장애는 멘케스병이라고 한다.
- 과잉증 : 다른 금속 원소에 비해 독성이 낮은 것이 특징이다. 과잉증도 잘 나타나지 않는 미네랄이지만 유전성 질환인 윌슨병에서는 체내에 구리가 과잉 축적된다.
- 필요 섭취량 : (▶아래 표)

중/요/어/구

멘케스병
Menkes disease
X염색체 열성 유전에 따른 남성 특유의 선천성 구리 대사 장애. 발육이 늦고 지능이 떨어지며 중추 신경 장애를 일으킨다.

윌슨병 Wilson's disease
상염색체의 열성 유전 질환으로 뇌와 간, 각막 등에 구리가 축적되어 간 기능 장애와 신경 장애 등을 일으킨다.

구리의 식사 섭취기준(mg/일)

성별	남성				여성			
연령 등	평균 필요량	권장 섭취량	충분 섭취량	상한 섭취량	평균 필요량	권장 섭취량	충분 섭취량	상한 섭취량
0~5(월)	-	-	0.3	-	-	-	0.3	-
6~11(월)	-	-	0.3	-	-	-	0.3	-
1~2(세)	0.2	0.3	-	-	0.2	0.3	-	-
3~5(세)	0.3	0.4	-	-	0.3	0.4	-	-
6~7(세)	0.4	0.5	-	-	0.4	0.5	-	-
8~9(세)	0.4	0.6	-	-	0.4	0.5	-	-
10~11(세)	0.5	0.7	-	-	0.5	0.7	-	-
12~14(세)	0.7	0.8	-	-	0.6	0.8	-	-
15~17(세)	0.8	1.0	-	-	0.6	0.8	-	-
18~29(세)	0.7	0.9	-	10	0.6	0.8	-	10
30~49(세)	0.7	1.0	-	10	0.6	0.8	-	10
50~69(세)	0.7	0.9	-	10	0.6	0.8	-	10
70세 이상	0.7	0.9	-	10	0.6	0.7	-	10
임신부(부가량)					+0.1	+0.1	-	-
수유부(부가량)					+0.5	+0.5	-	-

(출처 : 일본인의 식사 섭취기준 2015년판)

구리가 많이 들어 있는
식품
소고기(간) : 5.30mg
반딧불 오징어(生) : 3.42mg
꼴뚜기 : 2.96mg
볶은 참깨 : 1.68mg
호두 : 1.21mg
(*식용 가능 부분 100g당 구리 함유량)

망간(Mn)

생리적 기능

망간은 성인의 몸속에 12~20mg 분포해 있다. 전체의 25%가 뼈 속에 들어 있으며 간, 이자, 콩팥의 순으로 전신의 조직과 장기에 널리 분포해 있다. 혈청 속의 β-글로불린과 결합하여 혈장 속에 0.5~2mg/L 있다.

음식물 속의 망간은 위산에 의해 2가 이온(Mn^{2+})이 되어 용해되고, 작은창자의 샘창자에서 흡수된다. 흡수된 세포 안에서 3가 이온(Mn^{3+})으로 산화되어 능동 수송을 통해 혈액 속으로 들어가 간으로 운반된다. 대부분은 쓸개즙에서 창자로 분비되어 대변 속으로 배설된다. 쓸개즙 배설을 통해 몸속의 망간 양이 조절된다. 또 망간은 철과 동일한 경로로 흡수되기 때문에 음식물 속에 철 함유량이 많으면 망간의 흡수를 방해하여 흡수율(보통은 성인이 3~5% 정도)이 떨어진다.

망간은 피루브산 카복실레이스를 비롯한 다양한 효소의 구성 성분(보조 인자)으로서 작용한다. 피루브산 카복실레이스는 당신생에 반드시 필요한 중요한 효소다.

피루브산 카복실레이스
pyruvate carboxylase
피루브산에서 글루코스를 합성하는 당신생 경로에서 초발 반응(피루브산에서 옥살로아세트산으로 변환되는 반응)을 촉매하는 효소다.

망간과 요소 회로

망간은 효소 아르지네이스의 성분으로 요소를 생성하는 중요한 기능을 한다.

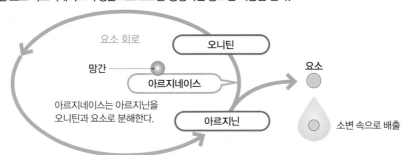

요소 회로

오니틴

망간 ── 아르지네이스

아르지네이스는 아르지닌을 오니틴과 요소로 분해한다.

아르지닌

요소

소변 속으로 배출

또 망간은 요소 회로의 마지막 단계에서 아르지닌을 요소와 오니틴으로 분해하는 효소 아르지네이스의 필수 구성 성분이다.(▶왼쪽 그림)

항산화 효소 슈퍼옥사이드 디스뮤테이스(Mn-SOD)의 구성 성분으로서 항산화 작용에도 기여하고 있다.

뼈를 만들기 위해 인산 칼슘의 형성을 촉진하는 작용도 한다.

- 결핍증 : 피부염, 뼈대사와 당질·지질 대사 저하, 운동 기능 실조 등. 일상적인 식생활에서 결핍증은 나타나지 않는다.
- 과잉증 : 일상적인 섭취량으로는 과잉증을 염려할 필요가 없다. 단, 영양제를 통해 과잉 섭취하지 않도록 주의해야 한다.
  급성 중독 시 폐렴, 만성 중독 시 파킨슨병과 유사한 중추 신경계 장애를 일으킨다.
- 필요 섭취량 : (▶아래 표)

용/어/해/설

파킨슨병
Parkinson's disease
뇌내 도파민이라는 신경 전달 물질이 감소하여 운동의 지령이 근육으로 전달되지 못해 손발이 굳고 떨림 현상이 나타나며 보행 장애 등을 유발하는 질환이다.

미/니/지/식

망간이 구성 성분인 효소
아르지네이스, 글루코실 트랜스퍼레이스, 미토콘드리아에 국소적으로 분포해 있는 슈퍼옥사이드 디스뮤테이스(Mn-SOD) 등.

망간의 식사 섭취기준(mg/일)

성별	남성		여성	
연령 등	충분 섭취량	상한 섭취량	충분 섭취량	상한 섭취량
0~5(월)	0.01	-	0.01	-
6~11(월)	0.5	-	0.5	-
1~2(세)	1.5	-	1.5	-
3~5(세)	1.5	-	1.5	-
6~7(세)	2.0	-	2.0	-
8~9(세)	2.5	-	2.5	-
10~11(세)	3.0	-	3.0	-
12~14(세)	4.0	-	4.0	-
15~17(세)	4.5	-	3.5	-
18~29(세)	4.0	11	3.5	11
30~49(세)	4.0	11	3.5	11
50~69(세)	4.0	11	3.5	11
70세 이상	4.0	11	3.5	11
임신부			3.5	-
수유부			3.5	-

(출처 : 일본인의 식사 섭취기준 2015년판)

망간이 많이 들어 있는 식품
아마란스 : 6.14mg
녹차(옥로) 침출액 : 4.60mg
생밤(일본산) : 3.27mg
멜로키아 : 1.32mg
현미밥 : 1.04mg
(*식용 가능 부분 100g당 망간 함유량)

요오드(I)

생리적 기능

요오드는 성인의 체내에 약 20~25mg 정도 함유되어 있다. 그중 70~80%가 갑상샘에 분포해 있으며 갑상샘 호르몬의 구성 성분이 된다. 갑상샘 호르몬은 교감 신경을 자극하여 에너지 대사와 단백질 합성 등 대사를 촉진하는 작용을 한다.

특히 발육, 뼈 형성, 생식 등의 생리적 기능을 조절하며 거의 모든 조직에서 에너지 대사를 항진시키는 작용을 한다. 전신의 기초 대사를 향상시키고 산소의 소비량을 증가시키는 등 세포의 신진 대사를 담당하고 있어서 성장기에는 발육 촉진, 성인기에는 활발한 대사 활동에 기여한다.

식사를 통해 섭취한 요오드는 위와 작은창자 상부에서 거의 100% 흡수가 된다. 그 대부분이 갑상샘으로 흡수된다. 요오드는 갑상샘 호르몬인 싸이록신(T_4)과 트라이아이오도싸이로닌(T_3)의 성분으로 쓰인다.

남은 혈장 속 요오드와 갑상샘 호르몬에서 해리된 요오드는 최종적으

요오드와 갑상샘 호르몬

요오드의 수에 따라 두 가지 타입의 갑상샘 호르몬이 형성된다.

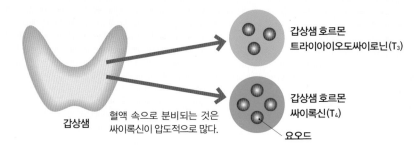

갑상샘

혈액 속으로 분비되는 것은 싸이록신이 압도적으로 많다.

갑상샘 호르몬 트라이아이오도싸이로닌(T_3)

갑상샘 호르몬 싸이록신(T_4)

요오드

로 90% 이상이 소변 속으로 배설된다.

미 / 니 / 지 / 식

해외에서의 요오드
부족

- 결핍증 : 갑상샘 자극 호르몬의 분비 항진에 따른 갑상샘의 비대화, 갑상샘종·갑상샘 기능 저하 등이 있다.

  해외에서의 요오드 부족 사례는 보고된 바 있지만 일본에서는 요오드 섭취량이 많아서(1~3mg/일) 일단 결핍이 될 염려가 없다. 단, 임신 중에 요오드가 결핍되면 사산이나 유산, 태아의 선천 갑상샘 기능 저하증을 일으킨다. 부족하면 크레틴병(선천성 갑상샘 기능 저하증) 등 정신 지체와 성장 발육 이상도 나타난다.

- 과잉증 : 갑상샘 호르몬은 요오드가 지나치게 많거나 적으면 잘 생성되지 않기 때문에 결핍증과 동일한 증상이 나타난다.

- 필요 섭취량 : (▶아래 표)

세계 각지, 특히 바다에서 떨어져 있는 내륙부에서는 요오드가 부족한 토양 지대가 있다. 그 주민들 가운데 갑상샘종이 발병하는 사례가 보고되고 있으며 예방 대책으로 요오드가 첨가된 식염이 공급된다.

요오드의 식사 섭취기준(μg/일)

성별	남성				여성			
연령 등	평균 필요량	권장 섭취량	충분 섭취량	상한 섭취량	평균 필요량	권장 섭취량	충분 섭취량	상한 섭취량
0~5(월)	-	-	100	250	-	-	100	250
6~11(월)	-	-	130	250	-	-	130	250
1~2(세)	35	50	-	250	35	50	-	250
3~5(세)	45	60	-	350	45	60	-	350
6~7(세)	55	75	-	500	55	75	-	500
8~9(세)	65	90	-	500	65	90	-	500
10~11(세)	80	110	-	500	80	110	-	500
12~14(세)	100	140	-	1,200	100	140	-	1,200
15~17(세)	100	140	-	2,000	100	140	-	2,000
18~29(세)	95	130	-	3,000	95	130	-	3,000
30~49(세)	95	130	-	3,000	95	130	-	3,000
50~69(세)	95	130	-	3,000	95	130	-	3,000
70세 이상	95	130	-	3,000	95	130	-	3,000
임신부(부가량)					+75	+110	-	-[1]
수유부(부가량)					+100	+140	-	-

1 임신부의 상한 섭취량은 2,000μg/일로 한다.
(출처 : 일본인의 식사 섭취기준 2015년판)

요오드가 많이 들어 있는 식품

해조, 어패류, 조개류 전반에 많이 함유되어 있다. 그래서 일본의 식문화에서 요오드의 섭취량은 세계적으로도 두드러지게 많다.
다시마 : 240,000μg
건 톳 : 47,000μg
자른 미역 : 8,500μg
생대구 : 350μg
생전복 : 180μg
(*식용 가능 부분 100g당 요오드 함유량)

셀레늄(Se)

생리적 기능

셀레늄은 생체 내에서는 대개 단백질과 결합한 형태로 약 13mg이 분포해 있다. 셀레늄을 함유한 단백질은 약 25종류가 있다.

셀레늄은 항산화 효소 중 하나인 글루타싸이온 페록시데이스의 필수 구성 성분으로서 체내의 과산화 물질로부터 세포를 보호한다. 그래서 같은 항산화 작용을 하는 비타민 E의 생리 작용과 공통점이 많다.

그 밖에 싸이록신(T₄)을 트라이아이오도싸이로닌(T₃)으로 변환하는 아이오도싸이로닌 탈요오드효소의 성분으로서, 갑상샘 호르몬의 활성화에 기여한다. 또 체내에서 황과 비소, 카드뮴, 수은 등과 길항 작용을 하여 이들의 독성을 경감시키고, 비타민 C의 대사도 관여한다.

셀레늄의 흡수율은 셀레늄 함유 단백질의 종류에 따라 다르며, 셀레노메티오닌의 형태로 80~90%, 셀레노시스테인의 형태로 50~70% 흡수된다.

중/요/어/구

글루타싸이온 페록시데이스glutathione peroxidase

과산화수소 등 과산화물의 활성 산소를 분해하여 불활성화를 촉매하는 효소. 셀레늄의 섭취량이 증가하면 그와 함께 혈액 속 글루타싸이온 페록시데이스의 활성치도 상승하는데, 셀레늄 섭취량이 일정량을 넘으면 활성치는 변동이 없는 상태를 유지한다.

셀레늄과 항산화 작용

셀레늄을 보조 인자로 하는 글루타싸이온 페록시데이스가 항산화 작용을 발휘한다.

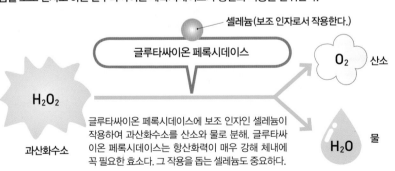

셀레늄(보조 인자로서 작용한다.)

글루타싸이온 페록시데이스

H₂O₂ 과산화수소

O₂ 산소

H₂O 물

글루타싸이온 페록시데이스에 보조 인자인 셀레늄이 작용하여 과산화수소를 산소와 물로 분해. 글루타싸이온 페록시데이스는 항산화력이 매우 강해 체내에 꼭 필요한 효소다. 그 작용을 돕는 셀레늄도 중요하다.

• 결핍증 : 케샨병, 성장 장애, 간 손상, 근육 이상, 관절염, 불임증, 면역 저하 등.

　셀레늄의 섭취가 극단적으로 적으면 다양한 병에 걸릴 위험이 높다. 발암 위험도 증가하는 것으로 알려져 있다. 곡물 등 식물성 식품의 셀레늄 함유량은 생육 토양의 셀레늄 농도의 영향을 받기 때문에 토양 속 셀레늄 농도가 높은 일본에서는 부족해지는 일이 드물다.

• 과잉증 : 셀레늄은 필수 미네랄 중에서는 독성이 강해서 과잉 섭취하면 해롭다. 만성적으로 과다 섭취했을 때 가장 많이 나타나는 증상은 손톱의 변형과 탈모다. 그 밖에 과잉증으로 피부 병변, 식욕 부진, 무력감, 빈혈, 구토 증상이 생길 수 있고, 신경 장애, 심근경색, 위장 장애, 신장 기능 부족 등 급성 중독 증상이 나타날 수 있다.

• 필요 섭취량 : (▶아래 표)

셀레늄의 식사 섭취기준(μg/일)

성별	남성				여성			
연령 등	평균 필요량	권장 섭취량	충분 섭취량	상한 섭취량	평균 필요량	권장 섭취량	충분 섭취량	상한 섭취량
0~5(월)	-	-	15	-	-	-	15	-
6~11(월)	-	-	15	-	-	-	15	-
1~2(세)	10	10	-	80	10	10	-	70
3~5(세)	10	15	-	110	10	10	-	110
6~7(세)	15	15	-	150	15	15	-	150
8~9(세)	15	20	-	190	15	20	-	180
10~11(세)	20	25	-	240	20	25	-	240
12~14(세)	25	30	-	330	25	30	-	320
15~17(세)	30	35	-	400	20	25	-	350
18~29(세)	25	30	-	420	20	25	-	330
30~49(세)	25	30	-	460	20	25	-	350
50~69(세)	25	30	-	440	20	25	-	350
70세 이상	25	30	-	400	20	25	-	330
임신부(부가량)					+5	+5	-	-
수유부(부가량)					+15	+20	-	-

(출처 : 일본인의 식사 섭취기준 2015년판)

셀레늄이 많이 들어 있는 식품

동물성 식품에 함유되어 있으며 어패류 외에 소고기에도 많이 들어 있다.
가다랑어포 : 320μg
아귀(간) : 200μg
생대구알 : 130μg
생가자미 : 110μg
참다랑어 : 110μg
생가다랑어(가을 포획) : 100μg
(*식용 가능 부분 100g당 셀레늄 함유량)

크롬(Cr)

생리적 기능

크롬은 성인의 체내에 약 2~6mg이 들어 있으며, 영양소로서 작용하는 것은 3가 크롬으로 독성이 없다. 반면 도금 등에 쓰이는 6가 크롬은 매우 강한 독성 물질이다.

인슐린 작용을 증강시키는 크로모듈린은 3가 크롬 이온이 결합한 올리고펩타이드다. 인슐린 수용체의 타이로신 카이네이스 활성을 증강시켜 글루코스(포도당)를 세포 안으로 빨아들이는 글루코스 수송체가 세포막 표면에 잘 발현될 수 있게 만든다.(▶아래 그림) 크롬이 결합되지 않은 아포형 크로모듈린에는 이러한 인슐린 활성화 능력이 없기 때문에 크롬 부족에 의해 포도당 불내성이 생긴다.

또 크로모듈린에는 지방세포의 세포막에 있는 포스포타이로신 포스파테이스를 활성화하는 작용도 있기에 크롬은 지질 대사에도 관여한다고 볼 수 있다.

용 / 어 / 해 / 설

올리고펩타이드
소수의 아미노산이 결합한 펩타이드.

타이로신 카이네이스
아미노산의 일종인 타이로신이 인산 에스터화되는 반응을 촉매하는 효소.

포스포타이로신 포스파테이스
인산화된 단백질인 타이로신에서 인산을 분리하는 효소.

크롬과 인슐린 작용

크롬이 결합한 크로모듈린은 인슐린 수용체에 결합하여 글루코스를 잘 흡수할 수 있게 만든다.

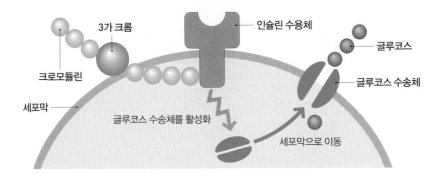

3가 크롬 / 인슐린 수용체 / 글루코스 / 크로모듈린 / 글루코스 수송체 / 세포막 / 글루코스 수송체를 활성화 / 세포막으로 이동

작은창자에서 흡수된 3가 크롬은 철결합 단백질인 트랜스페린과 결합하여 혈액을 통해 간으로 운반된다. 대부분은 흡수되었다가 소변 속으로 배설된다. 음식물로 섭취한 3가 크롬의 흡수율은 3% 미만으로 매우 낮으며, 크롬 섭취량이 적으면 흡수율은 높아진다.

- 결핍증 : 포도당 불내성, 운동 실조, 신경 장애, 체중 감소 등.
  식품 속에 광범하게 함유되어 있으며 필요량도 미량이라 일본인의 식생활에서 부족해질 일은 없다.
- 과잉증 : 흡수율이 매우 낮아 과잉 섭취에 따른 건강 이상을 일으킬 염려는 없다. 단, 영양제 등으로 다량 섭취하면 각 장기에 축적되어 간질성 폐렴 등을 일으킨다.
- 필요 섭취량 : (▶아래 표)

중/요/어/구

인슐린 insulin
이자에서 분비되는 호르몬으로 혈당치를 떨어뜨리는 작용을 한다. 섭취된 당질을 전신의 세포에 흡수시킨다.

포도당 내성
체내에서 이루어지는 글루코스(포도당)의 처리 능력을 말한다. 보통 식후 혈당치의 변화를 측정하여 판단한다. 포도당 내성이 정상이면 혈당치가 완만하게 떨어지고, 당뇨병처럼 포도당 내성에 이상이 있는 사람은 고혈당 상태가 지속된다.

크롬의 식사 섭취기준(µg/일)

성별	남성	여성
연령 등	충분 섭취량	충분 섭취량
0~5(월)	0.8	0.8
6~11(월)	1.0	1.0
1~2(세)	-	-
3~5(세)	-	-
6~7(세)	-	-
8~9(세)	-	-
10~11(세)	-	-
12~14(세)	-	-
15~17(세)	-	-
18~29(세)	10	10
30~49(세)	10	10
50~69(세)	10	10
70세 이상	10	10
임신부		10
수유부		10

(출처 : 일본인의 식사 섭취기준 2015년판)

크롬이 많이 들어 있는 식품
파래(그늘에서 건조한 것) : 41µg
잘게 썬 다시마 : 33µg
톳 : 24µg
밀크초콜릿 : 24µg
(*식용 가능 부분 100g당 크롬 함유량)

몰리브덴(Mo)

생리적 기능

성인의 체내에는 몰리브덴이 약 9mg 들어 있으며 간, 콩팥, 곁콩팥에 비교적 많이 분포해 있다.

몰리브덴은 핵산의 대사 중 퓨린체(퓨린 염기)의 분해 과정에 작용하는 중요한 효소 잔틴 옥시데이스(잔틴을 요산으로 분해한다)의 구성 성분(보조 인자)이다.(▶아래 그림) 요산은 퓨린체 대사의 최종 산물로 소변 속에 배설된다. 요산은 물에 잘 용해되지 않아서 체내에서 과잉 생산되면 관절 등에 축적되어 염증을 일으킨다. 이것이 통풍이다.(▶198쪽)

이 밖에 알데하이드 옥시데이스와 아황산 옥시데이스(함황 아미노산의 대사에 관여)의 성분으로서 유해한 아세트알데하이드와 아황산의 무독화에 관여하는 등 다양한 물질의 산화와 해독화에 필요한 미네랄이다.

중/요/어/구

퓨린체 대사
몰리브덴은 퓨린 뉴클레오타이드 대사에서 최종 노폐물인 요산의 생산을 촉진한다.

퓨린체 대사와 몰리브덴

몰리브덴을 함유하는 잔틴 옥시데이스가 퓨린체를 분해하여 요산을 생성한다.

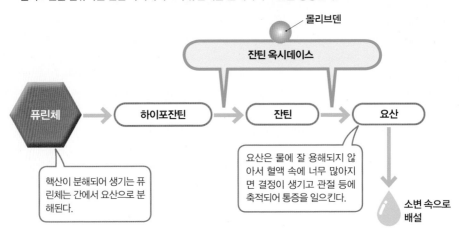

몰리브덴

잔틴 옥시데이스

| 퓨린체 | → | 하이포잔틴 | → | 잔틴 | → | 요산 |

핵산이 분해되어 생기는 퓨린체는 간에서 요산으로 분해된다.

요산은 물에 잘 용해되지 않아서 혈액 속에 너무 많아지면 결정이 생기고 관절 등에 축적되어 통증을 일으킨다.

소변 속으로 배설

또 NADPH 옥시데이스 성분이기도 하며 미토콘드리아에서 에너지 생산에도 관여한다.

섭취된 몰리브덴의 약 90%는 위와 작은창자에서 수동 수송과 능동 수송으로 쉽게 흡수되고 혈장 단백질과 결합하여 혈액을 타고 체내 각 조직으로 운반된다.

- 결핍증 : 유전 요소 이외에는 일상적인 식생활에서 부족해질 염려는 없다. 결핍되면 퓨린체 대사 장애가 나타난다.
- 과잉증 : 보통 나타나지 않는다.
- 필요 섭취량 : (▶아래 표)

몰리브덴의 식사 섭취기준(μg/일)

성별	남성				여성			
연령 등	평균 필요량	권장 섭취량	충분 섭취량	상한 섭취량	평균 필요량	권장 섭취량	충분 섭취량	상한 섭취량
0~5(월)	-	-	2	-	-	-	2	-
6~11(월)	-	-	10	-	-	-	10	-
1~2(세)	-	-	-	-	-	-	-	-
3~5(세)	-	-	-	-	-	-	-	-
6~7(세)	-	-	-	-	-	-	-	-
8~9(세)	-	-	-	-	-	-	-	-
10~11(세)	-	-	-	-	-	-	-	-
12~14(세)	-	-	-	-	-	-	-	-
15~17(세)	-	-	-	-	-	-	-	-
18~29(세)	20	25	-	550	20	20	-	450
30~49(세)	25	30	-	550	20	25	-	450
50~69(세)	20	25	-	550	20	25	-	450
70세 이상	20	25	-	550	20	20	-	450
임신부(부가량)					-	-	-	-
수유부(부가량)					+3	+3	-	-

(출처 : 일본인의 식사 섭취기준 2015년판)

몰리브덴이 많이 들어 있는 식품
건대두(브라질산) : 660μg
건녹두 : 410μg
실낫토 : 290μg
돼지고기(간) : 120μg
(*식용 가능 부분 100g당 몰리브덴 함유량)

미네랄 부족이 초조함을 유발한다?

한때 칼슘 부족이 초조함을 유발한다는 이야기가 화제였다. 그런 이야기가 나온 이유는, 뇌든 말초 신경이든 신경 세포 사이의 정보 전달에 칼슘과 마그네슘 등의 미네랄이 깊이 관여하고 있기 때문이다.

칼슘은 신경 세포 사이 또는 신경 세포와 근세포의 접합 부위인 시냅스를 활성화한다. 신경 세포에 흥분이 전달되면 칼슘 이온이 시냅스 안으로 유입되어 신경 전달 물질을 방출시켜서 다음 신경 세포 또는 근육 세포에 흥분이 전달된다. 그래서 칼슘이 부족하면 초초함 등 신경 증상이 나타나는 게 아닐까 하는 상상에서 비롯된 이야기인데, 혈액 속 칼슘 농도는 엄밀하게 유지되고 있어서(▶158쪽) 병이 걸리지 않는 한 낮아지지 않는다. 뼈에 가득 저장되어 있기 때문에 음식물을 통한 섭취가 부족해 신경 전달 작용에 영향을 주는 일은 거의 없다. 그런 걱정은 오히려 스트레스가 될 것이다.

마그네슘도 신경 전달 작용에 관여하고 있다. 신경 세포의 흥분에 따른 활동 전위의 발생(▶153쪽)의 조절을 마그네슘에 의존하고 있다. 활동 전위는 나트륨 이온이 드나들면서 발생하는데, 그 출입을 조절하는 나트륨 펌프는 마그네슘 없이는 움직이지 못한다. 그래서 마그네슘이 정말로 부족하면 초조함, 어지럼증, 신경 흥분 등의 증상이 나타난다. 마그네슘도 뼈에 저장되어 있기 때문에 일상적인 식사로 부족해지는 일은 거의 없으니 불안해 할 필요는 없다. 단, 신경 질환이 있는 사람은 주의해야 한다.

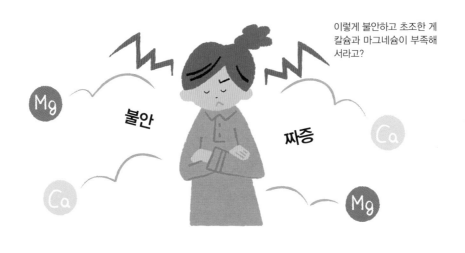

이렇게 불안하고 초조한 게 칼슘과 마그네슘이 부족해서라고?

Mg
불안
짜증
Ca
Ca
Mg

제7장

병과 영양

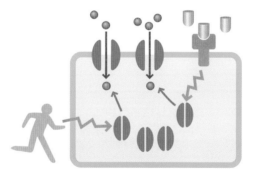

영양 장애란

영양 장애의 정의

영양 장애란 몸에 필요한 영양소의 보급이 적절히 이루어지지 못하는 상태다. 식사량의 부족이나 편식으로 몸에 필요한 영양소를 충분히 섭취하지 못하거나, 체내에서 영양소의 흡수와 이용이 원활하지 못한 경우 영양 장애를 초래하게 된다.

영양소의 섭취 상태로 보는 영양 장애는 다음과 같이 분류된다.

① 특정 영양소의 결핍 상태(▶오른쪽 표)

② 여러 영양소의 결핍 상태

③ 특정 영양소의 과잉 상태(▶오른쪽 표)

④ 비만 등으로 나타나는 여러 영양소의 과잉 상태

⑤ 각 영양소 간의 불균형

영양 장애의 정도는 신체 계측, 혈액 생화학 검사, 소화기 증상의 확인, 식이 섭취 상황의 확인 등을 통해 판정한다.

신체 계측은 몸무게와 키의 측정이 중요하다.(▶아래 표)

하루 에너지 필요 추정량(신체 활동 수준이 '보통'일 때)

남성

18~49세	2,650kcal
50~69세	2,450kcal
70세 이상	2,200kcal

여성

18~29세	1,950kcal
30~49세	2,000kcal
50~69세	1,900kcal
70세 이상	1,750kcal

혈액 생화학 검사의 지표

내장 단백질 지표가 되는 혈청 알부민과 혈청 트랜스페린 수치, 총 림프구 개수 등을 조사한다.

영양 장애의 정도

현재 체중과 이상 체중(표준 체중)의 비(%IBW)를 계산하여 영양 장애의 정도를 판정할 수 있다.

%IBW : 현 체중(kg)÷IBW(kg)×100
IBW(ideal body weight) : 이상 체중(표준 체중). 신장$(m)^2 \times 22$

	90%		80%		70%	
보통		경도 영양불량		중등도 영양불량		극도 영양불량

비타민 · 미네랄 결핍증과 과잉증

종류	명칭	결핍 증상	과잉 증상
지용성 비타민	비타민 A(레티놀)	태아 이상, 면역력 저하, 암순응 저하(야맹증), 각막 건조증	급성 중독증(뇌척수액압 상승), 만성 중독증(두통, 구토감, 피부 각질 탈락, 탈모, 근육통)
	비타민 D	구루병(영유아, 소아), 골연화증(성인), 골다공증	고칼슘 혈증(식욕 부진), 콩팥 장애, 이소성(異所性) 석회화
	비타민 E(토코페롤)	용혈성 빈혈(미숙아), 지질 과산화, 신경 · 근육 증상	과잉증은 확인되지 않음
	비타민 K	신생아 흑색변(소화관 출혈), 특발성 영아 비타민 K 결핍증(머리뼈 내 출혈), 출혈 경향	항응고제(와파린) 효과 저해, 간 기능 장애
수용성 비타민	비타민 B₁(티아민)	각기(전신 권태감, 다리 저림, 힘줄 반사 소실, 부종, 두근거림, 숨참), 베르니케 뇌증(안구 운동 마비, 보행 운동 실조)	과잉증은 확인되지 않음
	비타민 B₂(리보플라빈)	입꼬리염, 입술 발적, 결막염, 지루성 피부염	과잉증은 확인되지 않음
	니아신(니코틴산 · 니코틴아마이드)	펠라그라(피부염, 설사, 신경 정신 장애)	피부 발적, 소화관 · 간 장애
	비타민 B₆	지루성 피부염, 습진, 설염	말초 감각 신경 장애, 일광욕으로 피부 홍조
	비타민 B₁₂	세포 분화 장애(거대적아구성 빈혈-악성 빈혈), 전신 권태감	과잉증은 확인되지 않음
	엽산	거대적아구성 빈혈, 태아의 신경관 발육 불량, 호모시스테인 요증(혈증)	과잉증은 확인되지 않음
	판토텐산	체중 감소, 피부염, 탈모, 혈압 저하	과잉증은 확인되지 않음
	비오틴	피부염, 탈모, 신경 장애	과잉증은 확인되지 않음
	비타민 C(아스코르브산)	괴혈병, 피하출혈	과잉증은 확인되지 않음
다량 미네랄	나트륨(Na)	혈압 저하, 순환 혈액량 저하, 의욕 감퇴, 뼈 흡수	입 · 목마름, 부종, 혈압 상승, 콩팥 장애
	염소(Cl)	소화 불량, 위산 분비 저하	과잉증은 확인되지 않음
	칼륨(K)	피로의 지속, 저칼륨 혈증, 심정지, 근력 저하	콩팥 기능 저하 시 고칼륨 혈증
	칼슘(Ca)	골밀도 저하, 발육 불량, 칼슘 경직(근육 경직과 경련)	이소성 침착(연조직 침착, 결석), 우유 알칼리 증후군
	마그네슘(Mg)	고혈압, 말초 혈관 충혈, 순환 불량, 대사 불량, 뼈 흡수, 발육 불량, 지방변, 변비	설사, 콩팥 기능 저하 시 고마그네슘 혈증
	인(P)	발육 불량, 골밀도 저하	콩팥 기능 저하시의 고인혈증
	황(S)	발육 불량	과잉증은 확인되지 않음
미량 미네랄	철(Fe)	철 결핍성 빈혈, 발육 불량, 근력 저하	철침착증(철분제 상용, 대량 수혈에 따른)
	아연(Zn)	피부염, 미각 장애, 빈혈, 면역 기능 저하, 성장 장애, 정신 장애, 생식 이상, 창상 수복의 지연	과잉증은 확인되지 않음
	구리(Cu)	멘케스 증후군, 빈혈	윌슨병, 간 경변, 뇌 장애
	망간(Mn)	연골 형성 불량	뇌 장애
	요오드(I)	발육 장애, 지방병성 갑상샘종, 크레틴병, 갑상샘 기능 저하증	갑상샘종
	셀레늄(Se)	요오드 결핍에 따른 영향이 심각해짐, 심장 기능 상실(케샨병), 과산화 장애, 골관절염(카신 · 베크병)	피로감, 초조감, 탈모, 손발톱 변형, 소화기 · 신경 증상
	크롬(Cr)	당질 대사 이상	과잉증은 확인되지 않음
	몰리브덴(Mo)	성장 장애, 퓨린 대사 장애	과잉증은 확인되지 않음
	코발트(Co)	악성 빈혈	과잉증은 확인되지 않음

영양실조증

영양 장애 가운데 영양소의 섭취 부족으로 다양한 증상을 일으키는 병태를 영양실조증이라고 한다.

영양실조증은 보통 단백질·에너지 영양불량(PEM)과 미량 영양소 영양불량의 형태로 나타난다.

단백질·에너지 영양불량 중 WHO(세계보건기구)는 특히 아프리카 열대지역에서 많이 발생하는 콰시오커형과 마라스무스형에 주목하고 있다.(▶14쪽)

콰시오커형은 에너지는 충족되어 있지만 단백질이 부족한 저영양 상태를 말한다. 콰시오커가 되면 복부가 크게 부푼다.

반면 마라스무스형은 오랜 기간 단백질과 에너지의 섭취가 부족해 일어나는 저영양 상태다.

단백질·에너지 영양불량은 극단적인 다이어트를 하는 젊은 여성을 비롯해 거동하지 못하고 입원해 있는 환자나 홀로 사는 고령자 등에게도 나타날 수 있다.

영양 재개 증후군

저영양 상태가 오래 지속되었을 때 갑자기 고에너지 영양소를 보급하는 것은 매우 위험하다.

절식과 저영양 상태가 이어지면 당질 섭취량의 감소에 동반하여 인슐린 분비가 줄어들고, 당질 대신 유리 지방산이나, 지방의 분해로 간에서 만들어지는 케톤체(▶95쪽)가 에너지원으로 쓰인다.

이 상태에서는 세포 속 전해질, 특히 인이 고갈되어 있다. 그래서 갑작스레 당질을 공급하면 에너지원이 지질에서 당질로 교체되어 인슐린 분비가 증가하고 그에 따라 당의 흡수가 촉진된다. 그러면 세포 안에서 당질 대사가 시작된다.

이 당질 대사에 동반해서 나타나는 합병증이 영양 재개 증후군인데, 혈액 속 인과 마그네슘, 칼륨이 세포 안으로 급속히 흡수되어 저인혈증, 저마그네슘 혈증, 저칼륨 혈증을 일으킨다.(▶오른쪽 그림)

그중에서 특히 주의해야 할 것이 저인혈증이다. 저인혈증이 심해지면 심장 기능 상실, 호흡 기능 상실, 부정맥 등 다발성 장기 기능 상실을 일으켜 생명이 위험해질 수 있다.

영양 재개 증후군

영양 재개 증후군은 저영양 상태에 있던 사람에게 갑자기 고도의 영양이 공급되었을 때 체내의 전해질 분포 이상으로 나타난다.

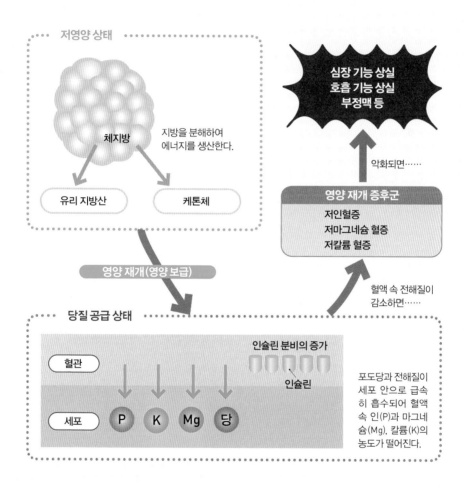

대사 증후군(메타볼릭 신드롬)

주목받는 이유

당뇨병 등의 생활습관병은 대부분 과식이나 운동 부족 등 잘못된 생활 습관이 쌓여 발병한다. 또 각각의 병은 꼭 따로따로 진행되는 것이 아니라 복부에 쌓인 내장 지방에 의한 비만(내장 지방형 비만)이 그 발병에 크게 관여하고 있다는 사실이 최근 밝혀졌다.

그래서 주목을 받게 된 것이 대사 증후군(메타볼릭 신드롬)이다.

대사 증후군의 정의

대사 증후군은 내장 지방형 비만에 더해 고혈당, 고혈압, 이상지질혈증 가운데 두 가지 이상이 해당되는 상태다.(▶아래 그림)

대사 증후군으로 진단을 받아도 각 증상은 비교적 가벼운 경우가 많은데, 이것이 합쳐지면 심근경색과 뇌졸중 등 생명과 직결된 병을 초래할 위험성이 매우 높아진다.

미/니/지/식

아디포사이토카인
adipocytokines

지방세포에서 분비되는 생리 활성 물질인 아디포사이토카인(아디포카인)에는 몸에 이로운 작용을 하는 좋은 아디포사이토카인과 해로운 작용을 하는 나쁜 아디포사이토카인이 있다. 비만이 되면 당질과 지질의 대사 장애, 혈압의 상승, 동맥경화의 진전 등을 초래하는 나쁜 아디포사이토카인의 혈중 농도가 높아진다.

WHO에 의한 명칭의 통일

2005년 WHO가 이 병태의 명칭을 메타볼릭 신드롬(Metabolic Syndrome)이라고 통일했다.

대사 증후군의 개념

대사 증후군은 내장 지방 축적에 따른 비만이 당뇨병과 이상지질혈증, 고혈압 등의 생활습관병, 나아가 동맥경화(심근경색, 뇌졸중)를 유발할 위험이 크다고 판단되어 생겨난 증후군이다.

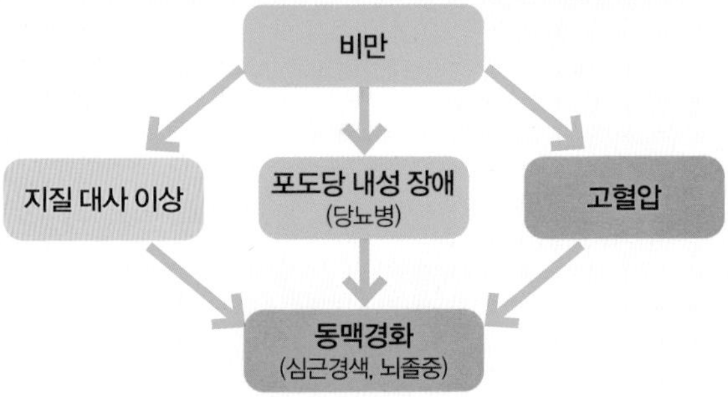

비만 → 지질 대사 이상 / 포도당 내성 장애(당뇨병) / 고혈압 → 동맥경화(심근경색, 뇌졸중)

진단 기준의 설정 목적

대사 증후군의 진단 기준은, 비만 이외에 동맥경화의 위험 인자(고혈압, 고혈당, 고 트라이글리세라이드 혈증, 저 HDL 콜레스테롤 혈증)를 여럿 가지고 있는 사람 가운데 각 인자를 유발하는 큰 요인이 지방 축적인 경우를 골라낼 수 있도록 설정되어 있다.(▶아래 그림)

이것은 동맥경화를 예방하는 데 위에 열거한 각 위험 인자에 대한 각 병태에 대해 약물 요법 등으로 치료하는 것보다, 대인자에 해당하는 내장 지방의 감량을 목적으로 하는 편이 본질적인 치료에 더 직결되기 때문이다.

또 BMI 등으로도 비만도를 판정할 수는 있지만 BMI가 기준치 내에 있음에도 내장 지방이 축적되어 있는 사례가 있어서, 그것을 놓치지 않기 위한 진단 기준이라고도 할 수 있다.(▶16쪽)

예방과 치료의 기본

대사 증후군의 예방과 치료의 기본은 내장 지방형 비만의 개선이다. 내장 지방은 피하 지방보다 더 쉽게 쌓이지만 줄이기도 더 쉽다는 특징이 있다. 원인으로 알려진 과식과 운동 부족 등 생활습관을 개선하면 내장 지방을 줄일 수 있다.

진단 기준치
진단 기준의 혈압과 혈당치는 고혈압과 당뇨병의 단독 진단 기준보다 엄격하게 설정되어 있다. 이것은 고혈압과 당뇨병 등이 발병할 우려가 있는 사람들을 사전에 선별하여 발병을 예방한다는 의미가 있다.

특정 건강 진사·특정 보건 지도
일본에서는 40~74세를 대상으로 2008년 4월부터 시작된 '특정 건강 진찰조사·특정 보건 지도'를 통해 대사 증후군의 의심 증상이 있는 사람에게는 생활 지도를 의무화하고 있다.

비만의 기준 차이
WHO의 비만 진단 기준에서는 BMI(체질량 지수) 수치가 30 이상이면 비만으로 여기는데 일본비만학회의 기준으로는 BMI 수치가 25 이상일 때 비만으로 판단한다.

대사 증후군의 진단 기준

①의 내장 지방의 축적에 더해 ②~④ 중 두 가지 이상의 항목에 해당하면 대사 증후군이라고 진단한다.

배 둘레(내장 지방 축적)
① 배꼽 기준 배 둘레가 남성 85cm 이상
여성 90cm 이상

지질 대사 장애
② 트라이글리세라이드(중성지방) 150mg/dL 이상
HDL(좋은) 콜레스테롤 40mg/dL 미만
둘 중 하나 또는 둘 다 해당

전(前)고혈압
③ 최고(수축기) 혈압 130mmHg 이상
최저(확장기) 혈압 85mmHg 이상
둘 중 하나 또는 둘 다 해당

포도당 내성 장애
④ 공복 혈당치 110mg/dL 이상

당뇨병과 영양

당뇨병이란?

당뇨병은 인슐린의 기능이 부족해 혈당치가 올라가서 고혈당 상태가 만성적으로 이어지는 대사 장애 질환군이다.

당뇨병에서 특히 문제가 되는 것은 망막과 콩팥, 신경에 생기는 합병증이다.

당뇨병은 크게 1형과 2형으로 분류한다.

1형 당뇨병은 사춘기나 소아기에 발병하는 경우가 많다. 인슐린을 분비하는 이자의 β세포가 파괴되어 절대적인 인슐린 부족 상태에 빠지는 것으로, 치료에는 인슐린 주사가 반드시 필요하다.(▶아래 표)

반면 2형 당뇨병은 성인이 된 이후에 발병하는 경우가 많은데 과식이나 운동 부족 등 잘못된 생활습관이 원인인 경우가 대부분이다. 영양과의 관계에서 특히 주의해야 할 당뇨병이 바로 이 2형이다.(▶아래 표)

인슐린의 기능과 인슐린 저항성

인슐린은 혈당치를 조절하는 호르몬으로 상승한 혈당을 근육과 지방세

당뇨병의 분류	
분류	**병태**
1형 당뇨병	이자의 B(β)세포가 80% 이상 파괴되어 대개는 인슐린의 절대 결핍 상태에 이른다. 당뇨병 혼수를 초래하는 일이 많다. 자가 면역성과 특발성이 있다.
2형 당뇨병	인슐린 분비 저하 또는 인슐린 저항성을 이유로 인슐린이 상대적으로 부족해지는 유형이다.
그 밖의 메커니즘·질환에 의한 것	유전 인자로서 유전자 이상이 동정(同定)된 것, 이자 외분비 질환, 내분비 질환, 그 밖의 질환이나 조건에 동반해 나타난다.
임신 당뇨병	임신 중에 처음 발견 또는 발병한 당 대사 장애로 당뇨병에는 이르지 않는 것.

(일본당뇨병학회 '당뇨병 치료 가이드 2014~2015'를 일부 수정)

포로 유입시켜 간에서의 글루코스가 방출되는 것을 억제하는 기능을 한다. 식사를 하면 소화관에서 흡수된 글루코스(포도당)가 혈액 속으로 들어가 혈중 글루코스 농도(혈당치)가 높아진다. 이때 혈당치의 상승을 억제하기 위해 이자에서 분비되는 것이 인슐린이다.

2형 당뇨병 환자에게는 인슐린 분비량이 적은 인슐린 분비 장애와, 분비는 되는데 그 작용이 떨어지는 인슐린 저항성 등 두 가지 사례가 일반적으로 나타난다. 인슐린 저항성은 TNF-α(종양 괴사 인자)와 레지스틴 등의 아디포사이토카인의 영향으로 나타난다.

당뇨병의 임상 진단 흐름도

당뇨병의 진단에는 만성 고혈당 확인이 필수다.

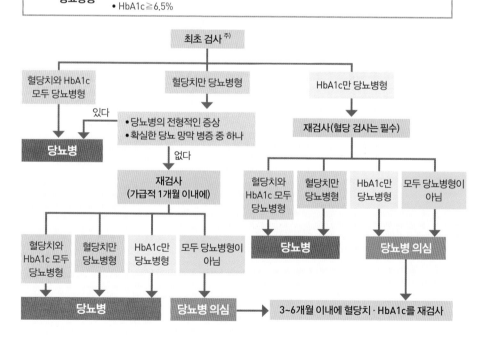

주) 당뇨병이 의심되는 경우 혈당치와 동시에 HbA1c를 측정한다. 같은 날 혈당치와 HbA1c가 당뇨병형으로 나타났다면 재검사 없이 당뇨병으로 진단한다.

당뇨병의 진단 기준

당뇨병에서는 공복 혈당치에 HbA1c 값을 함께 고려한 진단 기준이 있다. 단, 일본인에게 많이 나타나는 '무증상 당뇨병'을 자세히 알아보기 위해서 75g OGTT(경구 포도당 부하 검사)도 병용되고 있다.(▶193쪽)

당뇨병의 합병증

의식 수준이 저하되는 당뇨병 혼수와 저혈당으로 대표되는 급성 합병증과, 만성화된 고혈당 상태의 결과로서 발병하는 만성 합병증이 있다.

만성 합병증에는 당뇨병의 3대 합병증으로 알려진 당뇨 망막 병증, 당뇨 콩팥 병증, 당뇨 신경 병증 외에 당뇨발, 치주병 등이 있다.

당뇨병의 치료와 혈당 조절

당뇨병 치료의 목표는 혈당을 비롯해 체중, 혈압, 혈청 지질을 잘 조절하여 당뇨병의 합병증 발병과 병의 진행을 막고 당뇨병을 가지고 있지 않은 사람과 같은 일상생활과 수명을 누릴 수 있게 하는 데 있다.(▶아래 표)

당뇨병은 완치시킬 수는 없지만 개별 병태에 맞게 식사 요법, 운동 요법, 약물 요법을 조합하여 평생 지속적으로 치료하면서 혈당치를 조절하면 수명의 단축 없이 건강한 사람과 다를 바 없는 일상을 보낼 수 있다.

혈당 조절 목표

목표	조절 목표치[주4]		
	혈당 정상화를 지향할 때의 목표 [주1]	합병증 예방을 위한 목표 [주2]	치료 강화가 어려울 때의 목표 [주3]
HbA1c(%)	6.0 미만	7.0 미만	8.0 미만

치료 목표는 연령, 유병(有病) 기간, 장기 손상, 저혈당의 위험성, 지원 체제 등을 고려하여 개별로 설정한다.

주1) 적절한 식이 요법과 운동 요법만으로 달성할 수 있는 경우 또는 약물 요법 중에서도 저혈당 등의 부작용 없이 달성 가능한 경우의 목표.

주2) 합병증 예방의 관점에서 HbA1c의 목표치를 7% 미만으로 한다. 대응하는 혈당치는 공복 혈당치 130mg/dL 미만, 식후 2시간 혈당치 180mg/dL 미만을 대략적인 기준으로 한다.

주3) 저혈당 등의 부작용 및 그 밖의 이유로 치료의 강화가 어려운 경우의 목표.

주4) 모두 성인에 대한 목표치이며 임신 사례는 제외함.

식사 요법의 포인트

식사 요법에서는 영양의 균형에 신경 쓰고 혈당치를 급격하게 올리는 식사를 피해야 한다. 그래야 인슐린의 필요량을 줄여 급격한 당 흡수를 억제할 수 있다. 섭취 에너지 뿐 아니라 GI 값과 식이섬유의 기준 섭취량을 참고하여 몸에 부담이 적은 식생활을 염두에 두는 것이 중요하다. 보통 식이섬유가 많거나 산 또는 섬유질 형태인 것은 소화하는 데 오래 걸려서 GI 값이 낮아진다.

운동 요법의 포인트

운동을 하면 인슐린이 없어도 GLUT4의 작용으로 글루코스가 근조직에 유입되어 고혈당을 억제할 수 있다.(▶아래 그림) 또 운동은 인슐린 저항성의 개선과 감량에도 효과가 있다.

운동 요법의 효과는 단기간에 나타나는 것과 장기간에 걸쳐 서서히 나타나는 것이 있다. 식후 고혈당인 시점에서 동맥경화가 진행되는 경우가 많으므로 이를 방지하려면 식후 운동이 중요하다.

중/요/어/구

GI 값 glycemic index
탄수화물이 소화된 뒤 당으로 변화되어 혈당치를 상승시키는 속도를 상대적으로 수치화한 것. 혈당 지수.

GLUT4
글루코스(포도당)가 근조직의 세포 안으로 들어가려면 세포 내부에 있는 글루코스 트랜스포터인 GLUT4가 필요하다. GLUT4는 운동에 의해 근육이 수축되면 그것이 자극이 되어 인슐린의 기능이 떨어져도 세포 표면에 떠오르는 양이 많아진다. 또 운동을 계속하는 동안 세포 속에 있는 GLUT4의 총량도 늘어나서 글루코스의 유입이 많아진다.

운동과 GLUT4

GLUT4는 보통 이자에서 분비되는 인슐린의 지령으로 활성화되어 포도당(글루코스)을 근육 세포 속으로 유입시키는데 운동에 의해서도 활성화가 된다.

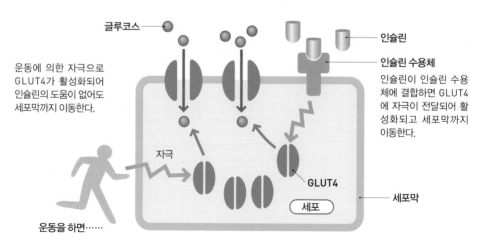

운동에 의한 자극으로 GLUT4가 활성화되어 인슐린의 도움이 없어도 세포막까지 이동한다.

글루코스

운동을 하면……

자극

GLUT4

세포

인슐린

인슐린 수용체
인슐린이 인슐린 수용체에 결합하면 GLUT4에 자극이 전달되어 활성화되고 세포막까지 이동한다.

세포막

이상지질혈증과 영양

이상지질혈증이란

혈액 속 지질(혈청 지질)이 지나치게 많아진 상태를 이상지질혈증이라고 한다. 진행되면 혈관이 막히는 동맥경화가 일어나 심근경색과 뇌경색의 원인이 된다.

이상지질혈증은 대부분 여러 가지 잘못된 생활습관의 축적으로 발병한다. 그 예로 과식, 고지방식의 과식, 운동 부족 등 나쁜 생활습관과 그 결과 생기는 비만을 꼽을 수 있다.

이상지질혈증을 예방하려면 적절한 식생활을 유지하는 것이 무엇보다도 중요하다.

혈청 지질의 종류

혈청 지질은 주로 콜레스테롤, 트라이글리세라이드(중성지방), 인지질, 유리 지방산으로 구성되어 있다.

지질은 보통 물에 녹지 않는다. 그래서 유리 지방산을 제외한 혈청 지질은 아포 단백질이라 불리는 단백질군과 결합하여 리포 단백질(▶50쪽)이라는 입자를 만든 뒤 수용성이 되어 혈액을 타고 이동한다. 또 유리 지방산은 알부민과 결합한 뒤 수용성이 되어 혈액 속에 존재한다.

이상지질혈증의 진단 기준

고 LDL 콜레스테롤 혈증, 저 HDL 콜레스테롤 혈증, 고트라이글리세라이드 혈증 가운데 하나라도 해당되면 이상지질혈증이라고 진단한다.
(▶오른쪽 그림)

식생활 포인트

이상지질혈증에서 식생활의 포인트는 다음과 같다.

혈청
혈액을 용기에 담아두면 세포 성분과 응고 성분이 분리되면서 담황색을 띤 투명한 액체가 나타난다. 이때 상층액이 혈청인데, 여기에는 수분 외에 혈액 속 면역 항체와 다양한 영양소, 노폐물이 들어 있다.

좋은 콜레스테롤
HDL에는 혈관에 달라붙은 콜레스테롤을 간으로 되돌리는 기능이 있어서 동맥경화를 예방해준다. 그래서 HDL에 들어 있는 콜레스테롤은 좋은 콜레스테롤이라고 불린다. 반면 LDL에 들어 있는 콜레스테롤은 나쁜 콜레스테롤로 불린다.

지질 대사를 촉진하는 비타민
비타민 E는 혈액 순환을 촉진하여 LDL을 줄이고 HDL을 늘린다. 또 비타민 C는 혈관에 탄력을 주는 콜라겐의 재료가 된다.

① 영양이 균형 잡힌 식사를 한다.

② 섭취 총 에너지량을 줄이고 적정 체중을 유지한다.

③ 동물성 지방에 많이 함유되어 있는 포화 지방산보다 식물이나 생선 기름에 많이 들어 있는 불포화 지방산을 많이 섭취한다.

④ 비타민과 미네랄, 식이섬유도 충분히 섭취한다.

⑤ LDL 콜레스테롤이 높은 사람은 콜레스테롤을 많이 함유한 식품을 피한다. 중성지방이 높은 사람은 설탕과 과일 등 당질과 알코올의 섭취를 줄인다.

미/니/지/식

콜레스테롤의 합성

콜레스테롤은 식사 시 하루당 0.3~0.5g 섭취하게 되는데 체내에서도 약 0.8~1.0g 합성된다. 그래서 음식물을 통해 콜레스테롤 섭취를 하지 않아도 소량이나마 혈액 속에는 콜레스테롤이 존재한다.

이상지질혈증의 진단 기준

일본동맥경화학회에 따른 이상지질혈증의 진단 기준과 증상은 아래와 같다.

*혈청 지질치는 공복 시에 채혈한 혈액으로 측정한다.

고 LDL 콜레스테롤 혈증

LDL 콜레스테롤이 증가. 혈관 벽에 콜레스테롤이 달라붙기 쉬운 상태로 동맥경화를 촉진한다.

LDL 콜레스테롤 140mg/dL 이상

주 : LDL 콜레스테롤은 다음 식으로 계산한다.

• 트라이글리세라이드가 400mg/dL 미만인 경우
LDL 콜레스테롤
=총 콜레스테롤−HDL 콜레스테롤
−트라이글리세라이드÷5

• 트라이글리세라이드가 400mg/dL 이상이거나 식후 채혈했을 때
non−HDL 콜레스테롤을 사용하며 그 기준은 LDL 콜레스테롤+30mg/dL로 한다.
non−HDL 콜레스테롤
=총 콜레스테롤−HDL 콜레스테롤

경계역 고 LDL 콜레스테롤 혈증

LDL 콜레스테롤이 증가. 여기에 해당하면 고 위험 병태가 없는지 검토하고, 치료를 고려한다.

LDL 콜레스테롤 120~139mg/dL

주 : 경계역 고 LDL 콜레스테롤 혈증을 보이는 경우는 고 위험 병태가 없는지 검토하고, 치료를 고려한다.

저 HDL 콜레스테롤 혈증

HDL 콜레스테롤이 감소. HDL의 감소는 동맥경화의 악화를 초래한다.

HDL 콜레스테롤 40mg/dL 미만

고 트라이글리세라이드 혈증

트라이글리세라이드(중성지방)가 높은 VLDL이 증가. 혈청 백탁 현상이 나타난다. 혈액이 응고되어 혈관 내에 혈전이 생기기 쉬운 상태다.

트라이글리세라이드 150mg/dL 이상

통풍과 영양

통풍과 고요산 혈증

통풍은 혈액 속 요산이 증가하는 고요산 혈증이 원인으로 발생하는 관절염이다. 고요산 혈증이 지속되면 혈액에 용해되지 못한 요산이 관절 내에 침착되어(요산 결정) 극심한 통증을 동반한 염증이 생긴다.

혈청 요산치가 7.0mg/dL을 넘으면 고요산 혈증으로 진단한다. 또한 통풍은 남성이 압도적으로 많이 걸리며 발과 무릎 관절, 특히 엄지발가락 관절에 잘 나타난다.

고요산 혈증과 생활습관

통풍과는 달리 그 원인이 되는 고요산 혈증은 병의 증상이 거의 나타나지 않는다. 그러나 고요산 혈증은 대사 증후군과 관련이 깊으며 동맥경화를 일으키는 큰 요인 중 하나다.

고요산 혈증과 통풍을 예방하려면 식사를 중심으로 생활습관을 개선해 나가는 것이 매우 중요하다.

식생활에서 주의할 점

식생활에서는 다음과 같은 점에 주의해야 한다.

① 에너지를 적정량 섭취한다.
② 요산을 생산하는 퓨린체를 많이 함유한 음식의 섭취를 제한한다.(▶오른쪽 표)
③ 음주를 절제한다.(특히 퓨린체가 많이 함유된 맥주)
④ 요산이 소변에 잘 용해되도록 채소와 감자류, 해조류 등을 충분히 섭취한다.(소변의 알칼리화 촉진)
⑤ 수분을 충분히 섭취한다.(요산을 배출하는 요량의 증가) 단, 탄산음

미 / 니 / 지 / 식

요산과 퓨린체
요산은 세포 속의 핵산(DNA, RNA)이나 ATP 등의 에너지 전달 물질을 구성하는 퓨린체의 최종 대사물이다. 간에서 퓨린체가 대사되어 생성된 요산은 콩팥에서 노폐물로 여과되어 소변 속으로 배출된다. 단, 요산 배출량에도 한계가 있어서 공급이 배출을 웃돌면 요산은 혈액 속에 축적된다.

고요산 혈증의 유형
고요산 혈증은 그 발병 원인에 따라 '요산 생산 과잉형', '요산 배설 저하형', 그리고 이 두 가지가 혼재된 '혼합형'으로 분류된다.

여성과 통풍
여성은 에스트로겐(난포 호르몬)의 기능으로 요산의 배출이 촉진되어 고요산 혈증과 통풍의 발생률이 낮다.

통풍의 합병증
콩팥 장애(통풍 콩팥), 요로 결석증 등이 있다.

요산의 용해도
요산은 산성뇨에는 잘 용해되지 않으나 알칼리성뇨에는 잘 용해된다.

료나 주스 등 당질이 많은 음료는 에너지가 높으므로 피한다.

⑥ 염분을 피한다.

⑦ 식사 시 영양의 균형을 염두에 둔다.

여기서 주의할 것은, 퓨린체의 섭취 제한보다 오히려 에너지를 섭취량에 신경 쓰는 것이 더 중요하다는 점이다. 특히 비만인 경향이 있다면, 당뇨병 치료에 준하는 수준으로 에너지를 적정량만 섭취하는 것이 식생활 개선의 첫걸음이라 할 수 있다.

또 퓨린체의 섭취 제한을 권장하지만 저퓨린체식을 엄격하게 지키기란 불가능에 가깝기 때문에 고퓨린체식을 최대한 피하는 방향으로 하면 된다.

또 퓨린체의 유무에 관계없이 알코올은 자체 대사를 통해 혈청 요산치를 상승시킨다. 퓨린체가 많이 함유된 맥주는 특히 주의해야 한다. 종류를 불문하고 과잉 섭취는 엄금이다.

퓨린체가 많은 식품과 적은 식품

	함유량(100g 중)	주요 식품
매우 많다	300mg~	닭 간, 건정어리, 벤자리 정소, 아귀 간 찜
많다	200~300mg	돼지 간, 소 간, 가다랑어, 정어리, 대하, 건전갱이, 건꽁치
적다	50~100mg	장어, 빙어, 돼지 등심, 돼지 삼겹살, 소 어깨 등심, 소 혀, 양고기, 본레스 햄, 프레스 햄, 베이컨, 생선완자 어묵, 시금치, 콜리플라워
매우 적다	~50mg	콘비프(염장 소고기), 어육 소시지, 어묵, 원통형 어묵 구이, 튀김 어묵, 건청어알, 연어알, 비엔나소시지, 두부, 우유, 치즈, 버터, 달걀, 옥수수, 감자, 고구마, 쌀밥, 빵, 우동, 메밀국수, 과일, 양배추, 토마토, 당근, 무, 배추, 해조류

식품 100g당 퓨린체를 200mg 이상 함유한 식사를 '고퓨린체식'이라고 부른다.
(참고 : 고요산혈증·통풍 치료 가이드라인 2010년판)

동맥경화성 질환과 영양

발병 원인은 동맥경화

동맥경화를 원인으로 발병하는 협심증·심근경색 등의 심장 동맥 질환, 뇌경색·뇌졸중 등의 뇌혈관 질환, 폐색성 동맥경화증 등의 병을 합쳐서 동맥경화성 질환이라고 한다.(▶ 오른쪽 그림)

동맥경화란 동맥벽이 탄력을 잃고 점차 굳는 것이다. 보통 흔히 볼 수 있는 것이 혈관 내막에 콜레스테롤 등이 달라붙어 죽 상태의 죽종(플라크)이 형성되는 죽상 경화(아테롬 동맥경화)다. 동맥경화가 진행되면 혈관 안쪽이 좁아져 혈액 순환이 악화된다.(▶ 202쪽)

동맥경화는 흡연, 운동 부족 등 잘못된 생활습관과 가령(加齡), 비만, 고혈압, 이상지질혈증, 당뇨병 등의 위험 인자가 겹쳐 발병하기 쉬운 상태가 된다.

동맥경화의 증상과 유발하는 병태

죽상 경화는 대동맥, 뇌동맥, 심장을 싸고 있는 심장 동맥, 콩팥 동맥이 시작되는 부분, 넙다리 동맥 등의 대·중동맥에서 나타난다.

유발하는 병태는 동맥경화의 발병 부위에 따라 다르다.

경동맥과 뇌동맥의 경화는 뇌경색, 심장 동맥의 경화는 허혈 심장 질환, 배대동맥의 경화는 주로 동맥 자루나 해리성 대동맥자루를 일으킨다.

또 하지의 동맥경화는 간헐 절뚝거림의 원인이 되어 콩팥 동맥의 경화는 콩팥 혈관성 고혈압과 허혈성 콩팥병증을 일으킨다.

동맥경화와 영양 관리

동맥경화의 억제를 위한 영양 관리는 혈압을 안정시키고 총 콜레스테롤 수치를 떨어뜨려 혈액 응고를 막는 데 중점을 둔다. 핵심은 다음과 같다.

중/요/어/구

폐색성 동맥경화증
동맥경화가 진행되고 다리 혈관이 좁아져 막혀서 혈류를 충분히 확보하지 못하는 병.

간헐 절뚝거림
다리 동맥경화에 의해 일정 거리를 걸으면 장딴지에 쑤시는 듯한 통증과 저림이 나타난다. 휴식을 하면 개선되며 한 번에 걸을 수 있는 거리가 거의 일정하다는 특징이 있다.

미/니/지/식

산화 LDL과 동맥경화
LDL이 산화되면 이를 이물로 판단한 백혈구(큰 포식 세포)의 탐식이 시작된다. 산화된 LDL을 다 삼킨 큰 포식 세포는 사체가 되어 동맥벽에 쌓이고 그 결과 동맥경화가 일어난다.

동맥경화가 진행되어 혈액 순환이 악화되면 영양과 산소가 제대로 공급되지 못해 아래와 같이 병을 유발한다.

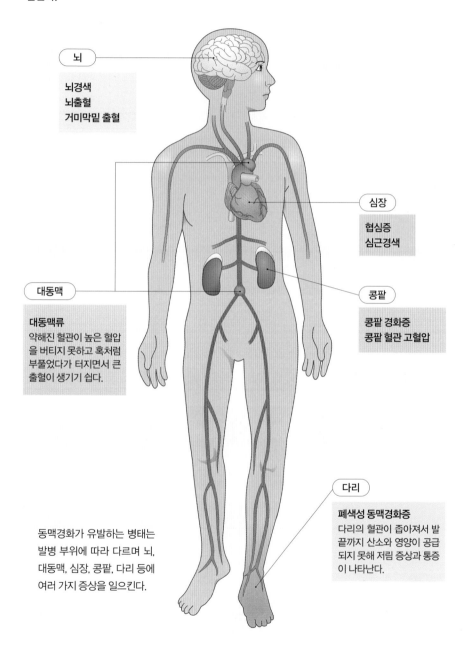

뇌

뇌경색
뇌출혈
거미막밑 출혈

심장

협심증
심근경색

대동맥

대동맥류
약해진 혈관이 높은 혈압
을 버티지 못하고 혹처럼
부풀었다가 터지면서 큰
출혈이 생기기 쉽다.

콩팥

콩팥 경화증
콩팥 혈관 고혈압

다리

폐색성 동맥경화증
다리의 혈관이 좁아져서 발
끝까지 산소와 영양이 공급
되지 못해 저림 증상과 통증
이 나타난다.

동맥경화가 유발하는 병태는
발병 부위에 따라 다르며 뇌,
대동맥, 심장, 콩팥, 다리 등에
여러 가지 증상을 일으킨다.

① 적정 음주.

② 비만의 개선(체중 관리).

③ 염분 제한.

④ 칼륨(녹황색 채소, 과일)을 적극적으로 보충.

⑤ 콜레스테롤 제한.

⑥ 대두 단백질과 n-3계 다가 불포화 지방산을 섭취.

⑦ 식이섬유의 섭취를 늘린다.

이와 더불어 운동 부족과 흡연 등 나쁜 생활습관을 개선하는 것과 스트레스와 피로를 쌓아두지 않는 것도 중요한 포인트다.

동맥경화의 메커니즘

콜레스테롤 잉여분이 혈관벽 안쪽에 쌓이면 혈액이 지나는 길이 좁아져서 혈관 벽이 굳는다. 이 상태가 동맥경화다.

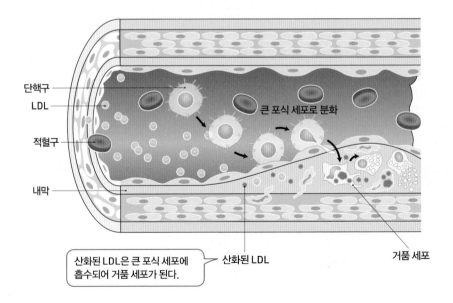

단핵구

LDL

적혈구

내막

큰 포식 세포로 분화

산화된 LDL은 큰 포식 세포에 흡수되어 거품 세포가 된다.

산화된 LDL

거품 세포

그 밖의 동맥경화성 질환에서의 영양 케어

영양 관리의 핵심은 동맥경화의 기준에 준한다. 특히 다음 사항에 주의
하도록 하자.

① 협심증, 심근경색, 뇌경색 등의 치료로 항응고제인 와파린을 복용
하고 있을 때는 혈액을 응고시키는 비타민 K가 들어 있는 녹황색
채소의 섭취량을 보통 범위로 제한한다. 클로렐라와 낫토는 섭취
를 금한다.

② 협심증과 심근경색 등 허혈 심장 질환이 있다면 칼슘과 마그네슘
의 섭취가 중요하다.

③ 심장 기능 상실 등으로 부종과 가슴막 삼출액 저류가 나타날 때는
수분 섭취량을 제한한다.

그 밖에 당뇨병이 있을 때는 혈당 조절에도 신경을 써야 한다.

미/니/지/식

트랜스 지방산
마가린과 포테이토 칩 등에 함
유되어 있는 트랜스 지방산은
LDL 콜레스테롤을 증가시켜
서 동맥경화의 위험 인자 중
하나로 여겨진다.

칼슘과 마그네슘
마그네슘은 근육의 수축과 에
너지 대사에 필요하며 혈액 속
에서는 칼슘과의 균형이 중요
하다. 마그네슘이 부족하여
Ca/Mg 비율이 지나치게 커지
면 혈관의 석회화가 진행되어
심근경색의 위험이 커진다.

PHYSIOLOGY

일본과 프랑스의 식사 사정

일본인은 원래 수육류보다 대두나 어패류 등을 많이 먹어왔다. 어패류에
는 중성지방을 줄여주는 n-3계 다가 불포화 지방산이 많이 함유되어 있
다. 뿐만 아니라 n-3계 다가 불포화 지방산의 하나인 아이코사펜타엔산
(EPA)에는 동맥경화의 진행을 억제하는 기능도 있다. 지질 관리 측면에서
볼 때 전통적인 일본식은 매우 유익하다고 볼 수 있다.

그렇다면 수육류를 선호하는 서구인들에게는 모두 동맥경화가 많이 발
생할까? 꼭 그렇지도 않다.

프랑스인을 예로 들어보자. 그들은 심지어 버터도 많이 먹어서 총 지질
섭취량이 상당할 텐데, 그럼에도 총 콜레스테롤 수치는 서양에서 가장 낮
고, 허혈 심장 질환의 발병률도 결코 높지 않다. 이것은 조리에 사용하는
올리브유에 함유된 1가 불포화 지방산인 올레인산과, 와인에 함유된 페놀
화합물의 영향인 것으로 알려져 있다.

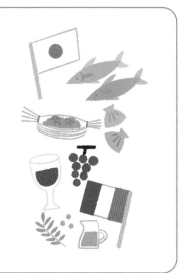

간 질환과 영양

간의 기능과 간 장애

간은 우리 몸에서 제일 큰 장기다. 주 기능은 영양소의 대사(저장, 재합성), 유독 물질의 해독, 담즙의 생성으로 '몸속의 화학 공장'이라고 일컬어진다.(▶36쪽)

간은 다양한 원인으로 장애가 발생한다. 병태도 다양한데 영양 관리에 특별히 신경 써야 하는 것이 간경변, 알코올성 간염, 지방간 등 세 가지다.

간경변과 식생활

간경변은 만성 간염으로 진행된 상태다. 손상된 간세포를 수복시킬 때 생성되는 섬유(콜라겐)라는 단백질이 간 전체로 퍼져(간 섬유화) 간은 바위처럼 굳으면서 축소된다.

간경변이 되면 에너지 소비량의 항진, 인슐린 저항성에 의한 포도당 내성 장애, 고글루카곤 혈증 등으로 몸속 단백질이 부족해지고 질소도 소실된다.(▶오른쪽 그림)

식생활의 포인트는 다음과 같다.

① 야식으로 에너지를 보충하여 아침에 저영양 상태가 되는 것을 막는다.
② 피셔 비율(BCAA/AAA)을 고려한 단백질 보충을 염두에 둔다.
③ 지방 섭취를 제한.(지질 에너지 비율 20~25%/일)
④ 염분 감량과 수분 조정.
⑤ 부드러운 음식물을 섭취.
⑥ 변비를 고려한 식사.

중/요/어/구

쓸개즙
쓸개에서 만들어진 갈색 액체. 지질의 분해와 지용성 비타민의 소화·흡수를 돕는다. 쓸개에 일시적으로 축적되었다가 샘창자로 분비된다.

글루카곤 glucagon
혈당치를 올리는 강력한 호르몬. 이자의 α세포에서 만들어진다. 간에 저장된 글리코겐을 글루코스(포도당)로 분해하는 것을 촉진하고 아미노산에서 글루코스의 합성을 촉진한다.

용/어/해/설

피셔 비율 Fischer's ratio
BCAA(발린·류신·아이소류신)과 AAA(페닐알라닌·타이로신)의 비율. 실제로 간경변에서는 아미노산 대사 장애가 있어서 가지 사슬 아미노산(BCAA)이 감소하고 방향족 아미노산(AAA)이 증가한다.

비보상기
간경변에는 보상기(전기)와 비보상기(후기)가 있다. 보상기에는 병변부가 작아 남은 간세포로 파괴된 세포 분을 보상하여 간 기능을 유지한다. 반면 비보상기에는 병변부가 커져서 남은 간세포로는 간 기능을 충분히 유지하기 어렵다.

알코올성 간염과 식생활

음주를 제한하는 것이 무엇보다 중요하다. 병이 진행되어 간 전체가 손상되었다면 금주해야 한다.

지방간과 식생활

지방간은 간세포 안에 중성지방이 과도하게 채워져 있는 상태를 말한다. 비만과 과식, 당뇨병, 과도한 음주 등으로 생긴다. 지방간은 대부분 증상이 없으며 영양 관리와 운동으로 개선할 수 있다. 단, 비알코올성 지방간염(NASH)처럼 알코올성 간염과 같은 염증을 일으켜 간경변으로 이행하는 것도 있다.

간경변의 병태

비보상기의 간경변에서는 황달과 복수, 간성뇌증 등의 증상과 합병증이 나타난다. 영양 관리는 이른 시기, 즉 명확한 자각 증상이 나타나기 전에 시작하는 것이 효과적이다.

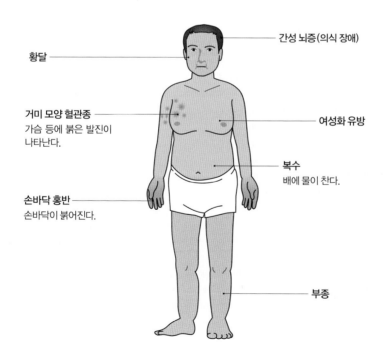

황달

간성 뇌증(의식 장애)

거미 모양 혈관종
가슴 등에 붉은 발진이 나타난다.

여성화 유방

복수
배에 물이 찬다.

손바닥 홍반
손바닥이 붉어진다.

부종

콩팥 질환과 영양

콩팥과 질환

콩팥은 배대동맥의 좌우에 있는 한 쌍의 장기로 크기는 주먹만 하다. 혈액을 여과하여 노폐물을 소변 속으로 배출하는 등 체액(수분량, 전해질)과 혈압의 조정에 필요한 호르몬을 만드는 기능을 한다.

콩팥병은 콩팥의 기능이 떨어지는 병이다. 콩팥 기능을 떨어뜨리는 고혈압, 고혈당, 이상지질혈증에 주의해야 하며 이를 악화시키는 흡연, 과도한 음주, 운동 부족 등의 나쁜 생활습관도 개선하는 것이 발병과 병의 진행을 억제하는 첫걸음이다.

콩팥병은 만성화되면 단백질을 비롯한 식사 제한이 필요하며, 더 깊이 진행되면 투석 치료가 필요하다.

콩팥의 기능

크게 배설 기능과 내분비 기능으로 나눌 수 있다.

① 배설 기능(세포외액의 항상성 유지)
- 노폐물의 배설(소변)
- 수분·전해질의 조정
- 체액량·삼투압의 조정(▶110쪽)
- 산 염기 평형(▶116쪽)

② 내분비 기능
- 혈압의 유지와 조절(▶오른쪽 그림)

콩팥에서 분비되는 레닌은 혈압 조절 기구인 레닌-앤지오텐신-알도스테론계에서 작용하며 혈압을 높이고 콩팥으로 가는 혈류량을 늘리는 방향으로 작용한다.

- 적혈구의 생산

중/요/어/구

산 염기 평형
체액의 pH가 7.35 미만(산성으로 기욺)을 산증(acidosis), 7.45 초과(알칼리성으로 기욺)를 알칼리증(alkalosis)라고 한다.(▶114쪽) 혈액은 이 산 염기 평형을 허파(호흡성)와 콩팥(대사성)의 작용으로 조절한다.

미/니/지/식

콩팥 기능 검사의 기준값
① 크레아티닌 제거율(Ccr)
남성 90~120mL/분/1.73m²
여성 80~110mL/분/1.73m²
② 혈청 크레아티닌(Cr)
남성 0.7~1.1mg/dL
여성 0.5~0.9mg/dL
③ 혈중 요소 질소(BUN)
7~19mg/dL
④ 혈청 요산치(UA)
남성 4.7~7.0mg/dL
여성 3.0~5.5mg/dL
⑤ 토리 여과량(GFR)
100mL/분/1.73m²

콩팥은 적혈구 생산을 촉진하는 호르몬인 적혈구 생성소(erythropoietin)를 분비한다. 콩팥의 기능이 떨어지면 이 호르몬의 분비가 줄고 적혈구가 감소하여 빈혈을 일으킨다.

혈압이 유지되는 원리

혈압이 올라가는 것은 콩팥에서 레닌이라는 혈압 조절 호르몬이 분비되기 때문이다. 혈압 상승은 레닌의 분비로 시작되는 연쇄 반응을 통해 일어난다.

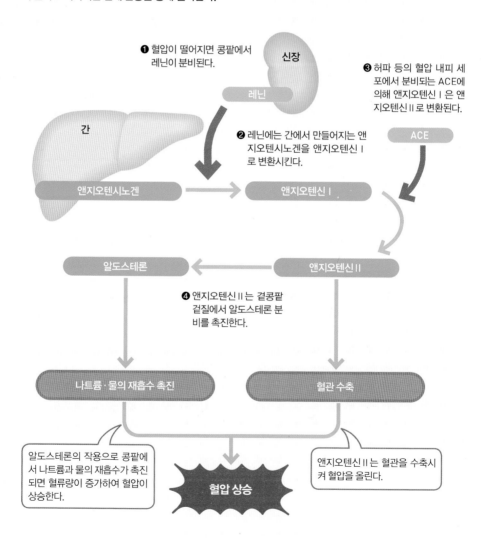

❶ 혈압이 떨어지면 콩팥에서 레닌이 분비된다.

신장

레닌

❸ 허파 등의 혈압 내피 세포에서 분비되는 ACE에 의해 앤지오텐신 I 은 앤지오텐신 II 로 변환된다.

간

❷ 레닌에는 간에서 만들어지는 앤지오텐시노겐을 앤지오텐신 I 로 변환시킨다.

ACE

앤지오텐시노겐 → 앤지오텐신 I

알도스테론 ← 앤지오텐신 II

❹ 앤지오텐신 II 는 겉콩팥 겉질에서 알도스테론 분비를 촉진한다.

나트륨·물의 재흡수 촉진

혈관 수축

알도스테론의 작용으로 콩팥에서 나트륨과 물의 재흡수가 촉진되면 혈류량이 증가하여 혈압이 상승한다.

혈압 상승

앤지오텐신 II 는 혈관을 수축시켜 혈압을 올린다.

• 비타민 D의 활성화(뼈의 대사)

만성 콩팥병과 영양 관리

만성적으로 콩팥의 기능이 떨어지는 모든 콩팥병을 만성 콩팥병(CKD)이라고 한다.

초기 증상은 거의 없지만 진행하면 말기 콩팥 기능 부족이 되어 투석과 콩팥 이식이 필요해지고, 동맥경화를 유발하여 뇌졸중이나 심근경색을 일으킬 수 있다.

콩팥 기능의 저하를 억제하려면 영양 관리도 매우 중요하다. 일본콩팥학회의 가이드라인에서는 토리 여과량(GFR)에 따라 병의 단계를 6단계로 나누어 각각에 맞는 식사 요법 기준을 정했다.(▶오른쪽 표)

수분의 과잉 섭취를 피하고 저단백식을 하는 대신 탄수화물과 지질의 섭취를 늘려서 섭취 에너지는 충분히 확보한다. 고혈압을 억제하기 위해 염분 섭취는 1일 6g미만으로 제한한다. 또 금연, 음주의 절제, 비만 예방 등에 신경을 써야 한다.

네프로제 증후군과 영양 관리

네프로제 증후군은 토리가 손상되어 소변 속으로 단백질이 대량 빠져나가는 병이다. 소변에 거품이 많이 생겨서 알아차리는 사람도 있을 정도다.

건강한 사람의 요단백량은 0.15g/일 이하인데, 네프로제 증후군인 경우 3.5g/일 이상이다. 그 결과 혈액 속 단백질 농도가 낮아지고(저알부민 혈증), 혈액 속 수분을 유지하는 교질삼투압도 낮아져서 혈관 안에서 혈관 밖으로 수분이 빠져나가 부종이 생긴다.

네프로제 증후군에서는 부종을 개선하기 위해 염분의 섭취를 제한해야 한다. 또 단백질이 콩팥을 통과하면 콩팥에 부담을 주기 때문에 '콩팥 질환자의 생활 지도·식사 요법 가이드라인'에서는 '경도의 단백질 제한식'을 권장한다.

중/요/어/구

토리 여과량GFR
토리가 1분 동안 여과할 수 있는 혈액량. 정상 수치는 100mL/분/1.73m²

용/어/해/설

CKD
Chronic Kidney Disease(만성 콩팥병)의 약어.

미/니/지/식

네프로제 증후군의 진단 기준(성인)
① 단백뇨
3.5g/일 이상이 지속된다.(1회 소변의 요단백과 요크레아티닌의 비가 3.5g/g Cr 이상인 경우도 이에 준한다)
② 저알부민 혈증
혈청 알부민 수치가 3.0g/dL 이하. 혈청 총 단백량 6.0g/dL 이하도 참고가 된다.
③ 부종
④ 이상지질혈증(고 LDL 콜레스테롤 혈증)

만성 콩팥병(CKD)은 토리 여과량(GFR) 수치에 따라 병기가 6단계로 나누어진다. 중증도는 원인, 콩팥 기능, 단백뇨로 평가한다.

CKD의 정의

    ① 소변의 이상(특히 단백뇨의 존재가 중요), 화상 진단과 혈액, 병리로 콩팥 기능 이상을 확인
    ② 토리 여과량(GFR)이 60mL/분/1.73m^2 미만
    ①, ② 중 하나 또는 둘 다 3개월 이상 지속될 때

CKD의 중증도 분류

원인이 되는 병	단백뇨 구분	A1	A2	A3
당뇨병	요알부민 정량(mg/일) 요알부민/크레아티닌비 (mg/g Cr)	정상 30 미만	미세 알부민뇨 30~299	뚜렷한 알부민뇨 300 이상
고혈압 콩팥염 다낭성 콩팥 이식 콩팥 불명 기타	요단백 정량(g/일) 요단백/크레아티닌비(g/g Cr)	정상 0.15 미만	경도 단백뇨 0.15~0.49	고도 단백뇨 0.50 이상

단계	콩팥 기능	GFR 구분	A1	A2	A3
G1	정상 또는 높음	90 이상			
G2	정상 또는 경도 저하	60~89			
G3a	경도~중등도 저하	45~59			
G3b	중등도~고도 저하	30~44			
G4	고도 저하	15~29			
G5	말기 콩팥 기능 부족	15 미만			

색을 기준으로 색이 짙어질수록 말기 콩팥 기능 부족과 심혈관증에 따른 사망 위험이 높아진다.

면역과 영양

면역이란

면역이란 바이러스나 세균 등 체외의 이물이나 종양 세포 등 이상 세포를 식별하여 제거하는 기구를 말한다. 면역의 균형이 무너지면 알레르기나 자가 면역 질환 등의 병에 걸린다.

면역 시스템을 담당하는 세포로는 골수에서 생산·분화하는 B세포(B림프구)와 골수에서 생산되어 가슴샘에서 분화·성숙하는 T세포(T림프구) 등이 있다.(▶아래 그림) 면역 세포의 활성화에는 적절한 영양 공급이 반드시 필요하다. 즉 면역 기능이 떨어질 때는 영양이 부족하거나 한쪽으로 치우쳐 있다는 뜻이다.

면역 반응의 분류
① 체액성 면역
  항체를 사용해 이물을 배제하는 면역 반응.
② 세포성 면역
  큰 포식 세포나 T세포가 이물을 직접 공격하는 면역 반응.

면역 시스템의 기능

면역 시스템의 사령관인 보조 T세포에는 두 가지 유형이 있다. 1형(Th₁)이 세포성 면역을 담당하고 2형(Th₂)이 체액성 면역을 담당한다. T세포가 분비하는 사이토카인은 정보 전달을 위한 화학 물질인 인터류킨이라 불린다.

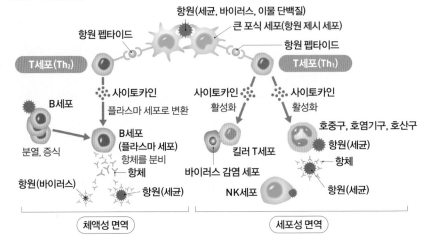

면역과 영양소

① 단백질(아미노산)

체내 단백질에서 분해되는 아미노산은 면역 세포에서 분비되는 사이토카인이나 간에서 만들어지는 도움체를 합성하는 데 이용된다. 또 아미노산 중 아르지닌은 세포성 면역의 증강, 글루타민은 소화관 점액 상피의 개선, 가지 사슬 아미노산은 면역 세포의 탐식 작용이나 림프구의 활성화를 촉진한다.

② 지질

음식물에서 유래한 필수 지방산은 면역 기구를 유지하는 데 반드시 필요한 아이코사노이드의 생성에 이용된다.

③ 비타민

비타민 A, 비타민 B$_6$, 비타민 E, 카로티노이드 등이 면역과 관련되어 있다.

④ 미네랄

미네랄 중에는 아연, 철, 구리, 셀레늄 등이 면역과 관계가 있다.

창자 면역계

창자 면역계는 창자에서 병원 세균을 제거하고 식품 등의 안전한 물질만을 몸에 흡수하기 위한 시스템이다. 가장 큰 면역계라고 알려져 있다.

몸에 유해한 병원 세균도 성분은 영양소와 같은 단백질과 탄수화물, 지질로 만들어져 있다. 창자에 들어온 것을 면역 체계가 병원 세균으로 판정하면 IgA(면역 글로불린 A)가 생산된다. 이로써 방어 반응이 일어나 병원 세균은 제거된다.

한편 들어온 것이 안전하다고 판단한 경우 경구 면역 관용이라는 면역 억제 작용이 기능한다. 입으로 들어오는 물질이 모두 유해하다고 인식되면 면역 과민 상태가 되어 알레르기 등이 일어난다. 이를 방지하기 위한 기능이 경구 면역 관용이다.

달걀을 매일 먹으면 콜레스테롤 수치가 올라간다?

달걀은 콜레스테롤이 많은 식품이다. 한 개당 약 235mg의 콜레스테롤이 함유되어 있다. 일본인이 하루 식사를 통해 섭취하는 콜레스테롤의 평균치는 대략 300mg으로, 달걀 두 개를 먹으면 그 수치를 웃돈다. 그래서 달걀을 먹으면 콜레스테롤 수치가 올라간다고 착각하여 동맥경화나 협심증 등의 위험도 높아질까 봐 걱정하는 사람이 있다. 매일 달걀을 먹으면 정말로 위험할까?

콜레스테롤은 세포막의 성분을 구성하는 인체에 중요 물질로, 체내에서도 하루에 500~1,000mg 합성된다. 게다가 합성량이 지나치게 늘지 않도록 조절 기구도 작동하고 있다.(▶96쪽) 그래서 달걀에 함유되어 있는 콜레스테롤이 체내로 흡수된다고 그 즉시 혈중 콜레스테롤 수치가 상승하는 것이 아니다. 또 일본인을 대상으로 한 연구 'NIPPON DATA80'에서는 달걀을 두 개 이상 먹어도 허혈 심장 질환에 따른 사망률이 높아지지는 않는다고 했다. 건강한 사람이라면 달걀을 매일 한두 개 먹어도 문제가 없다는 뜻이다.

특히 노른자에는 영양이 풍부하다. 노른자에 함유되어 있는 불포화 지방산인 올레인산에는 이른바 나쁜 콜레스테롤인 LDL 콜레스테롤을 떨어뜨리는 작용이 있다. 또한 노른자에 함유되어 있는 레시틴은 HDL 콜레스테롤의 성분이 되어 콜레스테롤 잉여분을 세포에서 제거하는 데 관여한다. 즉 달걀의 섭취로 동맥경화의 위험이 감소할 가능성도 있다는 뜻이다.

단, 이상지질혈증인 사람은 체내 콜레스테롤 양의 조절이 잘 이루어지지 않아서 식사를 통해 섭취하는 콜레스테롤 양도 낮은 수준으로 제한(200mg/일 이하)하는 만큼 달걀의 섭취량에도 주의할 필요가 있다.

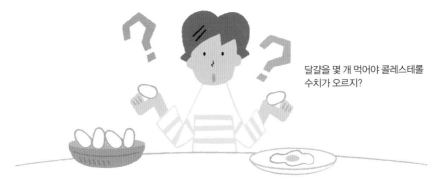

달걀을 몇 개 먹어야 콜레스테롤 수치가 오르지?

제8장

임신·성장·가령과 영양

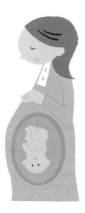

임신과 영양

임신이란

정자와 수정한 난자는 세포 분열을 반복하며 각 기관으로 분화한다. 난자가 자궁 내막에 착상하고 나서 출산하기까지를 임신이라고 한다. 사람은 수정에서 출산까지 약 266일로, 직경 0.1mm정도에 불과한 수정란이 키 약 50cm, 체중 약 3kg으로 성장한다. 수정 후 7주 말까지를 태아(胎芽), 그 후를 태아(胎兒)라고 한다. 또 '일본인의 식사 섭취기준(2015년판)'에서는 임신 13주 6일까지를 초기, 14주 0일~27주 6일을 중기, 28주 0일 이후를 후기로 구분한다.

자궁 내막에 형성되는 태반은 임신 16주경에 완성되어 제대(배꼽의 끈)를 통해 모체에서 태아로 영양소와 산소가 공급되고, 태아에게서 모체로 노폐물이 운반된다. 이때 모체의 혈액과 태아의 혈액은 섞이지 않는다. 임신기에 특징적인 질환·증상에는 철 결핍 빈혈, 임신성 고혈압, 임신성 당뇨병(▶아래 표) 등이 있다.

미 / 니 / 지 / 식

각 배엽에서 형성되는 기관과 조직

수정 후 세포 분열에 의해 배엽이 형성된다. 외배엽, 내배엽, 중배엽이 있으며 각각 아래 기관의 바탕이 된다.
외배엽 : 뇌, 신경계, 피부 상피, 눈·코·입, 손발톱, 땀샘, 피지샘, 머리카락 등.
내배엽 : 기도, 갑상샘, 소화관·분비샘 상피, 가슴샘, 방광 등.
중배엽 : 심장, 혈관, 림프, 콩팥, 난소, 뼈, 근육, 인대 등.

태아 부속물

태반과 제대, 난막, 양수를 통틀어서 태아 부속물이라고 한다. 출산(분만) 시 태아가 나온 뒤에 배출된다.

임신기에 특징적인 질환	
질환	병태 · 정의 등
철 결핍 빈혈	월경에 따른 철의 손실은 사라지지만 태아와 태반의 발육, 모체의 적혈구 증가 등에 따라 체내 저장량을 사용하기 때문에 철이 부족하다.
임신성 고혈압	'임신 20주 이후부터 분만 후 12주 사이에 발생한 고혈압 또는 단백뇨를 동반한 고혈압, 그리고 이러한 증상이 우연히 발생한 합병증으로 나타난 것이 아닐 경우'(일본산부인과학회)로 정의되어 있다. 염분을 줄이고 체중을 관리해야 한다.
임신성 당뇨병	'임신 중에 처음 발견 또는 발병했으며 당뇨병에는 이르지 않은 당대사 이상'(일본당뇨병·임신학회)으로 정의되어 있다. 모체와 태아·신생아의 이상 증상을 일으키며 향후 당뇨병으로 이행될 위험성이 있다. 원래 당뇨병을 가지고 있던 여성이 임신한 경우에는 임신 전 당뇨병으로 구별한다.

임신기의 영양의 개요

임신기에는 태아의 성장과 함께 모체의 순환에도 변화가 생긴다. 그래서 에너지와 각 영양소의 필요량이 비임신기와는 다르다. 임신기의 바람직한 식생활에 대해서는 '임산부를 위한 식사 균형 가이드'(일본후생노동성·농림수산성 ▶아래 그림)와 '임산부를 위한 식생활 지침'(일본후생노동성 ▶219쪽)를 제시하고 있다.

▶219쪽

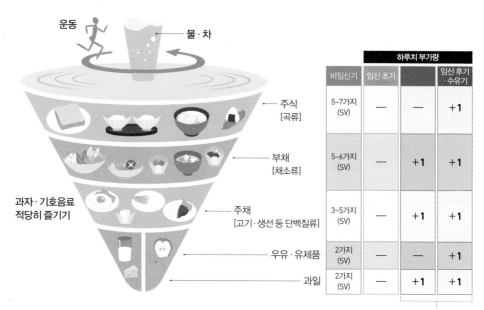

미/니/지/식

입덧
임신에 따른 기호의 변화, 식욕 부진, 오심과 구토 등이 일어나는 현상. 중증 입덧은 체중 감소뿐 아니라 의식 장애 등 생명에 위협을 초래할 수 있어서 주의해야 한다.

식사 균형 가이드

운동
물·차
과자·기호음료 적당히 즐기기

주식 [곡류]
부채 [채소류]
주채 [고기·생선 등 단백질류]
우유·유제품
과일

	하루치 부가량			
	비임신기	임신 초기	임신 중기	임신 후기·수유기
주식 [곡류]	5~7가지 (SV)	—	—	+1
부채 [채소류]	5~6가지 (SV)	—	+1	+1
주채 [고기·생선 등 단백질류]	3~5가지 (SV)	—	—	+1
우유·유제품	2가지 (SV)	—	—	+1
과일	2가지 (SV)	—	+1	+1

비임신기와 임신 초기의 하루치를 기본으로 하여 임신 중기·임신 후기·수유기의 여성은 각각 해당하는 부가량을 보충해야 한다.

'식사 균형 가이드'에서는 요리나 식품을 '주식' '부채' '주채' '우유·유제품' '과일' 등 다섯 그룹으로 나누어 하루에 '무엇을' '얼마만큼' 먹어야 좋은지를 팽이에 비유해 기준을 제시했다.

	1SV(1회 제공)의 양
주식	탄수화물 약 40g(시판 삼각 김밥 1개)
부채	채소류 약 70g(채소 샐러드 작은 접시)
주채	단백질 약 6g(낫토 1개 반)
우유·유제품	칼슘 100mg(우유 컵으로 반잔)
과일	약 100g(귤 1개)

각 요리에 대한 1회당 표준량의 단위는 SV [Serving의 약칭으로 식사 제공량의 단위]로 나타낸다.

임산부에게 필요한 영양소

태아의 발육에 필요한 에너지와 단백질을 보충해야 한다.(▶아래 표) 단, 비만과 임신성 고혈압을 예방하기 위해서 적절한 체중 관리도 필요하다. 그래서 '임산부를 위한 식생활 지침'에서는 비임신 시의 체격별로 임신했을 때의 체중 권장 증가량을 제시하고 있다.(▶아래 표) 그런데 최근에는 저체중아의 출산이 문제가 되고 있다. 임신 중에는 과체중과 함께 저체중에도 주의해야 한다.

지질은 지방 에너지 비율과 포화 지방산의 목표량 모두 임신 전과 다르지 않다. n-3계 지방산(EPA와 DHA 등)은 태아의 기관 형성을 위해 더 많이 섭취해야 한다.

임산부에게 필요한 비타민, 미네랄

'식사 섭취기준'에는 임신부에게 필요한 여러 비타민과 미네랄의 부가량이 제시되어 있다.(▶오른쪽 표) 특히 다음에서 소개한 비타민·미네랄에 주의해야 한다.

- 엽산 : 임신 초기의 엽산 결핍은 태아의 신경관 결손이 발생하는 원인이 되므로 부가량이 정해져 있다.
- 철 : 철 결핍 빈혈을 방지하기 위해 철의 섭취를 늘리고 동시에 동물성 단백질과 철의 흡수율을 향상시키는 비타민 C도 섭취해야 한다.
- 칼슘 : 임신 중에는 태반에서 활성형 비타민 D가 대량으로 분비되기

중/요/어/구

신경관 결손
뇌나 척수 등 중추 신경 계통의 신경관이 만들어지는 시기에 일어나는 선천 이상. 임신 4~5주 무렵에 발생하므로, 임신을 준비하거나 임신 초기인 사람은 엽산이 많이 들어 있는 균형 잡힌 식사가 필요하다.

미/니/지/식

저체중아와 생활습관병
임신기의 체중 증가량이 현저하게 낮은 경우는 저체중아를 낳거나 절박유산 또는 절박조산의 위험이 높다. 저체중아로 태어나면 향후 생활습관병의 발생 위험이 높다는 보고도 있다.

n-3계 지방산의 충분 섭취량
'식사 섭취기준'에서는 하루당 1.8g의 충분 섭취량이 설정되어 있다.

n-6계 지방산의 충분 섭취량
'식사 섭취기준'에서는 하루당 9g의 충분 섭취량이 설정되어 있다.

에너지와 단백질 부가량

임신부의 에너지 부가량(kcal/일)	
임신 초기	+50
임신 중기	+250
임신 후기	+450

임신부의 단백질 부가량(g/일)		
	평균 필요량	권장 섭취량
임신 초기	+0	+0
임신 중기	+5	+10
임신 후기	+20	+25

비임신 시의 체격별 체중 권장 증가량[1]		
비임신 시의 체격 구분	BMI	체중 권장 증가량
저체중(마름)	18.5 미만	9~12kg
보통	18.5 이상 25.0 미만	7~12kg
비만	25.0 이상[2]	개별 대응

1 체격 구분이 '보통'인 경우 BMI가 '저체중(마름)'에 가깝다면 권장 체중 증가량의 상한 쪽에 가까운 범위를, '비만'에 가깝다면 체중 권장 증가량의 하한 쪽에 가까운 범위를 권장하는 것이 바람직하다.
2 BMI가 25.0을 약간 넘는 정도라면 대략 5kg의 체중 증가를 기준으로 한다. 25.0을 현저하게 초과하는 경우는 다른 위험 등을 고려하면서 개별적으로 대응해 나간다.

※에너지는 참고값(일본인의 식사 섭취기준 2015년판)

때문에 칼슘의 흡수율이 현저하게 상승한다. 그래서 칼슘은 별도의
부가량이 필요 없다. 단, 비임신 시에도 부족한 편이기에 충분히 섭
취하면 좋다.

비타민·미네랄의 부가량·충분 섭취량		
	비임신 시의 권장 섭취량 또는 충분 섭취량	**권장 섭취량·충분 섭취량**
비타민 A	권장 섭취량 18~29세 650μgRAE/일 임신 후기 부가량 80μgRAE/일	30~49세 700μgRAE/일
비타민 B	충분 섭취량 5.5μg/일	부가량 7.5μg/일
비타민 E	충분 섭취량 6.0mg/일	충분 섭취량 6.5mg/일
비타민 B₁	권장 섭취량 1.1mg/일	부가량 0.2mg/일
비타민 B₂	권장 섭취량 1.2mg/일	부가량 0.3mg/일
비타민 B₆	권장 섭취량 1.2mg/일	부가량 0.2mg/일
비타민 B₁₂	권장 섭취량 2.4μg/일	부가량 0.4μg/일
엽산	권장 섭취량 240μg/일	부가량 240μg/일
판토텐산	충분 섭취량 4mg/일	충분 섭취량 5mg/일
비타민 C	권장 섭취량 100mg/일	부가량 10mg/일
마그네슘	권장 섭취량 18~29세 270mg/일 30~49세 290mg/일	부가량 40mg/일
철	권장 섭취량 18~29세(월경 없을 때) 6.0mg/일 30~49세(월경 없을 때) 6.5mg/일	임신 초기 부가량 2.5mg/일 임신 중·후기 부가량 15.0mg/일
아연	권장 섭취량 8mg/일	부가량 2mg/일
구리	권장 섭취량 0.8mg/일	부가량 0.1mg/일
요오드	권장 섭취량 130μg/일	부가량 110μg/일
셀레늄	권장 섭취량 25μg/일	부가량 5μg/일

(출처 : 일본인의 식사 섭취기준 2015년판)

PHYSIOLOGY

임신 기간 계산법

일본산부인과학회와 WHO는 임신 기간을 마지막 생리 시작일을 기점으로 계산한다. 마지막
생리 시작일을 0일로 하여 출산까지를 만일수로 계산한다. 이 방식을 '월경 후 태령(胎齡)'이
라고 한다. 7일을 1주로, 4주(28일)를 1개월로 간주하여 '임신 0주', '임신 0개월'로 따진다. 월
수는 1개월로 세는데, 주수는 0주부터 만으로 따진다. 배란일(수정일)은 생리 시작일로부터
약 2주 후이므로 임신 주수·월령과, 수정된 이후의 기간('수정 후 태령')은 다르다.

WHO에서는 정상적인 임신 기간을 28일×10개월인 280일로 하고 있다.

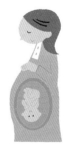

임신 월령	1개월	2개월	3개월	4개월	5개월	6개월	7개월	8개월	9개월	10개월
임신 주수	0주~13주 6일				14주 0일~27주 6일			28주 0일 이후		
구분	초기				중기			후기		

수유와 영양

수유기란

젖먹이에게 수유하는 약 6개월간을 수유기라고 한다. 수유기에는 산후 약 6~8주간의 산욕기를 포함한다. 수유기의 영양은 수유부의 영양과 모유의 영양으로 구분하여 생각할 수 있다.

수유부의 영양

분만으로 소모된 체력을 회복시키고 유즙의 분비와 육아를 위한 노동량

중/요/어/구

산욕(産褥)기

모체가 임신 전 상태로 회복하기까지의 기간. 산욕기에는 자궁과 질에서 분비물(오로)이 배설된다. 오로의 분비는 자궁 내막의 회복 상태를 파악하는 척도가 된다.

수유부의 부가량

에너지와 단백질의 부가량		
에너지 필요 추정량(kcal/일)		+350
단백질(g/일)	평균 필요량	+15
	권장 섭취량	+20

※에너지는 참고값

	비임신기의 권장 섭취량 또는 충분 섭취량	부가량 · 충분 섭취량
비타민 A	권장 섭취량 18~29세 650µgRAE/일 30~49세 700µgRAE/일	부가량 450µgRAE/일
비타민 D	충분 섭취량 5.5µg/일	충분 섭취량 8.0µg/일
비타민 E	충분 섭취량 6.0mg/일	충분 섭취량 7.0mg/일
비타민 B₁	권장 섭취량 1.1mg/일	부가량 0.2mg/일
비타민 B₂	권장 섭취량 1.2mg/일	부가량 0.6mg/일
니아신	권장 섭취량 18~29세 11mgNE/일 30~49세 12mgNE/일	부가량 3mgNE/일
비타민 B₆	권장 섭취량 1.2mg/일	부가량 0.2mg/일
비타민 B₁₂	권장 섭취량 2.4µg/일	부가량 0.8µg/일
엽산	권장 섭취량 240µg/일	부가량 100µg/일
판토텐산	충분 섭취량 4mg/일	충분 섭취량 5mg/일
비타민 C	권장 섭취량 100mg/일	부가량 45mg/일
칼륨	충분 섭취량 2,000mg/일	충분 섭취량 2,200mg/일
철	권장 섭취량 18~29세(월경 없을 때) 6.0mg/일 30~49세(월경 없을 때) 6.5mg/일	부가량 2.5mg/일
아연	권장 섭취량 8mg/일	부가량 3mg/일
구리	권장 섭취량 0.8mg/일	부가량 0.5mg/일
요오드	권장 섭취량 130µg/일	부가량 140µg/일
셀레늄	권장 섭취량 25µg/일	부가량 20µg/일
몰리브덴	권장 섭취량 18~29세 20µg/일 30~49세 25µg/일	부가량 3µg/일

(출처 : 일본인의 식사 섭취기준 2015년판)

의 증가에 따라 수유기에는 소비 에너지가 증가한다. 모체를 건강하게 유지하고 질 좋은 모유를 제공하려면 수유부에게 고에너지, 고단백질에 비타민·미네랄이 풍부한 식사가 필요하다.(▶ 왼쪽 표) 단, 출산 후 6개월 이내라도 수유하지 않는 경우나 수유를 도중 중난한 경우에는 에너지를 과하게 섭취하지 않도록 주의해야 한다.

또 칼슘에는 부가량을 제시하지 않았는데 출산 후는 임신 중일 때에 비해 칼슘의 흡수율이 떨어지는데다가 수유로 칼슘이 빠져나가기 때문에 충분히 보충해 주어야 한다.

모유의 영양

모유 수유는 신생아의 감염 방어와 모자의 정신적 끈 역할을 하며 그 밖에도 다양한 측면에서 중요하다. '건강한 모자 21'(일본후생노동성)에서는 출산 후 1개월 때의 모유 수유의 비율이 증가하는 것을 목표로 하고 있다. 또 '수유·이유 지원 가이드'(일본후생노동성)의 '수유 지원 추진을 위한 다섯 가지 포인트'와 '모유 수유를 성공시키기 위한 10개조'(WHO[세계 보건 기구]와 유니세프)가 제시되어 있다.(▶220쪽)

유즙의 분비와 성분

유즙의 분비에는 프로락틴과 옥시토신 등의 호르몬이 관여한다.

중/요/어/구

건강한 모자 21

2001부터 2014년까지 14년 간 추진된 모자보건국민운동 계획. 사춘기 보건 대책 강화로서 10대의 자살 예방, 성 감염병과 임신 중절 실시율의 감소 등을 제시했다.

미/니/지/식

수유부와 음주·흡연

알코올과 니코틴은 모유로 이행한다. 또 부모를 통한 수동 흡연은 유아의 호흡기 질환 등의 원인이 된다.

임산부를 위한 식생활 지침

① 임신 전부터 건강한 몸 만들기
② '주식'을 중심으로 에너지를 확실히
③ 부족하기 쉬운 비타민과 미네랄을 '부채'로 넉넉히
④ 몸을 만드는 기초가 되는 '주채'는 적당히
⑤ 우유와 유제품 등 다양한 식품을 통해 칼슘을 충분히
⑥ 임신 중 체중 증가는 엄마와 아기에게 바람직한 수준까지만
⑦ 모유 수유도 균형 잡힌 식생활을 바탕으로
⑧ 담배와 술의 유해 요소로부터 아기를 지키자
⑨ 엄마와 아이의 건강한 하루하루는 몸과 마음이 여유로운 생활에서 시작된다
(출처 : 2006년 일본후생노동성)

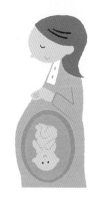

수유 지원 추진을 위한 다섯 가지 포인트

① 임신 중일 때부터 적절한 수유 방법을 선택하여 실천할 수 있도록 지원하자.

② 산모의 상태를 잘 파악하고 아기의 상태를 잘 관찰하여 지원하자.

③ 수유는 가능한 한 조용한 환경에서 잘 안은 상태로 상냥하게 말을 걸며 할 수 있도록 지원하자.

④ 수유에 대한 이해와 지원이 깊어질 수 있도록 아기의 아빠와 가족, 가까운 사람에게 정보를 제공하자.

⑤ 수유에 어려움이 있을 때 부담 없이 상담할 수 있는 공간을 만들고, 수유 기간 중에도 외출하기 쉽고 일하기 쉬운 환경을 만들자.

(출처 : 일본후생노동성)

모유 육아를 성공시키기 위한 10개조

① 모유 육아의 방침을 모든 의료 관련 분야 종사자에게 항시 알릴 것.

② 모든 의료 종사자에게 모유 육아를 하는 데 필요한 지식과 기술을 가르칠 것.

③ 모든 임신부에게 모유 육아의 좋은 점과 그 방법을 잘 알릴 것.

④ 산모가 분만 후 30분 이내에 모유를 먹이도록 도와줄 것.

⑤ 산모에게 수유 지도를 충분히 하고 만일 아기와 떨어져 있게 될 때 모유의 분비를 유지할 방법을 가르칠 것.

⑥ 의학적인 필요 없이는 모유 이외에 수분, 인공유 등을 주지 말 것.

⑦ 모자 동실이 기본. 아기와 엄마가 24시간 하루 종일 함께 있을 수 있게 할 것.

⑧ 아기가 원할 때 원하는 만큼 수유를 진행하게 할 것.

⑨ 모유를 먹는 아기에게 고무젖꼭지나 공갈 젖꼭지를 주지 말 것.

⑩ 모유 육아를 지원하는 단체의 형성을 장려하고, 산모가 퇴원 시 이러한 단체를 소개할 것.

(출처 : 1989 WHO, 유니세프)

유즙에는 단백질, 유당, 지질 등이 함유되어 있다. 유즙에 들어 있는 단백질은 많은 순서대로 카제인, 락토알부민, 락토페린 등이다. 또 분비형 IgA 등 감염 방어 인자도 포함하고 있다.(▶ 오른쪽 표)

유즙과 우유의 성분 차이는 오른쪽 표와 같다. 유즙의 성분은 초유(분만 후 며칠간)와 성숙유로 구분한다.

- 초유의 성분 : 락토페린 등 단백질, 타우린과 γ-아미노부티르산 (GABA) 외에 나트륨 염화물, IgA, 라이소자임 등이 함유되어 있다. 또 면역에 관여하는 다형핵 백혈구, 큰 포식 세포, 림프구도 다량 들어 있다.

• 성숙유의 성분 : 초유에 비해 유당과 지질이 많이 함유된 반면, 감염 방어 인자의 농도는 더 낮다. 그러나 유즙의 분비량 자체가 늘기 때문에 유아가 섭취하는 감염 방어 인자의 양은 줄지 않는다. 또 모유의 지방산 조성은 모친의 식사 내용에 영향을 받는다.

모유량 부족의 원인과 대책

모유량 부족은 신생아의 몸무게로 판단한다. 신생아는 생후 2~3일 동안 생리적 체중 감소가 일어난다. 이후 증가하여 생후 1주에서 10일이 되면 출생 시 몸무게를 회복한다. 몸무게가 지속적으로 줄거나 출생 시 체중을 회복하지 못하는 경우 모유가 부족한 것으로 추측한다.

모유 부족의 원인으로는 유두의 형태 이상(편평 유두, 함몰 유두, 작은 유두)이나 젖샘염을 생각할 수 있다. 아직 모유량이 적은 산후 초기에 젖물림을 통해 여러 차례 자극을 주면 혈액 속의 프로락틴 분비량이 증가해서 유즙의 분비가 촉진되고 유즙의 양도 증가한다. 또 수유한 뒤에 잔유를 짜내고 유방 마사지를 하는 것도 효과가 있다. 그래도 모유 분비가 부족하다면 인공유로 보충한다.

모유 속 감염 방어 인자

감염 방어 인자	작용
비피더스 인자	창자 내 비피더스균의 증식을 촉진시켜 병원균의 발육을 억제한다.
분비형 IgA	창자 내 면역 반응을 일으킨다.
라이소자임	세균의 세포벽을 파괴하여 살균한다.
락토페린	세균의 증식을 억제한다. 특히 대장균에 효과가 있다.
도움체	창자 내 면역 반응을 돕는다.
림프구	세포성 면역에 관여한다.
큰 포식 세포	세균 등의 이물에 식작용을 한다.

모유와 우유의 성분 차이

모유에 많은 성분	락토알부민, 락토페린, 유당
비슷한 성분	에너지, 유청 단백질
모유에 적은 성분	카세인, 락토글로불린, 나트륨, 칼슘, 비타민 K

영유아와 영양

영유아기란

신생아는 생후 28일 미만, 영아는 생후 1년 미만(신생아를 포함), 유아는 1세에서 초등학교 취학까지를 가리킨다.

사람의 성장 단계 가운데 영유아기는 성장이 가장 눈에 띄는 시기다. 몸무게는 만 1세에 출생 시의 약 3배(약 9kg), 만 4세에 5배(15kg), 키는 만1세에 출생 시의 약 1.5배(약 75cm), 만 4세에 약 2배(약 100cm)가 된다. 태어났을 때는 잠만 자던 아기가 1세가 지나면 혼자 걸을 수 있게 되고, 2세쯤 되면 달린다. 이러한 급격한 성장과 발달은 다른 시기에서는 찾아볼 수 없다.

영아기의 영양

영아기 전반(생후 약 5~6개월까지)의 영양원은 주로 유즙이다. 유즙 영양에는 모유, 인공유, 혼합영양의 세 종류가 있다. 영아에게 필요한 영양소 섭취에 더해 면역력 획득에 도움이 되는 모유 영양이 이상적인 것으로 여겨진다.(▶219쪽)

성장과 함께 유즙만 가지고는 영양이 부족하기에 5~6개월경부터 이유식을 시작한다. 이유의 완료는 생후 12~18개월경이다. 이유식의 목적은 씹기 능력과 미각을 발달시키면서 유즙 이외의 음식을 통해 영양 보급이 가능해지도록 하는 데 있다. 이유식의 진행 방법은 '수유 · 이유 지원 가이드'(▶오른쪽 그림)에서 제시하고 있다. 그러나 이 시기의 발육에는 개인차가 크기에 기준 그대로 따르기보다 아이가 먹는 상태를 잘 살피며 진행하는 것이 중요하다.

영아의 위
신생아는 위의 용량이 20~60mL, 1세는 약 460mL다. 성인의 위 속은 산성이지만 신생아의 위 속은 중성~약알칼리성으로, 위액의 분비도 적다. 위의 모양도 성인보다 만곡이 적어 구토하기 쉬운 구조다.

모유와 비타민 K
모유에는 비타민 K가 부족하기 때문에 시럽으로 보충한다. 비타민 K의 부족은 신생아 흑색변(머리뼈 내 출혈, 위장관 출혈)의 원인이 된다.

영양 공급 유형별 수유 비율
생후 1개월
모유 42.4%
인공 5.1%
혼합 52.5%
생후 3개월
모유 38.0%
인공 21.0%
혼합 41.0%
(출처 : 2005년 '영유아 영양 조사')

이유 진행 단계

'수유·이유 지원 가이드'는 수유를 통해 건강한 아이를 키우는 '육아'를 지원하기 위해 작성한 것이다.

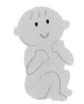

이유식 개시

'부드럽게 으깬 상태의 음식물을 처음 주는 때'를 가리킨다. 미음이나 과즙 등을 주는 것은 '이유 개시'라고 할 수 없다.

이유의 완료

'에너지와 영양소의 대부분을 모유 또는 분유 이외의 음식물로 섭취할 수 있게 되었을 때'를 가리킨다. 이유가 끝난 뒤에 모유와 분유를 더 먹이는 것은 상관없다.

	5~6개월경	7~8개월경	9~11개월경	12~18개월경
먹는 방법	• 아이의 상태를 보며 하루 1회 한 숟가락씩 먹인다. • 모유와 우유는 원하는 만큼 준다.	• 하루 2회 패턴으로 먹인다. • 여러 가지 맛과 혀의 감촉을 즐길 수 있도록 식품의 종류를 늘린다.	• 식사 리듬을 중시하여 하루 3끼 식사로 진행한다. • 가족과 함께 즐거운 식사 체험을 시킨다.	• 하루 3회 식사 리듬을 중시한다. • 스스로 먹는 즐거움을 '손으로 집어 먹기'부터 시작한다.
조리 형태	부드럽게 으깬 상태	혀로 으깨어질 정도의 강도	잇몸으로 부서질 정도의 강도	잇몸으로 씹을 수 있는 강도
식사 내용	• 알레르기 우려가 적은 죽(쌀)부터 시작한다. 처음에는 미음부터. • 익숙해지면 감자와 채소, 과일, 두부, 흰살 생선을 으깨어 같이 시도한다. • 처음에는 조미료를 쓰지 않는다. 진행하면서 차차 가미하여 조리한다.	• 온전한 죽(알맹이가 있는 죽) • 각종 채소와 콩류, 해조류 등 종류를 늘린다. • 생선은 흰 살 생선에서 붉은 살 생선, 등 푸른 생선으로 • 지방이 적은 육류 • 두부는 적절히 • 달걀노른자(완숙)에서 전체로 • 요구르트와 지방이 적은 치즈	• 온전한 죽에서 차츰 진밥으로 • 각종 채소와 콩류 • 철이 부족해지기 쉬우므로 붉은 살 생선과 고기, 간을 준다. • 두부는 적절히 • 달걀은 전체 • 요구르트와 치즈 • 진행에 맞춰 베이비 푸드도 이용한다.	• 진밥에서 차츰 보통밥으로 • 각종 채소와 콩류 • 생선, 고기, 두부를 적당히 섭취한다. • 달걀은 전체 • 요구르트와 치즈

주의

꿀은 영아 보툴리눔 독소증의 예방을 위해 만 1세까지는 먹이지 않도록 한다. 꿀이 보툴리눔 포자에 오염되어 있을 수 있기에 1세 지나서 큰창자에 정상 세균총이 형성되면 균의 번식이 억제되므로 먹어도 문제가 없다.

(출처 : 일본후생노동성 '수유·이유 지원 가이드')

유아기의 영양

유아는 성인에 비해 몸이 작은 것 대비 많은 에너지와 영양소를 필요로 한다. 유아의 몸무게 1kg당 에너지와 단백질 등의 필요량은 성인의 2~3배나 된다. 특히 근육과 장기의 재료가 되는 단백질의 섭취가 중요하다. 그 밖에 혈액 성분이 되는 철, 뼈와 이의 발육에 관여하는 칼슘과 비타민 D도 부족하지 않도록 유념해야 한다.(▶아래 표) 또 수분도 충분히 섭취해야 한다.

이 시기의 아이들은 한 번에 먹을 수 있는 양이 적어서 하루 세끼로는 필요한 식사량을 채우지 못하는 경우가 있다. 따라서 1~2회의 간식을 준비하여 하루 4~5식을 한다. 간식의 에너지량은 하루 에너지 필요량의 10~20%에 해당한다.

매회 식사는 주식, 주채, 부채를 준비하여 영양의 균형을 맞추자. 미각이 발달하는 시기라서 양념은 원 재료의 맛을 알 수 있을 정도로 싱겁게 하고, 치우침 없이 다양한 식품을 경험하게 한다. 장래 식습관의 기초를 익히는 시기이기도 하기에 식사 시간을 일정하게 하여 규칙적인 생활

미 / 니 / 지 / 식

카우프 지수
Kaup's index

3개월 이상의 영유아의 비만·저체중의 판정 지수.
체중(g)÷신장(cm)^2×10으로 구한다.

　13 미만 : 저체중
　13~15 : 저체중 경향
　15~18 : 정상
　18~20 : 비만 경향
　20 이상 : 비만

영유아기의 치아

생후 6개월경부터 유치가 나기 시작하여 2살 반쯤 되면 위아래로 10개씩 생긴다. 따라서 이유가 완료된 시기는 아직 유치가 고르게 나 있지 않을 때다.

유아기의 에너지·영양소 식사 섭취기준

	1~2세		3~5세	
	남	여	남	여
에너지 필요 추정량(kcal/일)	950	900	1,300	1,250
단백질 권장 섭취량(g/일)	20	20	25	25
지방 에너지 비율 목표량(%에너지)	20 이상 30 미만	20 이상 30 미만	20 이상 30 미만	20 이상 30 미만
비타민 D 충분 섭취량(μg/일)	2.0	2.0	2.5	2.5
칼슘 권장 섭취량(mg/일)	450	400	600	550
철 권장 섭취량(mg/일)	4.5	4.5	5.5	5.0

※에너지는 참고값. 신체 활동 수준 II인 경우
(출처 : 일본인의 식사 섭취기준 2015년판)

리듬을 익힐 수 있게 해야 한다.(▶왼쪽 표) 아이들이 먹기 쉬운 식기를 준비하고 식사 때 의자와 식탁 높이 등에도 신경을 쓰자.

음식물 알레르기

영유아는 소화관이 제대로 발달되지 않아 음식물 알레르기가 잘 일어난다. 알레르겐이 되기 쉬운 음식물에는 달걀, 우유, 소맥, 대두 등이 있는데 알레르기는 크면서 대부분 없어진다.

용/어/해/설

음식물 알레르기
어느 특정 음식물을 섭취했을 때 피부에 습진이 생기거나 가렵고, 콧물과 천식 증상, 구토, 설사 등을 일으키는 질환.

식사 행동의 발달 상황

연령	식사 행동	
1세 전반	• 손으로 먹는다.	• 컵을 사용해 마신다.
1세 후반	• 혼자서 먹을 수 있도록 돕는다.	• 숟가락과 포크를 사용해 먹는다.
2세 전반	• 식사 인사를 할 수 있다.	• 숟가락과 그릇을 양손에 들고 먹는다.
2세 후반	• 거의 혼자서 먹을 수 있다.	• 컵을 한 손으로 들고 마신다.
3세 이상	• 혼자서 잘 먹을 수 있다.	• 젓가락을 사용해서 먹는다.

PHYSIOLOGY

아이와 어른, 어떻게 다를까?

아이는 어른과 똑같고 키만 작은 것이 아니다. 체격을 봐도 영유아와 성인은 크게 다르다. 영유아는 '머리만' 크다. 키에 대한 머리 비율을 보면 성인이 7~8분의 1(7~8등신)임에 반해 신생아는 4분의 1(4등신)이다. 신생아는 가슴 둘레보다 머리 둘레가 더 크다.

　몸속의 상황 또한 다르다. 몸무게에서 차지하는 수분의 비율을 보면 성인이 약 60%임에 비해 영아는 약 77%나 된다. 체온(평열)도 성인은 약 36.5℃인데 영아는 37℃ 전후다. 호흡수와 맥박수도 성인보다 영유아가 더 많다. 신진 대사가 활발한 영유아기는 몸의 크기에 비해 에너지, 영양소, 수분의 필요량이 많다는 점을 유념하자.

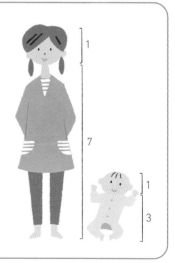

성장과 영양

성장기의 특징

사람은 난자와 정자의 수정이 이루어지면서부터 성장과 발달하기 시작
된다. 신체 각 부위의 성장 · 발달의 속도는 일정하지 않다.(▶아래 그래프)
　여기서는 아동기와 사춘기를 다루었다.(영유아기는 222쪽 참고) 아동

인체의 계통별 성장 · 발달

인체의 성장과 발달 속도는 일정하지 않다. 뇌 · 신경 계통은 영유아기에 급격히 발달하지만 생식기 계
통의 발달은 사춘기에 이르러 중심이 된다.

스캐몬(Scammon)의 성장 · 발달 곡선

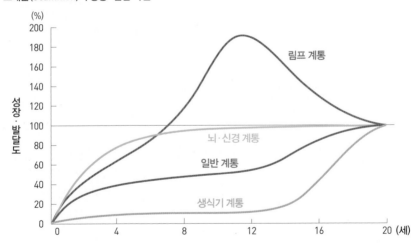

림프 계통 : 가슴샘, 림프샘, 편도샘 등
뇌 · 신경 계통 : 뇌 · 신경 계통 등
일반 계통 : 키, 몸무게 등
생식기 계통 : 고환, 난소, 자궁 등(제2차 성징)

기는 초등학교 1~6학년까지다. 사춘기는 여아는 8~9세경부터 17~18세
경까지, 남아는 10~11세경부터 18~19세경까지를 가리킨다. 따라서 아
동기와 사춘기는 일부 겹친다.

아동기·사춘기에는 키와 몸무게도 큰 폭으로 증가한다.(▶아래 그래
프) 남아보다 여아가 발육의 정점이 1~2년 빠르며 10~11세 때 키와 몸

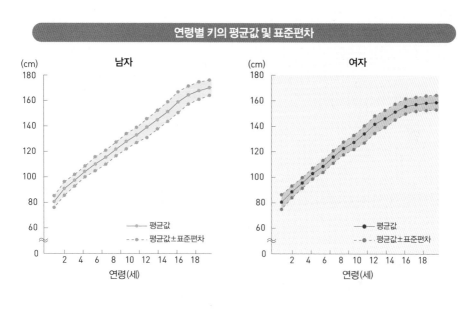

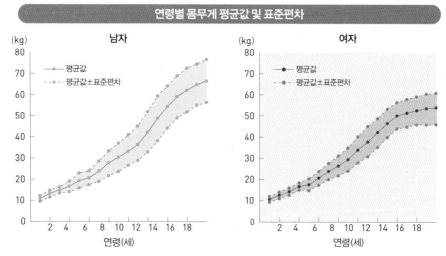

(일본후생노동성 '국민건강·영양조사보고'의 데이터를 참고로 작성)

무게는 여아가 더 크다. 사춘기에는 제2차 성징이 나타나 남녀의 차가 현저해진다.

성장기의 영양

사춘기는 인생에서 에너지 필요량이 가장 많은 시기다. 또 단백질과 비타민·미네랄도 필요하다.(▶아래 표) 그중에서도 요오드는 갑상샘 호르몬의 합성에, 칼슘은 뼈의 성장에, 철은 헤모글로빈 생산에 필요하다. 특히 체내의 칼슘 축적은 대부분 1~19세 사이에 이루어져서 하루당 체내 칼슘 축적량은 사춘기에 최대가 된다. 비타민류도 성장에 필요한데, 비타민 D와 비타민 A, 비타민 C, 비타민 K는 뼈의 성장에 관여하며 그중 비타민 D가 부족하면 구루병에 걸린다.

성장과 함께 아이의 생활 범위는 가정과 학교 밖으로 넓어진다. 아이

성장기의 식사 섭취기준

		6~7세		8~9세		10~11세		12~14세		15~17세	
		남	녀	남	녀	남	녀	남	녀	남	녀
에너지 필요 추정량 (kcal/일)		1,550	1,450	1,850	1,700	2,250	2,100	2,600	2,400	2,850	2,300
단백질 권장 섭취량(g/일)		35	30	40	40	50	50	60	55	65	55
n-6계 지방산 충분 섭취량(g/일)		7	7	7	7	9	8	12	10	13	10
n-3계 지방산 충분 섭취량(g/일)		1.4	1.3	1.7	1.4	1.7	1.5	2.1	1.8	2.3	1.7
비타민 B$_1$ 권장 섭취량(mg/일)		0.8	0.8	1.0	0.9	1.2	1.1	1.4	1.3	1.5	1.2
비타민 C 권장 섭취량(mg/일)		55	55	60	60	75	75	95	95	100	100
칼슘 권장 섭취량(mg/일)		600	550	650	750	700	750	1,000	800	800	650
철 권장 섭취량(mg/일)	월경 없음	6.5	6.5	8.0	8.5	10.0	10.0	11.5	10.0	9.5	7.0
	월경 있음						14.0		14.0		10.5
요오드 권장 섭취량(μg/일)		75	75	90	90	110	110	140	140	140	140

※에너지는 참고값. 신체 활동 수준 II 인 경우. (출처 : 일본인의 식사 섭취기준 2015년판)

가 스스로 식생활을 선택할 기회도 많아진다. 이 시기에는 에너지·영양소의 섭취와 함께 규칙적인 식사 리듬과 바람직한 식습관을 정착시키는 것도 매우 중요하다.

초중고에서는 학교 급식이 이루어진다. '아동 또는 학생 1인 1회당 학교 급식 섭취기준'(일본문부과학성)에서는 하루 필요량에 대해 에너지는 33%, 단백질과 칼슘은 50%, 비타민 B군은 40%를 보급하도록 제시하고 있다. 또한 초등학교 학교 급식은 저학년, 중학년, 고학년으로 구분하여 실시한다. 학교 급식의 지도에는 영양 교사도 관여한다.

성장기에 일어나기 쉬운 영양 문제

성장기에 일어나기 쉬운 영양 문제에는 비만, 신경성 식욕 부진(거식증), 빈혈, 각기 유사 증상, 아침 결식 등이 있다.

- 비만 : 아동기 비만은 성인기 비만으로 이행하기 쉬우므로 주의해야 한다. 체격의 판정에는 로러 지수나 소아 비만의 판정을 이용한다.
- 신경성 식욕 부진(거식증) : 특히 여아는 체중 증가를 너무 신경 쓴 나머지 다이어트를 과도하게 하는 경우가 있다. 신경성 식욕 부진은 사춘기의 심신증 중 하나다. 지나친 다이어트나 신경성 식욕 부진은 골밀도를 떨어뜨려 무월경, 빈혈 등을 유발할 수 있기에 주의해야 한다.
- 빈혈 : 특히 여아는 초경에 동반한 철의 손실로 철 결핍성 빈혈이 생기는 경우가 많다. 남아에게도 빈혈은 나타날 수 있다.
- 각기 유사 증상 : 남아에게 많이 나타나는 증상으로 발이 붓고 통증이 나타난다. 에너지 소비량 대비 비타민 B_1이 부족해서 생기는 병이다.
- 아침 결식 : 중학생 무렵이 되면 취침 시간이 늦어진다. 그로 인해 생활 리듬이 깨져 아침 식사를 거르는 아이가 많아진다.

가령(加齡)과 영양

가령에 따른 생체 변화

나이가 들면서 심장 이외의 장기에서는 대부분 실질 세포 수가 감소하고 체중, 골량 · 체수분량도 감소한다. 반면 체지방량은 그다지 변화가 없어서 체지방률은 증가한다. 면역 기능도 저하되어 감염병에 걸리기 쉽다. 이렇게 가령에 따라 나타나는 생체의 변화는 개인차가 크다는 특징이 있다.

가령에 따른 생체의 변화는 신체 각 부분에 미친다.(▶아래 그래프) 특히 영양에 관련된 것이 소화기와 감각기 계통이다.

소화기 계통에서는 소화액의 분비량 및 소화 효소의 활성이 감소해 소화관 기능이 떨어진다. 입안에서는 침의 분비량이 줄고 치아 결손까지 겹쳐, 씹고 삼키는 데 어려움이 생긴다. 감각기 계통에서는 미각이 떨

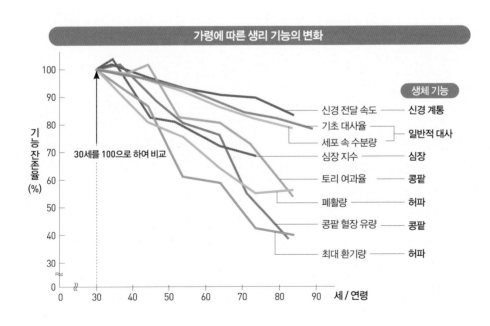

가령에 따른 생리 기능의 변화

어져서 짠맛이 강한 식사를 선호하게 된다.

분자 레벨의 노화

노화에 대해서는 다양한 학설이 있다. 그중에서 현재 유력한 노화 학설이 '프로그램설'과 '에러 축적설'이다.(▶아래 그림)

- 프로그램설 : '수명은 유전자 정보에 미리 프로그램되어 있다'고 보는 가설. 동물에는 종 고유의 최대 수명이 존재하며 세포에도 수명이 있다. 염색체의 말단에는 텔로미어(DNA의 반복 서열)가 있는데 이 것은 세포가 분열할 때마다 짧아진다. 텔로미어의 단축에 의해 세포 가 노화한다고 볼 수 있다. 현재 사람의 수명 유전자에 대한 연구가 적극적으로 이루어지고 있다.
- 에러 축적설 : '활성 산소 등에 따른 세포의 상해가 축적되어 그 결과 노화가 일어난다'고 보는 가설. 활성 산소는 미토콘드리아의 에너지 생산 과정에서 생성되는 부산물로 세포막, 단백질, DNA 등에 산화 장애를 일으킨다. 그 결과 DNA의 번역 오류가 야기된다. 이들 가운

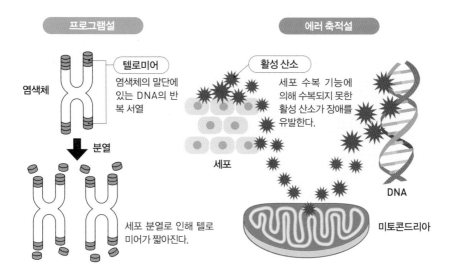

프로그램설과 에러 축적설

노화의 원리를 제시한 학설로는 프로그램설과 에러 축적설 등이 있다.

프로그램설

염색체

텔로미어
염색체의 말단에 있는 DNA의 반복 서열

분열

세포 분열로 인해 텔로미어가 짧아진다.

에러 축적설

활성 산소

세포 수복 기능에 의해 수복되지 못한 활성 산소가 장애를 유발한다.

세포

DNA

미토콘드리아

데 세포 수복 기능을 통해 수복되지 못한 상해가 세포와 장기의 기능 장애를 초래하여 노화의 원인이 된다.

고령자의 영양

고령자는 영양 부족인 사람과 영양 과다인 사람이 혼재되어 있다. 특히 여성은 콜레스테롤과 혈당치가 높은 사람의 비율이 높다.

한편 식욕과 씹기 능력이 떨어지고, 장보기나 식사 준비가 어려워 영양 부족 상태에 빠지는 고령자도 많다.

고령기에는 신체 활동량에 맞는 에너지량, 양질의 단백질과 비타민기·미네랄, 식이섬유의 섭취가 필요하다.(▶아래 표) '일본인의 식사 섭취기준(2015년판)'을 보면 단백질 권장 섭취량(표준 체중 1kg당)이 성인 (0.9g/일)보다 고령자(1.06g/일)가 많다.

미네랄 중에서는 특히 칼슘의 섭취량이 부족하기 때문에 충분히 보충해주어야 한다. 반면 나트륨(식염)은 과하게 섭취하지 않도록 주의한다.

수분도 충분히 보충하자. 고령자는 식사 섭취량의 감소와 더불어 수분 섭취량도 감소하는 경향이 있다. 요실금을 우려해 수분 섭취를 피하는 경향이 있기 때문이다.

식사 자세에도 배려가 필요하다. 거동을 하지 못하고 누워 있더라도 식사 때는 상반신을 일으켜 음식물을 볼 수 있게 한다. 또 손쉽게 만들 수 있는 요리의 지도와 배식 서비스 이용 등도 고려하면 좋을 것이다.

고령기의 식사 섭취기준

	50~69세		70세 이상	
	남	여	남	여
에너지 필요 추정량(kcal/일)	2,450	1,900	2,200	1,750
단백질 권장 섭취량(g/일)	60	50	60	50
칼슘 권장 섭취량(mg/일)	700	650	700	650
식이섬유 목표량(g/일)	20 이상	18 이상	19 이상	17 이상
나트륨(식염 상당량) 목표량(g/일)	8.0 미만	7.0 미만	8.0 미만	7.0 미만

※에너지는 참고값. 신체 활동 수준 Ⅱ의 경우 (출처 : 일본인의 식사 섭취기준 2015년판)

고령기의 영양 문제와 대책

고령기에 잘 나타나는 문제 중 영양과 관련된 것에는 저영양, 탈수, 골다공증, 삼킴 장애, 욕창 등이 있다.

- 저영양 : 체중 감소량과 혈청 알부민 수치로 편단한다.(▶아래 표) 혈청 알부민 수치가 낮을 때는 동물성 단백질을 중심으로 한 단백질 섭취를 늘리도록 한다.
- 탈수 : 고령자는 목마름을 잘 느끼지 못하여 탈수(특히 고장성 탈수증 ▶아래 표)를 일으키기 쉽다. 탈수로 의식이 저하되면 자주 쓰러지고 이때 골절로 이어질 수 있다.
- 골다공증 : 여성은 폐경과 함께 에스트로겐의 분비가 급감하기 때문에 골량이 감소하기 쉽다. 칼슘, 비타민 D, 비타민 K 등을 충분히 보급한다.
- 삼킴 장애 : 음식물을 잘게 썰거나 걸쭉한 상태로 만든다. 또 자세(각도)에도 신경을 쓰는 등 잘못 넘어가지 않도록 대책을 마련한다.
- 욕창 : 단백질, 아연, 칼슘, 비타민 C, 아르지닌을 충분히 보급한다.

저영양의 판단 기준

	판단 기준
체중 감소율	일주일에 3% 이상, 1개월에 5% 이상, 3개월에 7.5% 이상, 6개월에 10% 이상 감소
혈청 알부민 수치	3.5g/dL 이하

(*체중 감소율 = (평상시 체중-현재 체중) ÷ 평상시 체중×100)

탈수증의 분류

종류	상태	원인
고장성 탈수증	수분 결핍	발열, 발한, 설사 등
등장성 탈수증	수분과 나트륨 결핍	설사, 구토 등
저장성 탈수증	나트륨 결핍	등장성 탈수증 때 수분만 보급

부록

2020 한국인 영양소 섭취기준

보건복지부 · 한국영양학회, 2021

2020 한국인 영양소 섭취기준 요약표[*] (1차~4차 정오표 내용 적용)

2020 한국인 영양소 섭취기준 – 에너지적정비율

보건복지부, 2020

성별	연령	에너지적정비율(%)				
		탄수화물	단백질	지질[1]		
				지방	포화지방산	트랜스지방산
영아	0-5(개월)	-	-	-	-	-
	6-11	-	-	-	-	-
유아	1-2(세)	55-65	7-20	20-35	-	-
	3-5	55-65	7-20	15-30	8 미만	1 미만
남자	6-8(세)	55-65	7-20	15-30	8 미만	1 미만
	9-11	55-65	7-20	15-30	8 미만	1 미만
	12-14	55-65	7-20	15-30	8 미만	1 미만
	15-18	55-65	7-20	15-30	8 미만	1 미만
	19-29	55-65	7-20	15-30	7 미만	1 미만
	30-49	55-65	7-20	15-30	7 미만	1 미만
	50-64	55-65	7-20	15-30	7 미만	1 미만
	65-74	55-65	7-20	15-30	7 미만	1 미만
	75 이상	55-65	7-20	15-30	7 미만	1 미만
여자	6-8(세)	55-65	7-20	15-30	8 미만	1 미만
	9-11	55-65	7-20	15-30	8 미만	1 미만
	12-14	55-65	7-20	15-30	8 미만	1 미만
	15-18	55-65	7-20	15-30	8 미만	1 미만
	19-29	55-65	7-20	15-30	7 미만	1 미만
	30-49	55-65	7-20	15-30	7 미만	1 미만
	50-64	55-65	7-20	15-30	7 미만	1 미만
	65-74	55-65	7-20	15-30	7 미만	1 미만
	75 이상	55-65	7-20	15-30	7 미만	1 미만
임신부		55-65	7-20	15-30		
수유부		55-65	7-20	15-30		

[1] 콜레스테롤: 19세 이상 300 mg/일 미만 권고

2020 한국인 영양소 섭취기준 – 당류

보건복지부, 2020

총당류 섭취량을 총 에너지섭취량의 10-20%로 제한하고, 특히 식품의 조리 및 가공 시 첨가되는 첨가당은 총 에너지섭취량의 10% 이내로 섭취하도록 한다. 첨가당의 주요 급원으로는 설탕, 액상과당, 물엿, 당밀, 꿀, 시럽, 농축과일주스 등이 있다.

성별	연령	에너지(kcal/일)				탄수화물(g/일)				식이섬유(g/일)			
		필요추정량	권장섭취량	충분섭취량	상한섭취량	평균필요량	권장섭취량	충분섭취량	상한섭취량	평균필요량	권장섭취량	충분섭취량	상한섭취량
영아	0-5(개월)	500						60					
	6-11	600						90					
유아	1-2(세)	900				100	130					15	
	3-5	1,400				100	130					20	
남자	6-8(세)	1,700				100	130					25	
	9-11	2,000				100	130					25	
	12-14	2,500				100	130					30	
	15-18	2,700				100	130					30	
	19-29	2,600				100	130					30	
	30-49	2,500				100	130					30	
	50-64	2,200				100	130					30	
	65-74	2,000				100	130					25	
	75 이상	1,900				100	130					25	
여자	6-8(세)	1,500				100	130					20	
	9-11	1,800				100	130					25	
	12-14	2,000				100	130					25	
	15-18	2,000				100	130					25	
	19-29	2,000				100	130					20	
	30-49	1,900				100	130					20	
	50-64	1,700				100	130					20	
	65-74	1,600				100	130					20	
	75 이상	1,500				100	130					20	
임신부[1]		+0 +340 +450				+35	+45					+5	
수유부		+340				+60	+80					+5	

성별	연령	지방(g/일)				리놀레산(g/일)				알파-리놀렌산(g/일)				EPA+DHA(mg/일)			
		평균필요량	권장섭취량	충분섭취량	상한섭취량	평균필요량	권장섭취량	충분섭취량	상한섭취량	평균필요량	권장섭취량	충분섭취량	상한섭취량	평균필요량	권장섭취량	충분섭취량	상한섭취량
영아	0-5(개월)			25				5.0				0.6				200[2]	
	6-11			25				7.0				0.8				300[2]	
유아	1-2(세)							4.5				0.6					
	3-5							7.0				0.9					
남자	6-8(세)							9.0				1.1				200	
	9-11							9.5				1.3				220	
	12-14							12.0				1.5				230	
	15-18							14.0				1.7				230	
	19-29							13.0				1.6				210	
	30-49							11.5				1.4				400	
	50-64							9.0				1.4				500	
	65-74							7.0				1.2				310	
	75 이상							5.0				0.9				280	
여자	6-8(세)							7.0				0.8				200	
	9-11							9.0				1.1				150	
	12-14							9.0				1.2				210	
	15-18							10.0				1.1				100	
	19-29							10.0				1.2				150	
	30-49							8.5				1.2				260	
	50-64							7.0				1.2				240	
	65-74							4.5				1.0				150	
	75 이상							3.0				0.4				140	
임신부								+0				+0				+0	
수유부								+0				+0				+0	

[1] 1,2,3 분기별 부가량
[2] DHA

성별	연령	단백질(g/일)				메티오닌+시스테인(g/일)				류신(g/일)			
		평균필요량	권장섭취량	충분섭취량	상한섭취량	평균필요량	권장섭취량	충분섭취량	상한섭취량	평균필요량	권장섭취량	충분섭취량	상한섭취량
영아	0-5(개월)			10				0.4				1.0	
	6-11	12	15			0.3	0.4			0.6	0.8		
유아	1-2(세)	15	20			0.3	0.4			0.6	0.8		
	3-5	20	25			0.3	0.4			0.7	1.0		
남자	6-8(세)	30	35			0.5	0.6			1.1	1.3		
	9-11	40	50			0.7	0.8			1.5	1.9		
	12-14	50	60			1.0	1.2			2.2	2.7		
	15-18	55	65			1.2	1.4			2.6	3.2		
	19-29	50	65			1.0	1.4			2.4	3.1		
	30-49	50	65			1.1	1.4			2.4	3.1		
	50-64	50	60			1.1	1.3			2.3	2.8		
	65-74	50	60			1.0	1.3			2.2	2.8		
	75 이상	50	60			0.9	1.1			2.1	2.7		
여자	6-8(세)	30	35			0.5	0.6			1.0	1.3		
	9-11	40	45			0.6	0.7			1.5	1.8		
	12-14	45	55			0.8	1.0			1.9	2.4		
	15-18	45	55			0.8	1.1			2.0	2.4		
	19-29	45	55			0.8	1.0			2.0	2.5		
	30-49	40	50			0.8	1.0			1.9	2.4		
	50-64	40	50			0.8	1.1			1.9	2.3		
	65-74	40	50			0.7	0.9			1.8	2.2		
	75 이상	40	50			0.7	0.9			1.7	2.1		
임신부[1]		+12 / +25	+15 / +30			1.1	1.4			2.5	3.1		
수유부		+20	+25			1.1	1.5			2.8	3.5		

성별	연령	이소류신(g/일)				발린(g/일)				라이신(g/일)			
		평균필요량	권장섭취량	충분섭취량	상한섭취량	평균필요량	권장섭취량	충분섭취량	상한섭취량	평균필요량	권장섭취량	충분섭취량	상한섭취량
영아	0-5(개월)			0.6				0.6				0.7	
	6-11	0.3	0.4			0.3	0.5			0.6	0.8		
유아	1-2(세)	0.3	0.4			0.4	0.5			0.6	0.7		
	3-5	0.3	0.4			0.4	0.5			0.6	0.8		
남자	6-8(세)	0.5	0.6			0.6	0.7			1.0	1.2		
	9-11	0.7	0.8			0.9	1.1			1.4	1.8		
	12-14	1.0	1.2			1.2	1.6			2.1	2.5		
	15-18	1.2	1.4			1.5	1.8			2.3	2.9		
	19-29	1.0	1.4			1.4	1.7			2.5	3.1		
	30-49	1.1	1.4			1.4	1.7			2.4	3.1		
	50-64	1.1	1.3			1.3	1.6			2.3	2.9		
	65-74	1.0	1.3			1.3	1.6			2.2	2.9		
	75 이상	0.9	1.1			1.1	1.5			2.2	2.7		
여자	6-8(세)	0.5	0.6			0.6	0.7			0.9	1.3		
	9-11	0.6	0.7			0.9	1.1			1.3	1.6		
	12-14	0.8	1.0			1.2	1.4			1.8	2.2		
	15-18	0.8	1.1			1.2	1.4			1.8	2.2		
	19-29	0.8	1.1			1.1	1.3			2.1	2.6		
	30-49	0.8	1.0			1.0	1.4			2.0	2.5		
	50-64	0.8	1.1			1.1	1.3			1.9	2.4		
	65-74	0.7	0.9			0.9	1.3			1.8	2.3		
	75 이상	0.7	0.9			0.9	1.1			1.7	2.1		
임신부		1.1	1.4			1.4	1.7			2.3	2.9		
수유부		1.3	1.7			1.6	1.9			2.5	3.1		

[1] 단백질: 임신부-2, 3 분기별 부가량, 아미노산: 임신부, 수유부-부가량 아닌 절대 필요량임.

성별	연령	페닐알라닌+티로신(g/일)				트레오닌(g/일)				트립토판(g/일)			
		평균필요량	권장섭취량	충분섭취량	상한섭취량	평균필요량	권장섭취량	충분섭취량	상한섭취량	평균필요량	권장섭취량	충분섭취량	상한섭취량
영아	0-5(개월)			0.9				0.5				0.2	
	6-11	0.5	0.7			0.3	0.4			0.1	0.1		
유아	1-2(세)	0.5	0.7			0.3	0.4			0.1	0.1		
	3-5	0.6	0.7			0.3	0.4			0.1	0.1		
남자	6-8(세)	0.9	1.0			0.5	0.6			0.1	0.2		
	9-11	1.3	1.6			0.7	0.9			0.2	0.2		
	12-14	1.8	2.3			1.0	1.3			0.3	0.3		
	15-18	2.1	2.6			1.2	1.5			0.3	0.4		
	19-29	2.8	3.6			1.1	1.5			0.3	0.3		
	30-49	2.9	3.5			1.2	1.5			0.3	0.3		
	50-64	2.7	3.4			1.1	1.4			0.3	0.3		
	65-74	2.5	3.3			1.1	1.3			0.2	0.3		
	75 이상	2.5	3.1			1.0	1.3			0.2	0.3		
여자	6-8(세)	0.8	1.0			0.5	0.6			0.1	0.2		
	9-11	1.2	1.5			0.6	0.9			0.2	0.2		
	12-14	1.6	1.9			0.9	1.2			0.2	0.3		
	15-18	1.6	2.0			0.9	1.2			0.2	0.3		
	19-29	2.3	2.9			0.9	1.1			0.2	0.3		
	30-49	2.3	2.8			0.9	1.2			0.2	0.3		
	50-64	2.2	2.7			0.8	1.1			0.2	0.3		
	65-74	2.1	2.6			0.8	1.0			0.2	0.2		
	75 이상	2.0	2.4			0.7	0.9			0.2	0.2		
임신부[1]		3.0	3.8			1.2	1.5			0.3	0.4		
수유부		3.7	4.7			1.3	1.7			0.4	0.5		

성별	연령	히스티딘(g/일)				수분(mL/일)					
		평균필요량	권장섭취량	충분섭취량	상한섭취량	음식	물	음료	충분섭취량		상한섭취량
									액체	총수분	
영아	0-5(개월)			0.1					700	700	
	6-11	0.2	0.3			300			500	800	
유아	1-2(세)	0.2	0.3			300	362	0	700	1,000	
	3-5	0.2	0.3			400	491	0	1,100	1,500	
남자	6-8(세)	0.3	0.4			900	589	0	800	1,700	
	9-11	0.5	0.6			1,100	686	1.2	900	2,000	
	12-14	0.7	0.9			1,300	911	1.9	1,100	2,400	
	15-18	0.9	1.0			1,400	920	6.4	1,200	2,600	
	19-29	0.8	1.0			1,400	981	262	1,200	2,600	
	30-49	0.7	1.0			1,300	957	289	1,200	2,500	
	50-64	0.7	0.9			1,200	940	75	1,000	2,200	
	65-74	0.7	1.0			1,100	904	20	1,000	2,100	
	75 이상	0.7	0.8			1,000	662	12	1,100	2,100	
여자	6-8(세)	0.3	0.4			800	514	0	800	1,600	
	9-11	0.4	0.5			1,000	643	0	900	1,900	
	12-14	0.6	0.7			1,100	610	0	900	2,000	
	15-18	0.6	0.7			1,100	659	7.3	900	2,000	
	19-29	0.6	0.8			1,100	709	126	1,000	2,100	
	30-49	0.6	0.8			1,000	772	124	1,000	2,000	
	50-64	0.6	0.7			900	784	27	1,000	1,900	
	65-74	0.5	0.7			900	624	9	900	1,800	
	75 이상	0.5	0.7			800	552	5	1,000	1,800	
임신부		0.8	1.0							+200	
수유부		0.8	1.1						+500	+700	

[1] 아미노산: 임신부, 수유부-부가량 아닌 절대 필요량임.

2020 한국인 영양소 섭취기준 – 지용성비타민

보건복지부, 2020

성별	연령	비타민 A(μg RAE/일)				비타민 D(μg/일)			
		평균 필요량	권장 섭취량	충분 섭취량	상한 섭취량	평균 필요량	권장 섭취량	충분 섭취량	상한 섭취량
영아	0-5(개월)			350	600			5	25
	6-11			450	600			5	25
유아	1-2(세)	190	250		600			5	30
	3-5	230	300		750			5	35
남자	6-8(세)	310	450		1,100			5	40
	9-11	410	600		1,600			5	60
	12-14	530	750		2,300			10	100
	15-18	620	850		2,800			10	100
	19-29	570	800		3,000			10	100
	30-49	560	800		3,000			10	100
	50-64	530	750		3,000			10	100
	65-74	510	700		3,000			15	100
	75 이상	500	700		3,000			15	100
여자	6-8(세)	290	400		1,100			5	40
	9-11	390	550		1,600			5	60
	12-14	480	650		2,300			10	100
	15-18	450	650		2,800			10	100
	19-29	460	650		3,000			10	100
	30-49	450	650		3,000			10	100
	50-64	430	600		3,000			10	100
	65-74	410	600		3,000			15	100
	75 이상	410	600		3,000			15	100
임신부		+50	+70		3,000			+0	100
수유부		+350	+490		3,000			+0	100

성별	연령	비타민 E(mg α-TE/일)				비타민 K(μg/일)			
		평균 필요량	권장 섭취량	충분 섭취량	상한 섭취량	평균 필요량	권장 섭취량	충분 섭취량	상한 섭취량
영아	0-5(개월)			3				4	
	6-11			4				6	
유아	1-2(세)			5	100			25	
	3-5			6	150			30	
남자	6-8(세)			7	200			40	
	9-11			9	300			55	
	12-14			11	400			70	
	15-18			12	500			80	
	19-29			12	540			75	
	30-49			12	540			75	
	50-64			12	540			75	
	65-74			12	540			75	
	75 이상			12	540			75	
여자	6-8(세)			7	200			40	
	9-11			9	300			55	
	12-14			11	400			65	
	15-18			12	500			65	
	19-29			12	540			65	
	30-49			12	540			65	
	50-64			12	540			65	
	65-74			12	540			65	
	75 이상			12	540			65	
임신부				+0	540			+0	
수유부				+3	540			+0	

2020 한국인 영양소 섭취기준 – 수용성비타민

보건복지부, 2020

성별	연령	비타민 C(mg/일)				티아민(mg/일)			
		평균 필요량	권장 섭취량	충분 섭취량	상한 섭취량	평균 필요량	권장 섭취량	충분 섭취량	상한 섭취량
영아	0-5(개월)			40				0.2	
	6-11			55				0.3	
유아	1-2(세)	30	40		340	0.4	0.4		
	3-5	35	45		510	0.4	0.5		
남자	6-8(세)	40	50		750	0.5	0.7		
	9-11	55	70		1,100	0.7	0.9		
	12-14	70	90		1,400	0.9	1.1		
	15-18	80	100		1,600	1.1	1.3		
	19-29	75	100		2,000	1.0	1.2		
	30-49	75	100		2,000	1.0	1.2		
	50-64	75	100		2,000	1.0	1.2		
	65-74	75	100		2,000	0.9	1.1		
	75 이상	75	100		2,000	0.9	1.1		
여자	6-8(세)	40	50		750	0.6	0.7		
	9-11	55	70		1,100	0.8	0.9		
	12-14	70	90		1,400	0.9	1.1		
	15-18	80	100		1,600	0.9	1.1		
	19-29	75	100		2,000	0.9	1.1		
	30-49	75	100		2,000	0.9	1.1		
	50-64	75	100		2,000	0.9	1.1		
	65-74	75	100		2,000	0.8	1.0		
	75 이상	75	100		2,000	0.7	0.8		
임신부		+10	+10		2,000	+0.4	+0.4		
수유부		+35	+40		2,000	+0.3	+0.4		

성별	연령	리보플라빈(mg/일)				니아신(mg NE/일)[1]			
		평균 필요량	권장 섭취량	충분 섭취량	상한 섭취량	평균 필요량	권장 섭취량	충분 섭취량	상한섭취량 니코틴산/니코틴아미드
영아	0-5(개월)			0.3				2	
	6-11			0.4				3	
유아	1-2(세)	0.4	0.5			4	6		10/180
	3-5	0.5	0.6			5	7		10/250
남자	6-8(세)	0.7	0.9			7	9		15/350
	9-11	0.9	1.1			9	11		20/500
	12-14	1.2	1.5			11	15		25/700
	15-18	1.4	1.7			13	17		30/800
	19-29	1.3	1.5			12	16		35/1000
	30-49	1.3	1.5			12	16		35/1000
	50-64	1.3	1.5			12	16		35/1000
	65-74	1.2	1.4			11	14		35/1000
	75 이상	1.1	1.3			10	13		35/1000
여자	6-8(세)	0.6	0.8			7	9		15/350
	9-11	0.8	1.0			9	12		20/500
	12-14	1.0	1.2			11	15		25/700
	15-18	1.0	1.2			11	14		30/800
	19-29	1.0	1.2			11	14		35/1000
	30-49	1.0	1.2			11	14		35/1000
	50-64	1.0	1.2			11	14		35/1000
	65-74	0.9	1.1			10	13		35/1000
	75 이상	0.8	1.0			9	12		35/1000
임신부		+0.3	+0.4			+3	+4		35/1000
수유부		+0.4	+0.5			+2	+3		35/1000

[1] 1 mg NE(니아신 당량) = 1 mg 니아신 = 60 mg 트립토판

성별	연령	비타민 B$_6$(mg/일)				엽산(μg DFE/일)[1]			
		평균 필요량	권장 섭취량	충분 섭취량	상한 섭취량	평균 필요량	권장 섭취량	충분 섭취량	상한 섭취량[2]
영아	0-5(개월)			0.1				65	
	6-11			0.3				90	
유아	1-2(세)	0.5	0.6		20	120	150		300
	3-5	0.6	0.7		30	150	180		400
남자	6-8(세)	0.7	0.9		45	180	220		500
	9-11	0.9	1.1		60	250	300		600
	12-14	1.3	1.5		80	300	360		800
	15-18	1.3	1.5		95	330	400		900
	19-29	1.3	1.5		100	320	400		1,000
	30-49	1.3	1.5		100	320	400		1,000
	50-64	1.3	1.5		100	320	400		1,000
	65-74	1.3	1.5		100	320	400		1,000
	75 이상	1.3	1.5		100	320	400		1,000
여자	6-8(세)	0.7	0.9		45	180	220		500
	9-11	0.9	1.1		60	250	300		600
	12-14	1.2	1.4		80	300	360		800
	15-18	1.2	1.4		95	330	400		900
	19-29	1.2	1.4		100	320	400		1,000
	30-49	1.2	1.4		100	320	400		1,000
	50-64	1.2	1.4		100	320	400		1,000
	65-74	1.2	1.4		100	320	400		1,000
	75 이상	1.2	1.4		100	320	400		1,000
임신부		+0.7	+0.8		100	+200	+220		1,000
수유부		+0.7	+0.8		100	+130	+150		1,000

성별	연령	비타민 B$_{12}$(μg/일)				판토텐산(mg/일)				비오틴(μg/일)			
		평균 필요량	권장 섭취량	충분 섭취량	상한 섭취량	평균 필요량	권장 섭취량	충분 섭취량	상한 섭취량	평균 필요량	권장 섭취량	충분 섭취량	상한 섭취량
영아	0-5(개월)			0.3				1.7				5	
	6-11			0.5				1.9				7	
유아	1-2(세)	0.8	0.9					2				9	
	3-5	0.9	1.1					2				12	
남자	6-8(세)	1.1	1.3					3				15	
	9-11	1.5	1.7					4				20	
	12-14	1.9	2.3					5				25	
	15-18	2.0	2.4					5				30	
	19-29	2.0	2.4					5				30	
	30-49	2.0	2.4					5				30	
	50-64	2.0	2.4					5				30	
	65-74	2.0	2.4					5				30	
	75 이상	2.0	2.4					5				30	
여자	6-8(세)	1.1	1.3					3				15	
	9-11	1.5	1.7					4				20	
	12-14	1.9	2.3					5				25	
	15-18	2.0	2.4					5				30	
	19-29	2.0	2.4					5				30	
	30-49	2.0	2.4					5				30	
	50-64	2.0	2.4					5				30	
	65-74	2.0	2.4					5				30	
	75 이상	2.0	2.4					5				30	
임신부		+0.2	+0.2					+1.0				+0	
수유부		+0.3	+0.4					+2.0				+5	

[1] Dietary Folate Equivalents, 가임기 여성의 경우 400 μg/일의 엽산보충제 섭취를 권장함,
[2] 엽산의 상한섭취량은 보충제 또는 강화식품의 형태로 섭취한 μg/일에 해당됨.

2020 한국인 영양소 섭취기준 – 다량무기질

보건복지부, 2020

성별	연령	칼슘(mg/일)				인(mg/일)				나트륨(mg/일)			
		평균 필요량	권장 섭취량	충분 섭취량	상한 섭취량	평균 필요량	권장 섭취량	충분 섭취량	상한 섭취량	필요 추정량	권장 섭취량	충분 섭취량	만성질환위험 감소섭취량
영아	0-5(개월)			250	1,000			100				110	
	6-11			300	1,500			300				370	
유아	1-2(세)	400	500		2,500	380	450		3,000			810	1,200
	3-5	500	600		2,500	480	550		3,000			1,000	1,600
남자	6-8(세)	600	700		2,500	500	600		3,000			1,200	1,900
	9-11	650	800		3,000	1,000	1,200		3,500			1,500	2,300
	12-14	800	1,000		3,000	1,000	1,200		3,500			1,500	2,300
	15-18	750	900		3,000	1,000	1,200		3,500			1,500	2,300
	19-29	650	800		2,500	580	700		3,500			1,500	2,300
	30-49	650	800		2,500	580	700		3,500			1,500	2,300
	50-64	600	750		2,000	580	700		3,500			1,500	2,300
	65-74	600	700		2,000	580	700		3,500			1,300	2,100
	75 이상	600	700		2,000	580	700		3,000			1,100	1,700
여자	6-8(세)	600	700		2,500	480	550		3,000			1,200	1,900
	9-11	650	800		3,000	1,000	1,200		3,500			1,500	2,300
	12-14	750	900		3,000	1,000	1,200		3,500			1,500	2,300
	15-18	700	800		3,000	1,000	1,200		3,500			1,500	2,300
	19-29	550	700		2,500	580	700		3,500			1,500	2,300
	30-49	550	700		2,500	580	700		3,500			1,500	2,300
	50-64	600	800		2,000	580	700		3,500			1,500	2,300
	65-74	600	800		2,000	580	700		3,500			1,300	2,100
	75 이상	600	800		2,000	580	700		3,000			1,100	1,700
임신부		+0	+0		2,500	+0	+0		3,000			1,500	2,300
수유부		+0	+0		2,500	+0	+0		3,500			1,500	2,300

성별	연령	염소(mg/일)				칼륨(mg/일)				마그네슘(mg/일)			
		평균 필요량	권장 섭취량	충분 섭취량	상한 섭취량	평균 필요량	권장 섭취량	충분 섭취량	상한 섭취량	평균 필요량	권장 섭취량	충분 섭취량	상한 섭취량[1]
영아	0-5(개월)			170				400				25	
	6-11			560				700				55	
유아	1-2(세)			1,200				1,900		60	70		60
	3-5			1,600				2,400		90	110		90
남자	6-8(세)			1,900				2,900		130	150		130
	9-11			2,300				3,400		190	220		190
	12-14			2,300				3,500		260	320		270
	15-18			2,300				3,500		340	410		350
	19-29			2,300				3,500		300	360		350
	30-49			2,300				3,500		310	370		350
	50-64			2,300				3,500		310	370		350
	65-74			2,100				3,500		310	370		350
	75 이상			1,700				3,500		310	370		350
여자	6-8(세)			1,900				2,900		130	150		130
	9-11			2,300				3,400		180	220		190
	12-14			2,300				3,500		240	290		270
	15-18			2,300				3,500		290	340		350
	19-29			2,300				3,500		230	280		350
	30-49			2,300				3,500		240	280		350
	50-64			2,300				3,500		240	280		350
	65-74			2,100				3,500		240	280		350
	75 이상			1,700				3,500		240	280		350
임신부				2,300				+0		+30	+40		350
수유부				2,300				+400		+0	+0		350

[1] 식품외 급원의 마그네슘에만 해당

성별	연령	철(mg/일)				아연(mg/일)				구리(μg/일)			
		평균필요량	권장섭취량	충분섭취량	상한섭취량	평균필요량	권장섭취량	충분섭취량	상한섭취량	평균필요량	권장섭취량	충분섭취량	상한섭취량
영아	0-5(개월)			0.3	40			2				240	
	6-11	4	6		40	2	3					330	
유아	1-2(세)	4.5	6		40	2	3		6	220	290		1,700
	3-5	5	7		40	3	4		9	270	350		2,600
남자	6-8(세)	7	9		40	5	5		13	360	470		3,700
	9-11	8	11		40	7	8		19	470	600		5,500
	12-14	11	14		40	7	8		27	600	800		7,500
	15-18	11	14		45	8	10		33	700	900		9,500
	19-29	8	10		45	9	10		35	650	850		10,000
	30-49	8	10		45	8	10		35	650	850		10,000
	50-64	8	10		45	8	10		35	650	850		10,000
	65-74	7	9		45	8	9		35	600	800		10,000
	75 이상	7	9		45	7	9		35	600	800		10,000
여자	6-8(세)	7	9		40	4	5		13	310	400		3,700
	9-11	8	10		40	7	8		19	420	550		5,500
	12-14	12	16		40	6	8		27	500	650		7,500
	15-18	11	14		45	7	9		33	550	700		9,500
	19-29	11	14		45	7	8		35	500	650		10,000
	30-49	11	14		45	7	8		35	500	650		10,000
	50-64	6	8		45	6	8		35	500	650		10,000
	65-74	6	8		45	6	7		35	460	600		10,000
	75 이상	5	7		45	6	7		35	460	600		10,000
임신부		+8	+10		45	+2.0	+2.5		35	+100	+130		10,000
수유부		+0	+0		45	+4.0	+5.0		35	+370	+480		10,000

성별	연령	불소(mg/일)				망간(mg/일)				요오드(μg/일)			
		평균필요량	권장섭취량	충분섭취량	상한섭취량	평균필요량	권장섭취량	충분섭취량	상한섭취량	평균필요량	권장섭취량	충분섭취량	상한섭취량
영아	0-5(개월)			0.01	0.6			0.01				130	250
	6-11			0.4	0.8			0.8				180	250
유아	1-2(세)			0.6	1.2			1.5	2.0	55	80		300
	3-5			0.9	1.8			2.0	3.0	65	90		300
남자	6-8(세)			1.3	2.6			2.5	4.0	75	100		500
	9-11			1.9	10.0			3.0	6.0	85	110		500
	12-14			2.6	10.0			4.0	8.0	90	130		1,900
	15-18			3.2	10.0			4.0	10.0	95	130		2,200
	19-29			3.4	10.0			4.0	11.0	95	150		2,400
	30-49			3.4	10.0			4.0	11.0	95	150		2,400
	50-64			3.2	10.0			4.0	11.0	95	150		2,400
	65-74			3.1	10.0			4.0	11.0	95	150		2,400
	75 이상			3.0	10.0			4.0	11.0	95	150		2,400
여자	6-8(세)			1.3	2.5			2.5	4.0	75	100		500
	9-11			1.8	10.0			3.0	6.0	80	110		500
	12-14			2.4	10.0			3.5	8.0	90	130		1,900
	15-18			2.7	10.0			3.5	10.0	95	130		2,200
	19-29			2.8	10.0			3.5	11.0	95	150		2,400
	30-49			2.7	10.0			3.5	11.0	95	150		2,400
	50-64			2.6	10.0			3.5	11.0	95	150		2,400
	65-74			2.5	10.0			3.5	11.0	95	150		2,400
	75 이상			2.3	10.0			3.5	11.0	95	150		2,400
임신부				+0	10.0			+0	11.0	+65	+90		
수유부				+0	10.0			+0	11.0	+130	+190		

보건복지부, 2020

성별	연령	셀레늄(μg/일)				몰리브덴(μg/일)				크롬(μg/일)			
		평균 필요량	권장 섭취량	충분 섭취량	상한 섭취량	평균 필요량	권장 섭취량	충분 섭취량	상한 섭취량	평균 필요량	권장 섭취량	충분 섭취량	상한 섭취량
영아	0-5(개월)			9	40							0.2	
	6-11			12	65							4.0	
유아	1-2(세)	19	23		70	8	10		100			10	
	3-5	22	25		100	10	12		150			10	
남자	6-8(세)	30	35		150	15	18		200			15	
	9-11	40	45		200	15	18		300			20	
	12-14	50	60		300	25	30		450			30	
	15-18	55	65		300	25	30		550			35	
	19-29	50	60		400	25	30		600			30	
	30-49	50	60		400	25	30		600			30	
	50-64	50	60		400	25	30		550			30	
	65-74	50	60		400	23	28		550			25	
	75 이상	50	60		400	23	28		550			25	
여자	6-8(세)	30	35		150	15	18		200			15	
	9-11	40	45		200	15	18		300			20	
	12-14	50	60		300	20	25		400			20	
	15-18	55	65		300	20	25		500			20	
	19-29	50	60		400	20	25		500			20	
	30-49	50	60		400	20	25		500			20	
	50-64	50	60		400	20	25		450			20	
	65-74	50	60		400	18	22		450			20	
	75 이상	50	60		400	18	22		450			20	
임신부		+3	+4		400	+0	+0		500			+5	
수유부		+9	+10		400	+3	+3		500			+20	

옮긴이 장은정

한국방송통신대학교 일본학과를 졸업하고 한국외국어대학교 국제지역대학원에서 국제지역학석사를 취득했다.(일본 사회·문화 전공) 현재 번역 에이전시 엔터스코리아 출판기획 및 일본어 전문 번역가로 활동하고 있다.
주요 역서로는《뇌·신경 구조 교과서》《뼈·관절 구조 교과서》《혈관·내장 구조 교과서》《인체 면역학 교과서》《인체 생리학 교과서》《유해물질 의문 100》등이 있다.

인체 영양학 교과서
내 몸에 필요한 영양소를 의학적으로 알고 싶을 때 찾아보는 인체 영양학 도감

1판 1쇄 펴낸 날 2022년 8월 30일
1판 2쇄 펴낸 날 2023년 5월 10일

감수 가와시마 유키코
옮긴이 장은정
한국어판 감수 김재일

펴낸이 박윤태
펴낸곳 보누스
등록 2001년 8월 17일 제313-2002-179호
주소 서울시 마포구 동교로12안길 31 보누스 4층
전화 02-333-3114
팩스 02-3143-3254
이메일 bonus@bonusbook.co.kr

ISBN 978-89-6494-570-4 03510

• 책값은 뒤표지에 있습니다.

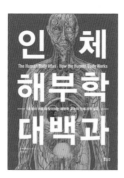
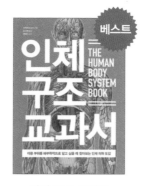
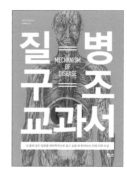
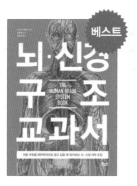
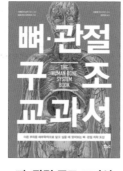
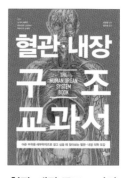
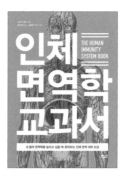
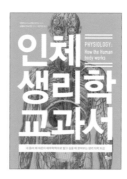
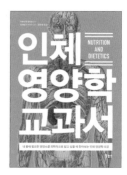